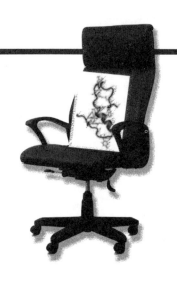

横断的に見る
老年医学

―基礎と臨床の間(はざま)を流離(さすら)う―

Akira Yamamoto　山本　章

中外医学社

序文

介護老人保健施設における老年医療 22 年の回顧

　国立循環器病研究センター（国循）を定年退職した翌年から新設の箕面市立老人保健施設（老健）で働き始めて 13 年、さらに尼崎老人保健施設ブルーベリーに移って 9 年、あわせて 22 年間、管理医師・施設長として老人医療に専念してきました。老健での勤務を始めて暫くの間は、「脳卒中などの後遺症のために普段の生活がまともにできなくなった人々を、国循の後輩に代わって診る」という程度の軽い気持ちでいたのですが、難題が出るごとに文献検索を行いつつ知識を広げて行くうちに、「家庭医としての仕事」と「小さいながら意義のある臨床研究」の意義を感じとれるようになりました。

　私にとって幸いであったのは、老健で仕事を始めて間もなく、「老健に入ってから脚（あし）がむくむようになった」という家族からの苦情を頻回に耳にしたことです。友人に話すと「それはアルブミンが低いからだろう」とか「甲状腺機能低下のせいだろう」という返事が返ってくる中で、BNPと心エコー検査をしてみると、老人性の弁膜症と拡張期心不全が一番大きい原因であることが判明し、これを契機に「コレステロールの山本」から脱却するとともに、初めて「心臓屋」としての経験をもつことができました。

　ほぼ時を同じくして、老健でもできる臨床研究の喜びを知ったのは、高齢者における肺炎球菌ワクチンとインフルエンザワクチン施行の意義について、公衆衛生関係の先生方の調査の手伝いをしたことでした。インフルエンザウイルスの 2 つの株（A ソ連/H1N1 と A 香港/H3N2）に対する抗体価が若い施設職員と高齢者で異なっていたことや、ワクチンによる抗体価の上昇が若い職員に比べて高齢者では低いこと、そして herd 効果（集団免疫）という言葉の意味を知ったのは、「いまさら」と笑われるかもしれませんが、貴重な経験でした。

　続いて訪れたのは、MRSA 保菌者の扱いの問題でした。老健が作られ始

めた平成初期はMRSAの急増に世間が怯えていた時代であり、「鼻腔あるいは咽頭ぬぐいからMRSAが検出された患者の受け入れはお断り」が一般的な風潮でした。しかし、「症状がない保菌者の入所」を断る理由はないように思えたので、入所を許容する代わりに、それを元にMRSAが拡散する危険性がないことを確認するため、毎年、入所者全員についてMRSAの検査を行うことにしました。8年にわたる検索の結果わかったことは、①MRSAの検出率は病院で抗菌薬治療を受けた人々に高く、他老健あるいは家庭から入所した認知症主体の人々では低いことと、②MRSAは2年間抗菌薬を使わずにいると消えるという事実でした。ちなみにこの頃は、骨折の術前処置として、感染防止の目的で抗菌薬の長期使用が行われていた時代でした。これを機会に環境感染学会や感染症・化学療法学会に参加して細菌や抗菌薬についての知識も取り入れました。

　箕面から尼崎の老健に移った当初の冬には、RSウイルスによると思われる気管支炎に40人を超える多数の入所者が感染、12人が入院、3人が肺炎で死亡するという、恐ろしい感染の流行を経験しました。この時はChlamydia pneumoniaeの混合感染があり、これが粘稠な喀痰で肺炎を起こす原因となっていたようです。RSウイルスが単なる気道感染症を起こすだけでなく、心筋炎をはじめ、諸臓器に大きい爪痕を残す点でインフルエンザよりも恐ろしいウイルスであることも、この時に学びました。

　年が明け、翌年の梅雨時になって驚いたのはESBL産生大腸菌による尿路感染症の多発でした。ESBLは箕面時代の最後の年に1例経験しただけでしたが、環境感染学会を聴講して、療養型病院でESBLが急激に増加している状況を知りました。筆者にとってラッキーであったのは、Chlamydia pneumoniaeのことを尋ねるつもりで電話した阪大の保健学科の先生（山本容正教授—当時—）から「アジアでのESBLの疫学を調査している」という耳寄りな話を聞いたのがきっかけとなり、早速、施設での調査をしていただけたことです。同教室の大学院学生に、入所者の98％の糞便検査と尿路感染症の人の尿検査を行ってもらった結果、先に挙げたMRSAの場合と同じく、化膿性疾患で入院し抗菌薬の投与を受けたことに加えて、おむつの

使用と糖尿病の存在が主要なリスクファクターとして認められました。

　ESBL は、プラスミドを通じて色々な腸内細菌種に伝播し、最近では、尿路感染症の起炎菌として、大腸菌だけでなく Proteus 属からも検出されるようになっています。欧米では *Klebsiella pneumoniae* にも、大腸菌と同じ頻度で検出されているのですが、幸いにして日本では、ほぼ大腸菌に限られていました。ところがごく最近、施設でも 1 例、ESBL をもった *Klebsiella pneumoniae* が検出され、戦々恐々としています。　大病院ではカルバペネム耐性の緑膿菌やアシネトバクターを抑えるのに精一杯で、ESBL の抑止は中小病院の医師と感染症専門看護師に任され、ESBL はかつての MRSA と同じく、根絶は諦められている状態です。

　老健における感染症での問題は薬剤耐性菌だけではなく、風邪が流行るたびに、違った種類のウイルス感染の流行に悩まされます。幸いにしてレントゲン専門の山﨑医師が週の半分を老健での診療に係わり、CT 検査を活用してくれたおかげで、高齢者の肺炎が如何に治りにくいものであるかを認識することができました。ある冬場には、白血球が 3,000 以下に減少するとともに、縦隔洞や腹膜のリンパ節の腫脹が数人の患者に見つかりました。巷でも白血球の減る風邪が流行っていたようです。CT 検査は脳出血や梗塞の診断に加えて、認知症患者の脳の萎縮を診断するのに不可欠です。加えて、老健で働く医師にとって CT がありがたい理由の一つは COPD の推定診断ができることです。COPD では再燃（acute exacerbation）がしばしば起こります。スパイロメーターが使えない高齢者の場合、経皮酸素濃度測定と CT の組合せが診断上役に立つ手段であり、総合診療には欠かせない検査です。

　ウイルス感染は毎年免疫系に違った影響を与えます。自己免疫は高齢者において至極ありふれた現象であり、それに薬が絡んで、いくつもの臓器に複雑な病気を生みます。直近の冬場には、糖尿病患者 30 人のうち 3 人に急性増悪が起こり、インスリン注射を余儀なくされました。また春から夏にかけては腎機能の一過性の急性増悪もみられました。薬剤過敏症とウイルス感染、あるいは潜在するウイルスの活性化の間には免疫不全を仲立ちとした密

接な関連があり、特に高齢者では激烈な症状は出ないものの、副腎機能不全と免疫力低下のために執拗に症状の続くことがよくみかけられます。自己免疫疾患におけるヒトとウイルスの間の抗原類似性は偶然の産物ではなく、病原微生物が我々（宿主）の体内での生き残りをかけて、自分のペプチドの構造を宿主のものに類似させることによって生まれるという考えが定着するようになりました。

　精密診断機器の発達に伴って、人間をあたかも機械のごとく、パーツの寄せ集めのように考える人や、進歩した電子機器を使えば何でもわかると思っている人が多くなりました。しかし生命はそれほど単純なものではなく、臓器はすべて、血液や神経を介して複雑に繋がっていますし、ウイルスや細菌感染、特に前者は一つの臓器、組織に限局したものではありません。対象を絞り込んで診る精密機器が次々に造られていますが、局所にとらわれ過ぎるのも問題です。老年病はまさに「ズームを広げたり、狭めたりしながら見（診）なければならない病気」の象徴ともいえる存在です。

　筆者が老健での診療で得た知識の中には皮膚科領域のものがかなり多くを占めています。箕面老健時代、病院の皮膚科の診察室に押しかけて行って、顕微鏡で水虫や疥癬を見つける方法を教えていただき、老健で実行することも一つの楽しみでした。薬疹、乾癬、そして高齢者に多い類天疱瘡など、まさに「百聞は一見に如かず」である上に、他の疾患（特に喘息）と合わせて経過を切れ目なしに診ることができるのは、まさに老健医師の特権です。筆者は、皮膚科こそ、「内科の最も重要な一部門」と考えています。筆者にとってもう一つの皮膚科勉強の場は、理事長を務めたこともあるアフェレーシス学会でした。これまでの著書に何度も書いたので、ご存知の読者も多いでしょう。

　高額な治療法の開発は、社会経済の格差の問題と絡み合って、論議の的となっています。しかし、多くの病気で予防の重要性がわかっているにもかかわらず、実現されないままになっているのも現実の姿です。禁煙がその典型例でしょうが、最近では喫煙の減った分、大気汚染が問題として加わってきました。こうしたことを理解するためにも、臨床医は視野を絞って狭い領域に働く研究者や技師としての一面をもちながら、視野を広げて総合的に診て

考える総合診療医、家庭医としても働かねばなりません。老年病は、そうした「考える医師・看護師」を育成する格好な場所を与えてくれます。

　筆者が老健で行った修業は、①出来ることは何でもしてみる、②その都度してみる、③本や文献を、少しずつ違った視点から調べる、そして④少しでも掘り下げて考える、でした。①によって「場」が広がり、②によって「機会」が多くなり、③によって「知識の次元」が広がる。そして④によって「視野」が広く、深くなる。これが、筆者なりの、「総合医療」の実践でした。

　老健では、何か突然の出来事が起こる度に、医療と介護の複雑性を改めて認識する機会が与えられました。また、これまで著した3冊の本では、胆石や尿路結石、そして呼吸器疾患についての記述は限られていました。そこで、今回の著書では、これらの分野を含めて、これまでに抜けていた（がん以外の）分野に補完を行い、病気は決して単純な縦割り式の分類で理解できるものでなく、次元の違ったいくつもの解析の組み合わせを通じて考えなければならないことを解説することにしました。もちろん、自分一人ではできるものではなく、解決はすべて次世代に医師に懸けるものです。

　この著書の最後の部分に、総合医療についての私なりの考えをまとめてみました。その過程で、総合医療推進に助言者を務められた高久史麿自治医大学長が、「基礎的な臨床能力を磨く臨床推論をプライマリ・ケアの中心に据えるべき」という見解を述べておられたことと、神戸大学の岩田健太郎教授（感染症治療学）が週刊医学界新聞に連載執筆しておられる欄に引用されていた有名な経済学者ケインズの言葉「I'd rather be vaguely right than precisely wrong」に惹かれました。私は、総合医療は決して一人の医師では成り立つものでなく、開けた複数の医師の絶え間ない討論を通じて生み出されるものと考えています。その中でこそ、上記の二つの言葉が生かされてくるのではないでしょうか。

　東大老年科の秋下教授らの「高齢者が医療について求めるもの」についての調査によれば、地域で自立している高齢者では「病気の効果的治療」が、そしてデイケアに通っている人々では「身体機能の回復」が1位であったのに対して、医師の意見で一番多かったのは「QOLの改善」であったとの

ことです。Quality of life を Wikipedia で引くと、「人がどれだけ人間らしい生活や自分らしい生活を送り、人生に幸福を見出しているかを捉えた概念で、普遍的な尺度はない」とありました。私たち医師は、「老年病の多くは治せない」を前提にして考えているのですが、それに代わるものを患者に与えねばなりません。

　筆者がこれまで、高齢者医療について記述した著書の内容の基本になったのは、施設入所者の病気と治療から得た経験です。筆者も医師として、他の職員らとともに、不自由さの中に何とか頑張っておられる入所者に対して、これ以上悪くなるのを抑えられるよう努力はしたつもりですが、本質的に病を克服するようなお手伝いはできませんでした。そうした事情の中で筆者なりに経験をまとめたのは、人々が同じ苦しみを味合わないよう、次世代の医師や研究者が予防医学の面から、人類という種の維持のために役立ててくれることを願ってのことです。

　アメリカ合衆国では、NIH の傘下にある感染症研究所に、すでに「免疫」という研究対象が付与されています。残念ながら日本では、感染症・免疫という重要な研究テーマを選ぶ若い医学生が減っているようです。免疫関係の論文を読むと、中国の人の名前が目立ちます。しかし彼らのすべてが医師ではありません。研究者に医学的知識は必要ですが、必ずしも医者である必要はありません。臨床医には臨床医の仕事があり、研究者には研究者としての技術と経験が必要です。問題は、両者の間の連携が円滑に進むかどうかであり、この点で日本は遅れています。高久先生がご指摘になった、現在日本の医学教育に欠けている「基礎的な臨床能力を磨く臨床推論」はまさにこの点を突いたものと私は考えています。

　本年 3 月末 86 歳で老健の職を辞し、本書の完成に専念しながら、老年医療のあるべき姿を考察してきました。筆者がもどかしく感じていることが、できるだけ早い世代交代のうちに解決してくれることを願う次第です。

2018 年 7 月末日

山本　章

目　次

第1章 アミロイド関連疾患 1

❶ 血清アミロイド A たんぱく（serum amyloid A protein: SAA）……… 2

❷ 心臓アミロイドーシス（免疫グロブリン軽鎖アミロイドーシスと
トランスサイレチン関連アミロイドーシス）………………………… 24

❸ ナトリウム利尿ペプチドもアミロイドか？ ……………………… 31

❹ 考察: アミロイドの本態をもう一度考える ……………………… 35

第2章 高齢者に多い薬疹（drug eruption）と
免疫再構築症候群（IRIS） 39

❶ 施設で観察される薬疹の実態 …………………………………… 40

❷ 眠れるウイルスの目覚め ………………………………………… 49

❸ 薬物過敏症の機作を再考する …………………………………… 62

第3章 自己免疫疾患:
抗体病という皮肉な名前がぴったりしてきた 66

❶ 古典的自己免疫疾患の典型例としての重症筋無力症 ……………… 68

❷ 細菌あるいはウイルス感染との関連性が明らかな
ギラン・バレ症候群 ……………………………………………… 70

❸ ANCA 関連疾患と Goodpasture 症候群: 微生物ペプタイドとの
相同性から読み取る抗体病の実態 ………………………………… 78

❹ 傍腫瘍性神経症候群 ……………………………………………… 84

❺ 自己免疫現象の基本となる、リンパ球による
「自己・非自己」の識別機構……………………………………… 88

ii　目　次

第4章　結石症　　97

❶ 腎結石 …………………………………………………………… 99
❷ 胆石 …………………………………………………………… 113

第5章　COPD（慢性閉塞性肺疾患）　　129

❶ 慢性閉塞性肺疾患（chronic obstructive pulmonary disease）
　とは何か ………………………………………………………… 131
❷ COPD と転倒 ………………………………………………… 135
❸ COPD と肺梗塞 ……………………………………………… 137
❹ 施設で起こった事故により、COPD の重要性を改めて認識した話… 141

第6章　CKD（慢性腎臓病）：ガイドラインの問題点をつく　　152

❶ CKD の定義と段階分類 ……………………………………… 154
❷ クレアチニン値による重症度判定の問題点 ………………… 156
❸ 血圧とクレアチニン/アルブミン……………………………… 161
❹ ESKD（endstage kidney disease）における電解質の変化 ……… 164
❺ 慢性腎臓病（CKD）/腎不全の再燃（exacerbation）……………… 167

第7章　進化し続ける医療のガイドライン　　173

❶ 敗血症の診断と治療 …………………………………………… 175
❷ 生活習慣病: 治療ガイドラインに盛り込まれていない裏話 ……… 183
❸ 「遵守させるガイドライン」から「医師にも患者にも考えさせる
　診療指針」への転換: 食物アレルギーと PSA による前立腺がん
　診断を見本にして ……………………………………………… 197

目　次　*iii*

第8章　医療における情報交換　210

❶ 情報交換に基本的な役割をもつガイドライン …………………… 213

❷ 日本の医学・医療に求められる変革 ……………………………… 225

❸ 医学・医療の進歩を社会に還元する（大衆に理解してもらう、
　患者とその家族に病気についての説明をする）ことが大切 ……… 239

❹ 総合医療は可能か: 考える内科医、考える看護師を育てる ……… 254

謝辞 ……………………………………………………………… 264

索引 ……………………………………………………………… 265

第1章

アミロイド関連疾患

1. Virchow によって、病理学的検索を基に定義されたものであるが、未だにその実態は明確ではない。古典的なアミロイド A を取り上げると、危険物を封じ込めるための瘡蓋的役割をしているもので、原発事故で有名になったチェルノブイリの建造物を想像するのが一番の早道のような感じがする。

2. アミロイドには全身性に現れるものと、造られた局所にのみ溜まるものがある。全身性の代表者は、免疫グロブリン軽鎖アミロイドとアミロイド A、局所性の代表者は脳に蓄積する β アミロイドであるが、それ以外にも多種類の物質が生体の機能障害に繋がるアミロイドとして同定されている。

3. トランスサイレチンのように、生来の分子異常によって起こるものと、老人性に出現するものがある。後者については転写後のたんぱく質の立体構造を作る機作、あるいは「ペプチドの伴侶探し」のミスによるという可能性も示唆されていて、老化の過程を知る上で貴重な資料を提供している。

4. 前駆体を含めた ANP と BNP のように分子の小さいペプチドでもアミロイドとして沈着する可能性が示唆されており、特に NT-ProBNP の上昇が慢性腎不全や浮腫に関連することから、薬物やアミロイド P 成分のような別種の非アミロイド性たんぱく質の存在が沈着の引き金となることを考慮する必要がある。

第1章 アミロイド関連疾患

血清アミロイドAたんぱく
(serum amyloid A protein: SAA)

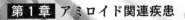

　アミロイド（図表1, 2）については、最近、認知症の増加に伴って脳に蓄積するアミロイドβが注目を集めているものの、他の局所性アミロイドやSAAなどの全身性（反応性）アミロイドについては、一般的な理解に乏しい。血清アミロイドたんぱく（SAA）はC反応性たんぱく（CRP）とともにいわゆる急性期たんぱくの代表格であり、組織内沈着物から抽出された最初のアミロイド（AA）の前駆体である。血清リポたんぱくの一種であるHDLを構成するアポたんぱくの一種として同定され、急性期反応で増加するとアポA-Iを排除して、全たんぱく質成分の80％を占めるに至る。主に

図表1　老化のメカニズム

【たんぱく質変性変異説】変異たんぱく質の産生、架橋形成、糖化などによって異常たんぱく質が蓄積し、細胞障害・細胞死を起こす（アルツハイマー病ではアミロイド前駆たんぱく質ベータアミロイド、タウたんぱく質などが蓄積する。アミロイド前駆たんぱく質APPは第21染色体にある遺伝子の変異で起こる）。

【アミロイドたんぱくとは】アミロイド（類澱粉）とは、元々Virchowにより病理学的に、ヨード反応陽性で、コンゴーレッドで赤橙色に染色され、偏光顕微鏡で青緑色に光って見える硝子様の沈殿物（変性物）として定義されたものである。電子顕微鏡で見られる8-15nmの線維構造（原線維）は、X線解析ではクロスしたβシートの平板構造をとり、折りたたまれたたんぱく質で、分解酵素の作用を受けがたい。

図表 2	主要なヒトのアミロイド原線維たんぱくおよびそれらの前駆体		
アミロイド	前駆体たんぱく	分布	症状・罹患組織
AL	免疫グロブリン軽鎖	全身性、局所性	原発性、骨髄腫関連
AH	免疫グロブリン重鎖	全身性、局所性	原発性、骨髄腫関連
ATTR	トランスサイレチン	全身性	家族性多発性神経炎、老人性
AA	血清アミロイド A	全身性	反応性
Aβ2m	β2ミクログロブリン	全身性、局所性（腱）	慢性血液透析
ApoA1	アポリポたんぱく A1	全身性	家族性
AGel	ゲルゾリン	全身性	家族性
Alys、ACys	リソゾーム、シスタチン C	全身性	家族性
AFib	フィブリノゲンβ鎖	全身性	家族性
Aβ	Aβ前駆体たんぱく	局所性（脳）	アルツハイマー病
ANP, BNP	Pro ANP, BNP	局所性（心臓）	不整脈、心不全
APro	プロラクチン	局所性（脳下垂体）	加齢変化

（リューマチ入門第 12 版（日本語版）アメリカ関節炎財団、日本リューマチ学会編、萬有製薬発刊
p.546-552 より、一部収載）

リウマチ性疾患や脊椎・骨髄炎、そして粥状動脈硬化との関連が示唆されているが、生理的・病因論的な機作は未だ明らかでない。数種の同位体が同定され、アミロイドとして沈着しやすい同位体が糖尿病患者において高率に検出されることなど、徐々にではあるが本態の解明は進んでいる。

　筆者らは、四肢末梢の厥冷と類天疱瘡などの水疱性皮膚疾患をもつ患者を対象として検査した結果、SAA の著明な増加を認め、末梢循環障害へのアミロイド沈着の関連を示唆する結果を得た。発病初期から観察できた、やはりアミロイドの 1 種と考えられている NT-ProBNP の増加を伴う典型的な水疱性類天疱瘡の例など 3 症例の紹介を含めて、その結果をまとめたものを日本老年学会で報告した（日老医誌 2017; 54: 191-194）。まずそれら症例を紹介し、脳以外でのアミロイド沈着の臨床的な意義についての再認識を求めたい。

4 横断的に見る老年医学 —基礎と臨床の間を流離う—

1 SAA は水疱性疾患や四肢末梢の厥冷で著明な増加を示す

　対象は当施設入所者で、天疱瘡、水疱性類天疱瘡、四肢末梢に生じた水疱や褥瘡のあと黒色のかさぶた（出血性痂皮）を作った水疱性皮膚疾患の計7例と、水疱はないが、冬季に手足の著明な厥冷を示した3症例である。比較のために、上記のような皮膚疾患や四肢末梢の厥冷がなく、身体的には健康な重度のアルツハイマー型認知症患者5例を対照として選んだ。なお、前者の群における認知症の程度は、軽度から重度に至る色々な範囲にわたっていた。SAA、BNP（あるいは NT-ProBNP）、および他の血液化学・免疫化学的検査は、三菱油化ライフサイエンス研究所（LSI）に依頼した。

　自験例のまとめと経過、CRP 値との関連: SAA 値ならびに他の急性期たんぱくに関する検査結果のまとめを**図表3**に示す。見当識・記憶・記銘力は著明に低下するも、身体的には健康な、いわゆるアルツハイマー病の5症例においては、SAA 値は正常範囲内であった。これに対して、水疱性/出血性皮膚疾患や四肢末梢の著明な厥冷をもつ患者では、認知能低下の程度に関わらず、色々な程度に SAA 値の上昇が認められた。このうち重度の糖尿病をもつ患者（症例13）では、四肢末梢の厥冷が先行した後、胸部・四肢の各所に出血性の小水疱が出現し始めた。症例11、10、6は、それぞれ提示症例（イ）、（ロ）、（ハ）として記述する。

　上記の症例に日老医誌掲載後の症例を加えて、一般的に炎症の強さの測定基準に用いられる CRP 値との関連を調べ、いくつかの症例については複数回測定して経過を追った（**図表4**）。SAA 値15以上で、SAA と CRP 値の間には相関があるものの、ばらつきは大きく、SAA 値にはそれなりの臨床的意義があると考えられる。SAA 値が著明な増加を示した症例では、一般状態の改善に伴って低下する場合もあるが、予後不良に繋がる傾向が強い。

●症例提示
　（イ）NT-ProBNP 値の増加をも伴った典型的な類天疱瘡の1症例
　腰部脊柱管狭窄症、下肢筋萎縮、高血圧、軽度認知症、胆嚢手術の既往。

第1章 アミロイド関連疾患

図表 3 水疱性疾患や四肢末梢の厥冷をもつ患者における血清アミロイドA濃度

①	75y	m	AHD, physically active	SAA : 3.4	CRP 0.05
②	84y	m	AHD, relatively healthy Ureteral stent inserted	4.0	CRP 0.04
③	78y	f	AHD, physically active	7.1	
④	71y	f	AHD , physically active , DM (good control)	9.2	CRP:0.02, HbA1c 6.3
⑤	80y	m	AHD, Dysphagia (+ 〜 −)	9.5	CRP:0.23 〜 2.51
⑥	91y	m	Dementia, Osteoarthrosis Coldness of hands and feet	33.1	CRP: 1.17 〜 5.16
⑦	73y	m	Parkinsonism, Depression, Coldness of hands and feet	47.8	CRP:1.56, NT-ProBNP 267
⑨	87y	m	Dementia, Prosiasis, Herpes simplex	44.8	Herpes simplex Ab : x16
⑩	88y	m	Pemphygus foliaceus	94.9	Antidesmoglein Ab (+)
⑪	83y	f	Dementia, Bullous pemphygoid	74.3 288.7	BP185Ab:929 → 85.3, CRP: 0.67, NT-ProBNP: 961 → 1980
⑫	90y	f	Blistering at toes of left paw, Dementia	100.2	CRP: 0.85
⑭	83y	f	Aneurysm, Pyelonephritis Decubitus with bleeding	91.3	TC:159, TG :53
⑮	91y	f	Cerebral infarction, Bloody scab formation at both heels after decubitus	132.4	CRP: 3.47
⑧	88y	m	Terminal stage of Dementia, dysphagia	84.9	CRP: 2.15, Alb 2.7
⑬	63y	m	Dementia, severe DM, Skin blistering / bleeding	158.7	CRP: 1.02, HbA1c .8.0 apoB partially deficient

SAA値：μg/mL、AHD: アルツハイマー病、DM:2型糖尿病、①〜⑤は身体的に健康

図表 4 症例を通じてのCRP値とSAA値の関連性

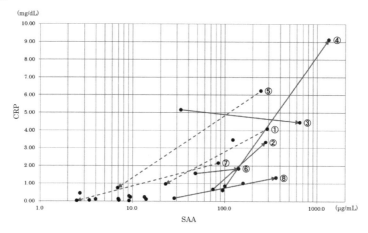

⇒（本図の症例番号は図表3とは一致していない）

経過: 当方への入所前から皮膚が乾燥して、保湿化粧品を使用していたとのこと。入所約 3.5 カ月後、腰部両側に皮膚瘙痒感と発赤が出現し、皮脂欠乏性湿疹との診断でオキサトミド（30mg 1 錠朝 1 回）とヒドロキシジン（25mg 1 錠夕 1 回）を投与。皮膚瘙痒が始まって約 1 カ月後に手の厥冷と下腿浮腫の増悪、全身倦怠感、顔面発赤が出現（発症）。右足蹠に 3cm 大の水疱に始まり、両手にも 0.5 ～ 1.5cm 大の水疱多発、一部に表皮剥離を起こしていた。続いて右足第 3 趾の付け根に 2cm 大の血疱が出現。血清中の NT-ProBNP 値が 961 の高値、浮腫もあったので、アゾセミド 30mg 投与。水疱に関しては抗 BP180 抗体値が 929 の高値（抗デスモグレン抗体は＜ 30、単純ヘルペス CF は＜ 4）を示したので、類天疱瘡の診断で、プレドニゾロン 5mg × 2 錠（毎朝 1 回）の投与を開始した。同剤開始 3 日後の白血球数は 9,970 で軽度増加、リンパ球は 6％に減少、好酸球は 3％であった。経過中の一般状態は良好、血圧は 98/46 ～ 145/92 であった。

　発症 0.5 カ月（プレドニゾロン投与開始後 1 週間）で兵庫医大皮膚科と心臓内科受診。受診当日は顔面の発赤も、手の厥冷も消退していて、皮膚科は入院の必要なし、プレドニゾロンを 3 錠へ増量の示唆あり。心臓内科では心電図ほぼ正常範囲内、心弁膜症も僅かで左心房軽度拡張のみ。発症 2 カ月以降、新しい水疱の発生なく、経過良好。発症後 2 カ月（プレドニゾロン投与開始後約 1.5 カ月）で初めて測定した SAA 値は 70.3μg/mL、同じ時に測定した CRP は 0.67、また NT-ProBNP 値は 490 であった。同剤開始後 4 カ月の検査では、抗 BP180 抗体は 85.3 と治療前より低下したが、CRP は 3.30、SAA は 278.7、NT-ProBNP 値は 1,980 と著明に上昇。この時 HbA1c 値が 6.4 に上昇していたのでプレドニゾロンを 3 錠/日から 2.5 錠に減量したが、症状には影響なし。以後、同剤は 1 錠/日まで徐々に減らして継続。

　プレドニゾロン使用開始約 8 カ月後に強い腰痛が起こり、食欲低下。腰椎圧迫骨折の診断でエトドラクとノイロトロピン服用開始。その約 1 カ月後背中に発赤発現、2 ～ 3 日後には以前水疱が出た範囲に広く紅斑が拡大（ただし水疱なし）。検血で白血球 9,200、内訳はリンパ球 7％、好中球

86%、好酸球 0%、好塩基球 1%、骨髄球 1%、後骨髄球 2%であった。そこで IRIS を考え、12 月 14 日にエトドラクを中止。3 日後には紅斑は薄くなり、7 日後にはほぼ完全に消退した。 発症 12 カ月後の検査値は、CRP 0.67、SAA 36.9、NT-ProBNP 490、抗 BP180 抗体 12.3 に改善した。

（ロ）落葉性天疱瘡の経過中に見られた SAA の増加

陳旧性心筋梗塞、認知症、交通外傷、前立腺肥大・カテーテル留置

入所 2 年時に右下腿蜂窩織炎、両足の厥冷と浮腫出現。入所 4 年 4 カ月目に躯幹に広く発疹出現、抗デスモグレン（DSG-1）抗体陽性により皮膚科で落葉性天疱瘡の診断を受けた。CRP 0.03、WBC 7,690（リンパ球 26.2%）。この時点でプレドニゾロン 20mg/日投与開始。

抗 DSG-1 抗体価は、0 週 628、1 カ月後 236、3.5 カ月後 34.5、1 年 3 カ月後 3.0 と順調に低下し、プレドニゾロンは 8 カ月で 5mg、1 年 5 カ月で 2.5mg に減量。発症 1 年 10 カ月目に測定した SAA 値は 73.5、CRP 値は 0.67 であった。なお、発症 10 カ月目に測定した NT-ProBNP 値は 702 に上昇。

発症 2 年 2 カ月目に右臀部から大腿にかけて小膿疱多発、2 週間後には発熱 38.6℃を伴い、足の厥冷増悪。抗 DSG-1 抗体価は 369 に上昇。同じ頃の CRP 値は 9.12、SAA 値は 1,329.8 に上昇していた。しかしさらに 2 週間後には CRP 値は 1.05 に低下、3 週後の SAA 値も低下し、足の厥冷も回復していた。この頃当施設では、炎症反応の大きい鼻風邪が流行していた。その後、この患者は肺炎を起こして入院、死亡。

（ハ）手足の厥冷が 3 年間続いたのち、腎臓腫瘍が発見され、腹膜炎を起こして死亡した症例

急性胆嚢炎で入院の後、筋力低下、廃用症候群で当方に転入。胆石、胆嚢炎、脱腸、頻脈発作、帯状疱疹の既往あり。 夜間不穏、収集癖あり、HDS-R ＝ 12/30。7 カ月後に肺炎で入院。喀痰から MRSA を検出。

2 年 2 カ月後、下腿浮腫出現、CRE 0.94、TSH 3.92、NT-ProBNP 111、検血で WBC 5,610、RBC 424 万、Hb 12.5、フロセミド 40mg/日投与。 4 年 9 カ月後、右大腿骨折。5 年後腎盂炎でメロペネム注射、この

時 D-ダイマーは 14.2 であった。5 年 3 カ月後、両下腿浮腫増悪、両手足厥冷著明となる。その 2 カ月後に発熱 39℃、WBC 8,950、CRP 5.16、SAA 33.1。6 年後、発熱 38℃、尿路感染再発でバクタ投与の後、ESBL 大腸菌検出。その後、発熱を繰り返し、手足厥冷著明で、SpO_2 測定不能。SAA 646.9、CRP 4.46。入所約 6 年 6 カ月目に、県立医療センター受診で、造影 CT 施行、腎腫瘍の診断を受けたが、間もなく腹膜炎を起こして死亡した。

自験例についての考察: よく見られる水疱性皮膚疾患の、①天疱瘡、②類天疱瘡、③アナフィラキトイド紫斑病はそれぞれ、①デスモソームたんぱく desmogrein 1 and 3、②表皮基底膜たんぱく BP180（type XVII collagen）あるいは BP230（plakin）といった特異抗原に対する抗体や③ IgA 抗体の検出によって診断される。自己免疫性疾患として捉えられているが、その真の原因は不明で、何らかの薬剤やウイルス感染も示唆されている。

今回の検索によって、水疱性皮膚疾患や四肢末梢の循環不全に伴うと考えられる手足の厥冷を示す患者に SAA の増加、そして 1 例（提示症例 11）では、これに加えて局所性アミロイドの一種ナトリウム利尿ペプチド BNP 前駆体の増加が見出された。しかも、ステロイドによる治療で BP180 が減少したものの、SAA と NT-ProBNP はさらに増加していた。BMP、ANP とその前駆体については、後に紹介するように、それらがアミロイドである（になりうる）ことを示す証拠が整ってきている。当施設高齢者においては、時々風邪の後に BNP あるいは NT-ProBNP の著明な増加が観察されている。感染に対する急性期反応に伴うアミロイドの沈着によって組織障害が持続する可能性も考えられる。

ステロイドホルモンが消炎作用をもつ一方、インターロイキンによる SAA など反応性アミロイドの遺伝子発現を著明に増強するとの基礎研究（後述）があり、今回の提示症例でプレドニゾロンによる治療中にみられた SAA、NT-ProBNP 値の著明な増加もこれによって説明できる。リウマチに対する中程度用量のステロイド治療を長期（2.5 年間）にわたって継続するうちに SAA 値が正常に復し、症状も改善したという報告があり、SAA

値が疾患の治療効果の最終判断に有利であるとする見解も示されている。

症例のうち、神経学的にパーキンソン病の診断を受けているのに加えて手足の厥冷をもつ患者（症例7）では、会話での応答を含めて反応が鈍く、小刻み歩行あり、しかしHDS-R値は28/30とほぼ正常であった。頭部CT検査の結果、放線冠など両側脳室周囲にび漫性に分布する点状や線状の低吸収影を認め、虚血性変化、小梗塞、血管腔拡大などの混在が疑われた。脳室周辺の白質の異常についても血管炎によるのではないかという見解がある。ただし本研究では脳の組織変化がSAAによるか、β-アミロイドによるのかを論ずる資料はない。

今回示されたSAAやNT-ProBNPの増加は、腎臓や四肢末梢の循環障害がアミロイドの蓄積を伴う血管炎によることを示唆する証拠の一つとなりうる。先著「経験から科学する老年医療」に紹介したが、末梢細動静脈間のシャントが、毛細血管床の血流調節に関与していることを示す興味あるデータが示されており（図表5）、加齢に伴う末梢循環障害に対処するため、今

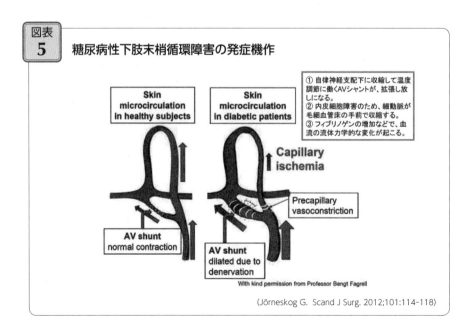

図表5　糖尿病性下肢末梢循環障害の発症機作

(Jörneskog G. Scand J Surg. 2012;101:114-118)

10　横断的に見る老年医学 —基礎と臨床の間を流離う—

後の基礎的研究と治療法の開発に期待するところが大きい。

2　SAA の本態をめぐる研究の歴史

　血清アミロイド A（SAA）はシアトルの病理学者 Benditt らによって見出され、世界で初めて同定されたアミロイドの前駆体である[1]。アミロイド（類澱粉）とは、もともと、有名な病理学者の Virchow により、「ヨード反応陽性で、コンゴーレッドで赤橙色に染まり、偏光顕微鏡で青緑色に光って見える硝子様の沈殿物（変性物）」として定義されたものである。電子顕微鏡では 8 ～ 15nm の線維構造が見られ、X 線解析では、原線維は折りたたまれた β シートの平板が線維の軸方向に積み重なった構造をとり、たんぱく質分解酵素の作用を受け難く、細胞の内外に蓄積して組織機能を傷害する。

　Benditt らは、人の組織から得られたアミロイドを、アミノ酸組成、尿素・澱粉電気泳動上の動き、コンゴーレッドとの反応の安定性などの性状から A と B の 2 群に分類した。アミロイド A は慢性炎症疾患の患者から得られたもので、比較的分子量が小さくて、特徴的なアミノ酸組成をもち、電気泳動上に明確に識別されるたんぱく質を共有していた。一方アミロイド B のほうは骨髄腫、原発性心臓アミロイドーシスや腫瘍をもつ患者から得られたもので、たんぱく質の分子量は大きくて広い範囲にわたり、コンゴーレッドとは強い（高い pH でも）反応性を保っていた[2]。彼らは患者から得られたアミロイド A（AA）に対して作った家兎の抗血清を用いて、ヒト血清中からこれと反応するたんぱく質を探索し、リポたんぱくの 1 種である HDL_3 の 1 成分をなす分子量 13,000 のたんぱく質（血清アミロイド A：SAA）を同定した[3]。

　Benditt らがヒト血清から得た SAA は HDL_3 の総たんぱく質の 0.1 ～ 1％の微量であったが、その後、同じたんぱく質がマウスなどからもみつかり（図表6）、エンドトキシンの刺激下に、1,000 倍にも増加し、HDL の固有のアポたんぱくであるアポ A I の 1mol 当たり 2mol 程度にまで増量することがわかった。^{125}I でラベルした SAA を用いて血中からの消失速度を測

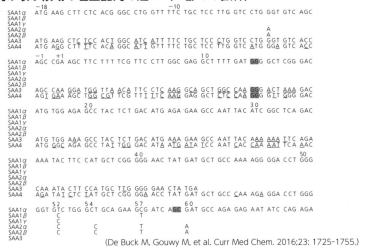

図表6 ヒト血清アミロイドAたんぱく（SAA）同位体遺伝子の読み取り領域の塩基配列の違い（一部のみ抜粋）

(De Buck M, Gouwy M, et al. Curr Med Chem. 2016;23: 1725-1755.)

定したところ、半減期は75〜80分と短く、特定の行き先を求めることはできなかった[4]。

その後、このたんぱく質はacute phase proteinの1種（というよりも代表格）であることが認識され、多くの研究者の関与によって、104前後のアミノ酸からなる約12kbの糖たんぱくであること、そして4つの同位体といってよい種類のあることが判明した[5]。遺伝子レベルでの解明も進み、最近の総説[6]によれば、SAA1と2は15〜20kb離れた重複遺伝子によって作られ、それぞれにアミノ酸残基が1〜2個違った同位体がある。マウスの場合は、500kb上流域までを含めてSAA1と2の間の相同性は72%という報告がある[7]。SAA4もこれらとほぼ同じアミノ酸配列をもっているが、SAA1および2と本質的に違う点は、いつも一定量発現していて刺激による変動がない、すなわち急性期たんぱくとしての性状を欠いているということである。こうした違いから、SAA1と2はA（acute phase）-SAA、SAA4はC（constitutive）-SAAと呼ばれることもある。SAA3は

12　横断的に見る老年医学 ―基礎と臨床の間を流離う―

一部の組織を除いてはほとんど発現していないようである。また、最近の論文によれば、SAA1 と 2 には、N 末端アミノ酸の 1 〜 2 が脱落したものがあり、糖尿病でそうした短縮型が多いと報告されている[8]。しかし、病気との関係や、急性期たんぱく質としての働きなどの詳細は明らかではない。

3 アミロイドと急性期反応性たんぱく質としての二つの顔をもつ SAA

SAA が発見されたそもそもの始まりは、上述のようにアミロイドとして同定されたものであるが、現在では、急性期たんぱく質としての分泌が多量、かつ長期間続くことによって局所的な沈着が起こり、場合によっては広い組織にわたる全身性のアミロイドーシスを起こすと解釈されている。Benditt による SAA の発見と頃を同じくしてリウマチ患者の組織から抽出・同定されたアミロイドたんぱく質のペプチド組成[9]は SAA たんぱく質の N 末端 76 個のアミノ酸に相当するが、その後に報告されたものは必ずしも一定ではなく、中には full length の SAA たんぱく質も含まれる[10]。この場合ペプチドの切断がどこで起こるかは明らかでない。

たんぱく質の性状からみると SAA は安定というにしてはぎりぎりのところにあり、4℃ではいくつかの少ない数の分子の集合体（オリゴマー）を作るが、37℃での原線維のでき方に関しては動物種や同位体の作られる条件によって統一性を欠いている[10]。SAA にはいくつかの同位体（isoform）があるが、マウスの場合、そのうち沈着したアミロイドから検出されるのは SAA1.1 のみである[11]。しかし、in vitro の実験では、組織に沈着しない SAA2.2 のほうが 37℃で速やかに fibril を作るのに対して、SAA1-1 は長い時間がかかる（**図表7**）[12]。こうしたことから、in vitro の実験で full length の SAA からアミロイド線維ができる過程と、病原性（アミロイドとして沈着すること）とは必ずしも関係しないことがわかる。論文[10]の著者は、「SAA がアミロイドを形成すること自体は病因論的に本質的な問題ではなく、鍵は他にあるのではないか」と述べている。

第1章 アミロイド関連疾患　**13**

図表7　ネズミ科動物のSAAからのフィブリル形成機序（in vitro実験）

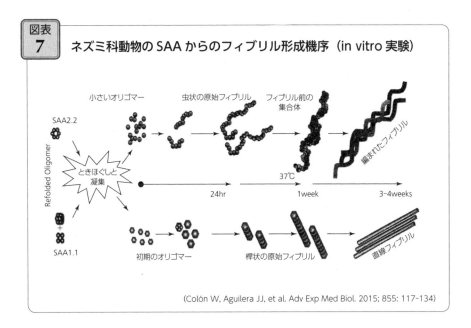

(Colón W, Aguilera JJ, et al. Adv Exp Med Biol. 2015; 855: 117-134)

　既述のヒトとマウスの遺伝子の違いからも[7]、環境の違いが遺伝子の進化に影響を及ぼしたことが考えられる。SAAに限らず、後にも紹介するように、他のアミロイドーシスを含めてアミロイド形成には、それ自体（本質的には）アミロイドではない血清アミロイドP成分（SAP）が必要ともいわれている。今後、electron tomographyのような精密機器によって、組織中でアミロイド原線維の沈着して行く過程が細かく解析されて行くことを期待したい[13]。

　SAAは、C反応性たんぱく質（CRP）、金属結合性たんぱく質（metal binding protein）、lysozyme、lectinなどとともに、いわゆる急性期たんぱく質と呼ばれるもので[14]、感染・外傷・炎症・がんなど多種の刺激を受けて、局所の炎症細胞（マクロファージや好中球）から分泌されるサイトカイン（interleukin 1, 6, 8やTNF-α）によって、主に肝臓で急速に合成・分泌される（図表8）[15]。広い動物種にわたってよく保存され、畜産・漁業など産業界での研究が行われている。SAAの合成・分泌は、グルコ

コルチコイドによって著明に亢進される[16, 17]。肝臓以外にも多くの組織でSAAのmRNAが検出されており[18]、特に、肥満者の脂肪細胞は肝臓以上にmRNAを発現しているとの報告も出されているようである[6]。

βアミロイドが沈着する脳では、SAAが沈着するのは主に梗塞を起こした部分や毛細血管周辺であり、神経細胞（ニューロン）ではその本体ではなく、ミエリン鞘や軸索の表面膜に限られる[19, 20]。実験的に脳にSAAを発現させ、炎症によって脳にSAAの沈着を起こさせたという報告がある[21]。別の動物実験では、apo E 欠損マウスにアンギオテンシンIIの腹腔内注射を行うと腹部大動脈瘤が発生するが、アポEとともにSAAを欠損させておくと大動脈瘤の形成が抑えられるという[22]。脳の血管炎がどこまでβアミロイドによるものか、SAAの介在があるかどうかは今後の問題である。

SAAは10～100ng/mLの濃度で、白血球（好中球、マクロファージ）に対して直接、あるいはchemokineを介して遊走を刺激する。また、M2マーカーを備えたマクロファージを増加させ、arginase 1を増

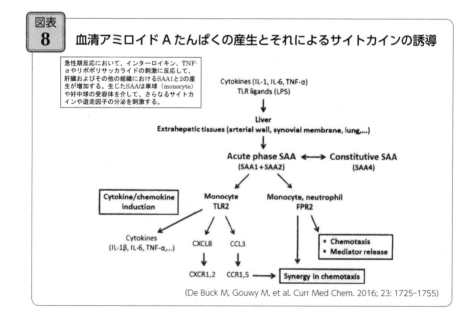

図表8　血清アミロイドAたんぱくの産生とそれによるサイトカインの誘導

(De Buck M, Gouwy M, et al. Curr Med Chem. 2016; 23: 1725-1755)

やすことを通じて apoptotic neutrophile に対する efferocyosis を亢進させる、グラム陰性桿菌に対するオプソニン作用、肝炎ウイルスの肝細胞への侵入抑制、10 ～ 60 μg/mL の高濃度では血管新生作用をも示す（**図表9**）。また、これまで SAA のマーカーとしての価値が特に強調されてきたリウマチに関しては、線維芽細胞に対してマトリックスを掃除する酵素（metaloproteinase）を増やして滑液嚢内を浄化する機能を刺激する作用もあることが報告されている[6, 14]。なお、SAA の作用を細胞内に伝達する経路として、formyl peptide receptor が検索されている[23]。

SAA は生体にとって有利な作用を示す一方、炎症が長びく場合、アミロイドとして蓄積することに加えて、HDL の主要なアポたんぱくである Apo AI を排除することによって起こるリポたんぱく代謝機能の障害に基づく弊害を無視することができない。SAA の 1 分子には 4 個の α ヘリックス分節が含まれ、これによって 20 分子の SAA は HDL1 粒子中の 3 分子のすべてを排除して、これに取って代わると計算されている。こうした HDL 粒子は

図表9 血清アミロイド A たんぱく（SAA）の生物学的作用

機能	生物活性の発現に必要な SAA の最低濃度（ng/mL）
走化性（白血球などの遊走）	12.5
白血球遊走活性化サイトカインの誘発	10
サイトカインの誘発	500
間質分解酵素の誘発	100
好中球の酸化バースト（活性酸素産生）の抑制	100
グラム陰性細菌に対する貪食誘導物質	1000
膜のイオンチャネルの形成	1000
肝細胞への肝炎ウイルス C の侵入防止	2000
レチノール結合たんぱく	3200
M2 マクロファージの誘導	6000
コレステロールの輸送	10000-20000
血管新生を刺激	10000
抗体産生の抑制	20000
血小板活性化と凝集	50000

(De Buck M, Gouwy M, et al. Curr Med Chem. 2016; 23: 1725-1755)

動脈壁から余剰のコレステロールを運び出して肝臓に戻し、胆汁中に胆汁酸として、あるいはコレステロールそのものとして排出する重要な機能を失っている。すなわち、「機能を喪失したHDL（functionally defective HDL）」(図表10) と呼ばれる由縁である[24]。SAAは動脈壁でのproteoglycanの合成を亢進させ[25]、僅かなSAAの増加でも粥状硬化を進展させる[26]。また、糖尿病、特に腎症を起こした人々では、SAA値と逆比例してABCG-1を介するコレステロールの細胞からの排出が低下しているとか[27]、糖尿病性下肢循環障害の重症度の評価にCRP + SAA/apoA1比が有用である[28]。また、糖尿病で透析を受けている患者では血清中のSAA-HDLと界面活性をもつHDL中のProtein B分画の濃度が慢性腎臓病末期の死亡予告因子となるという報告がある[29]。動脈硬化巣の中心部にはアミロイドの小塊が存在して、一種の炎症巣が作られる。サルコイドーシスのような慢性炎症巣でも、中心部にはSAAが検出される[30]。一連のサイトカインやそのantagonistによる反応の解析結果を総括すると、SAAを巡る向炎症反応は

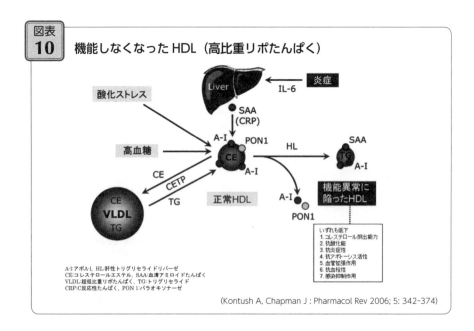

(Kontush A, Chapman J : Pharmacol Rev 2006; 5: 342-374)

かなり抑制されたものになるとの報告があるが[31]、アミロイド形成はそれを打ち消す重大な事象である可能性が大きい。

　これまで記述した内容から考えると、現在急性期反応性たんぱく質の代表として、広く使われている CRP と比べて、SAA はもっと深い病理的な意義をもっていることが理解できる。最近大きく進歩してきた臓器・組織移植の分野においても、拒絶反応のマーカーとして SAA が最も感度の高い検査法であることとされており、実地臨床において CRP に勝るマーカーとしての利用が期待されている[32]。実例として、高安病の病勢診断[33]、リウマチ[34]や ANCA 関連血管炎[35] に対する治療効果の判断材料としての価値を論じた論文を参考資料として挙げておく。

4　全身性アミロイドーシス

　アミロイドーシスの中でも、アルツハイマー病は特定のアミロイドたんぱくが一つの臓器に限局して沈着する限局性アミロイドーシスの典型である。他には、ホルモン産生部位に、ホルモン由来のアミロイドが沈着し、トランスサイレチンの異常によって心筋症や不整脈、あるいは神経症状を主体に症状が発現する場合がある。これに対してアミロイドの中で一番多い免疫グロブリン性アミロイドーシス（AL アミロイドーシス）は特殊な場合を除いてほとんどが全身性であり、今回のテーマの SAA やトランスサイレチン関連のもの（特に老人性アミロイドーシス）も心臓や神経以外に消化管や腎臓に沈着することが多い。長期透析患者に見られる β_2 ミクログロブリンも靱帯や骨にも沈着する。

　SAA は特に、感染・腫瘍・外傷を含む色々な原因に関連して増加し沈着するので（**図表 11**）、場所を特定することは困難である。今回初めに挙げた自験例では、水（血）疱や四肢末梢の厥冷に伴ったものを強調したが、おそらくは末梢の細動脈から毛細血管床への流れを調節する自律神経、あるいは特殊な機能性たんぱく質の障害[36]、あるいはアミロイドの沈着によるものと推測される。皮膚疾患の場合、限局性に結節を生ずるような場合は[37]、当

横断的に見る老年医学 —基礎と臨床の間を流離う—

| 図表 11 | 血清アミロイドＡたんぱくが影響を与えると考えられる慢性炎症性疾患 |

病気	効果
関節リウマチ	向炎症性（マーカー）・血管新生
肥満	向炎症性・インスリン抵抗性
Ⅱ型糖尿病	起因（？）・向炎症性
粥状動脈硬化	起因（？）・向炎症性
肺疾患	向炎症性
がん	抗がん性？・急性期反応マーカー
クローン病	急性期反応マーカー
アルツハイマー病	不明
アミロイドーシス	起因

(De Buck M, Gouwy M, et al. Curr Med Chem. 2016; 23: 1725-1755)

然限局性のアミロイド沈着を考えるべきであろうが、我々の症例のように広範囲に水疱（血疱）を作るような場合は、全身性に SAA の沈着したものが多い[38, 39]。原因微生物や破壊された組織を封じ込めるのが SAA の重要な機能と考えれば、末梢循環がその働きの場となって当然であろう。

5 アミロイドの蓄積を防ぐ

　炎症が長引き、SAA が高濃度に組織に供給されると、SAA は組織内に沈着する。この過程は有害物質の局所への「封じ込め」であり、マクロファージが炎症原となる物質を除去できやすくする役割をも果たしている。アミロイドはいわば「瘡蓋（かさぶた）」である。腎機能が回復してもアミロイドの mass が変わらなかったという論文があるが[40]、瘡蓋と考えれば、納得できる。ダニにかまれた皮膚を考えてみよう。局所に瘡蓋（かさぶた）ができ、これを掻き落とした後にまた瘡蓋ができる過程を繰り返しながら、刺傷

跡がだんだん縮小して行くのを経験した人は多いであろう。ダニの毒や変性した皮膚組織は瘡蓋の中に封じ込められているはずである。しかし、内臓の場合は「掻き落す」ことはできず、修復は容易ではない。捨て場のない原発の使い捨て燃料を囲いこんで保存しているのと状況は似ている。

アミロイドはβシートで折りたたまれた線維構造をもつたんぱく質であるが、アミロイドが蓄積した場所には必ず別の、serum amyloid P component（SAP）と呼ばれるたんぱく質が検出されることがかなり以前からわかっていた[41, 42]。SAP は 5 個の単分子が 5 角形に連なった形を特徴とする pentraxin family に属する 25kb のたんぱく質で、それ自体は線維の成分にはならないが、たんぱく分解酵素から守ることで線維形成と安定性維持に働くといわれている[43]。SAP の遺伝子を破壊することでアミロイドの沈着を遅らせることができるという論文も発表されている[44]。

アルツハイマー病を克服するという時代の要請を受けて、アミロイドの沈着を抑える薬物の開発が進む中で、bis（de-prolne）化合物（R)-1-[6-(R)-2-carboxy-pyrroldin-1yl-6-oxo-heanoyl]pyrrolidine-2-carboxylic acid（CPHPC）が血中、あるいは脳脊髄液中の SAP とクロスリンクして、速やかに除去されたという結果が ProNAS に発表され、さらに、アルツハイマー病だけでなく、心臓あるいは全身性のアミロイドーシスにも応用できるのではないかという示唆が出されてセンセーションを起こした[45, 46]。しかしその後の研究で、薬物だけでは組織内の SAP を徹底的に除くことが困難であり、目的達成のためには、SAP に対する抗体の使用が必要と判明し[47]、全身性アミロイドーシス患者 15 人を対象とした第 1 相臨床試験が試みられ、一応の成果を上げたようである[48]。

■参考文献
1) Benditt EP, Eriksen N. Amyloid protein SAA is associated with high density lipoprotein from human serum. Proc Natl Acad Sci USA 1977; 74: 4025-4028.
2) Benditt EP, Eriksen N. Chemical classes of amyloid substance. Am J Pathol 1977; 65: 231-252.

3) Benditt EP, Hoffman JS, Eriksen N, Parmelee DC, Walsh KA. SAA, an apoprotein of HDL: its structure and function. Ann NY Acad Sci 1982; 389: 183-189.

4) Hoffman JS, Benditt EP. Plasma clearance kinetics of the amyloid-related high density lipoprotein apoprotein, serum amyloid protein (apo SAA), in the mouse. Evidence for rapid apo SAA clearance. J Clin Invest 1983; 71: 926-934.

5) Steinkasserer A, Weiss EH, Schwaeble W, Linke RP. Heterogeneity of human serum amyloid A protein. Five different variants from one individual demonstrated by cDNA sequence analysis. Biochem J 1990; 268: 187-193.

6) De Buck M, Gouwy M, Wang JM, Van Snick J, Opdenakker G, et al. Structure and expression of different serum amyloid A (SAA) variants and their concentration-dependent functions during host insults. Curr Med Chem 2016; 23: 1725-1755.

7) Thorn CF, Whitehead AS. Differential transcription of the mouse acute phase serum amyloid A genes in response to pro-inflammatory cytokines. Amyloid 2002; 9: 229-236.

8) Yassine HN, Trenchevska O, He H, Borges CR, Nedelkov D, et al. Serum amyloid A truncations in Type 2 diabetes mellitus. PloS One 2015; 10: e0115320.

9) Sletten K, Husby G. The complete amino-acid sequence of non-immunoglobulin amyloid fibril protein AS in rheumatoid arthritis. Eur J Biochem 1974; 41: 117-125.

10) Colón W, Aguilera JJ, Srinivasan S. Intrinsic stability, oligomerization, and amyloidogenicity of HDL-free serum amyloid A. Adv Exp Med Biol 2015; 855: 117-134.

11) Hoffman JS, Ericsson LH, Eriksen N, Walsh KA, Benditt EP. Murine tissue amyloid protein AA. NH2-terminal sequence identity with only one of two serum amyloid protein (ApoSAA) gene products. J Exp Med 1984; 159: 641-646.

12) Wang L, Lashuel HA, Colón W. From hexamer to amyloid: marginal stability of apolipoprotein SAA2.2 leads to in vitro fibril formation at physiological temperature. Amyloid 2005; 12: 139-148.

13) Kollmer M, Meinhardt K, Haupt C, Liberta F, Wulff M, et al. Electron tomography reveals the fibril structure and lipid interactions in amyloid deposits. Proc Natl Acad Sci 2016; 113: 5604-5609.

14) Gruys E, Toussaint MJ, Niewold TA, Koopmans SJ. Acute phase reaction and acute phase proteins. J Zhejiang Univ Sci B 2005; 6: 1045-1056.

15) De Buck M, Gouwy M, Wang JM, Van Snick J, Poost P, et al. The

cytokine-serum amyloid A-chemokine network. Cytokine Growth Factor Rev 2016; 30: 55-69.

16) Thorn CF, Whitehead AS. Differential glucocorticoid enhancement of the cytokine-driven transcriptional activation of the human acute phase serum amyloid A genes, SAA1 and SAA2. J Immunol 2002; 169: 399-406.

17) Viguerie N, Picard F, Hul G, Roussel B, Barbe P, et al. Multiple effects of a short-term dexamethasone treatment in human skeletal muscle and adipose tissue. Physiol Genomics 2012; 44: 141-151.

18) Upragarin N, Landman WJ, Gaastra W, Gruys E. Extrahepatic production of acute phase serum amyloid A. Histol Histopathol 2005; 20: 1295-1307.

19) Bartolák-Suki E, Sipe JD, Fine RE, Rosene DL, Moss MB. Serum amyloid A is present in the capillaries and microinfarcts of hypertensive monkey brain: an immunohistochemical study. Amyloid 2000; 7: 111-117.

20) Chung TF, Sipe JD, McKee A, Fine RE, Schreiber BM, et al. Serum amyloid A in Alzheimer's disease brain is predominantly localized to myelin sheets and axonal membrane. Amyloid 2000; 7: 105-110.

21) Guo JT, Yu J, Grass D, de Beer FC, Kindy MS. Inflammation-dependent cerebral deposition of serum amyloid a protein in a mouse model of amyloidosis. J Neurosci 2002; 22: 5900-5909.

22) Webb NR, De Beer MC, Wroblewski JM, Ji A, Bailey W, et al. Deficiency of endogenous acute-phase serum amyloid A protects apoE-/- mice from angiotensin II-induced abdominal aortic aneurysm formation. Arterioscler Thromb Vasc Biol 2015; 35: 1156-1165.

23) Le Y, Oppenheim JJ, Wang JM. Pleiotropic roles of formyl peptide receptors. Cytokine Growth Factor Rev 2001; 12: 91-105.

24) Kontush A, Chapman MJ. Functionally defective high-density lipoprotein: a new therapeutic target at the crossroads of dyslipidemia, inflammation, and atherosclerosis. Pharmacol Rev 2006; 58: 342-374.

25) Wilson PG, Thompson JC, Webb NR, de Beer FC, King VL, et al. Serum amyloid A, but not C-reactive protein, stimulates vascular proteoglycan synthesis in a pro-atherogenic manner. Am J Pathol 2008; 173: 1902-1910.

26) Thompson JC, Jayne C, Thompson J, Wilson PG, Yoder MH, et al. A brief elevation of serum amyloid A is sufficient to increase atherosclerosis. J Lipid Res 2015; 56: 286-293.

27) Tsun JG, Shiu SW, Wong Y, Yung S, Chan TM, et al. Impact of serum amyloid A on cellular cholesterol efflux to serum in type 2 diabetes mellitus. Atherosclerosis. 2013; 231: 405-410.

28) Wang W, Zhang Y, Liao Y, Wu J, Zhou L, et al. Diabetic foot disease: grading inflammation by apolipoprotein A-I, C-reactive protein and serum amyloid A. Clin Lab 2014; 60: 1951-1959.

29) Kopecky C, Gernser B, Drechsler C, Krane V, Kaltenecker CC, et al. Quantification of HDL proteins, cardiac events, and mortality in patients with type 2 diabetes on hemodialysis. Clin J Am Soc Nephrol 2015; 10: 224-231.

30) Chen ES, Moller DR. Etiologic role of infectious agents. Semin Respir Crit Care Med 2014; 35: 285-295.

31) Jensen LE, Whitehead AS. Regulation of serum amyloid A protein expression during the acute-phase response. Biochem J 1998; 334: 489-503.

32) Malle E, De Beer FC. Human serum amyloid A (SAA) protein: a prominent acute-phase reactant for clinical practice. Eur J Clin Invest 1996; 26: 427-435.

33) Koga T, Nishino Y, Makiyama J, Hayashida T, Miyashita T, et al. Serum amyloid A is a useful marker to evaluate the disease activity of Takayasu's arteritis. Rheumatol Int 2010; 30: 561-563.

34) Matsuda M, Morita H, Ikeda S. Long-term follow-up of systemic reactive AA amyloidosis secondary to rheumatoid arthritis: successful treatment with intermediate-dose corticosteroid. Intern Med 2002; 41: 403-407.

35) Shikama Y, Kuriu K, Shibuya Y, Matsuda M, Omayu S, et al. Serum amyloid protein A was a useful marker for steroid tapering in a case of MPO-ANCA-associated vasculitis. Nihon Kokyuki Gakkai Zasshi 2005; 43: 588-594.

36) Jörneskog G. Why critical limb ischemia criteria are not applicable to diabetic foot and what the consequences are. Scand J Surg 2012; 101: 114-118.

37) Konopinski JC, Seyfer SJ, Robbins KL, Hsu S. A case of nodular cutaneous amylodosis and review of the literature. Dermatol Online J 2013; 19: 10.

38) Tanabe H, Maki Y, Urabe S, Higuchi I, Obayashi K, et al. Myopathy in a patient with systemic AA amyloidosis possibly induced by psoriasis vulgaris: an autopsy case. Muscle Nerve 2015; 52: 1113-1117.

39) Grundmann JU, Bonnekoh B, Gollnick H. Extensive haemorrhagic-bullous skin manifestation of systemic AA-amyloidosis associated with IgGlamda-myeloma. Eur J Dermatol 2000; 10: 139-142.

40) Simsek I, Kaya A, Erdem H, Pay S, Yenicesu M, et al. No regression of renal amyloid mass despite remission of nephrotic syndrome in a patient with TRAPS following etanercept therapy. J Nephrol 2010; 23: 119-123.

第 1 章 アミロイド関連疾患 **23**

41) Pepys MB, Herbert J, Hutchinson WL, Tennnet GA, Lachman HJ, et al. Targeted pharmacological depletion of serum amyloid P component for treatment of human amyloidosis. Nature 2002; 417: 254-259.

42) Hatanaka K, Li X-A, Masuda K, Yutani C, Yamamoto A. Immunohistochemical localization of serum amyloid P component in the atherosclerotic plaque of human aorta. Eur J Lab Med 1996; 4: 60-64.

43) Tennent GA, Lovat LB, Pepys MB. Serum amyloid P component prevents proteolysis of the amyloid fibrils of Alzheimer disease and systemic amyloidosis. Proc Natl Acad Sci USA. 1995; 92: 4299-4303.

44) Botto M, Hawkins PN, Bickerstaff MC, Herbert J, Bygrave AE, et al. Amyloid deposition is delayed in mice with targeted deletion of the serum amyloid P component gene. Nat Med 1997; 3: 855-859.

45) Kolstoe SE, Ridha BH, Bellotti V, Wang N, Robinson CV, et al. Molecular dissection of Alzheimer's disease neuropathology by depletion of serum amyloid P component. Proc Natl Acad Sci USA 2009; 106: 7619-7623.

46) Kolstoe SE, Wood SP. Drug targets for amyloidosis. Biochem Soc Trans 2010; 38: 466-470.

47) Bodin K, Ellmerich S, Kahan MC, Tennent GA, Loesch A, et al. Antibodies to human serum amyloid P component eliminate visceral amyloid deposits. Nature 2010; 468: 93-97.

48) Richards DB, Cookson LM, Berges AC, Barton SV, Lane T, et al. Therapeutic clearance of amyloid by antibodies to serum amyloid P component. N Engl J Med 2015; 373: 1106-1114.

第1章 アミロイド関連疾患

② 心臓アミロイドーシス
（免疫グロブリン軽鎖アミロイドーシスと トランスサイレチン関連アミロイドーシス）

　認知症の際に脳に蓄積するアミロイドについての知識は、この四半世紀、広く世間に浸透し、アミロイドの沈着を抑えることで認知症を予防する試みが進められている。しかし、脳に蓄積するβアミロイドは神経組織に限られたものである。身体的には20種を超えるアミロイドがあって、前項に挙げたSAAや、骨髄腫由来のBアミロイドのように沈着する場所が全身諸組織にわたるものもあれば、沈着が産生場所を含めて、ある種の組織に限られるものもある。本書はこうした事象のすべてを解説するのが目的ではないので、ここでは最近、高齢化に伴って、また進歩した機器診断による臓器機能診断だけでは満足できず、診断を病気の本態（病因）解析に進めようとする機運の高まりに伴って注目を集めている心臓のアミロイドに限って概要を述べることにしたい。

1 心臓のアミロイドーシス

　Cardiac amyloidosis の主要なものとして文献に挙げられているのは、①単クローン性免疫グロブリン軽鎖アミロイドーシス（Light-chain amyloidosis: AL）、②遺伝性 TTR アミロイドーシス（Familial amyloid cardiomyopathy: FAC）、③老人性アミロイドーシス（Senile sysytemic amyloidosi: SSA）の3種で[1-3]、いずれも全身性アミロイドーシスの一環として発生するものである。これ以外のものとしては、④ HDL の主要なアポたんぱくの変異に伴うものや、⑤フィブリノゲンαによるものがあるが、頻度としては少ない[4]。限局性のものとして、⑥心房性利尿ペプチド（ANP，BNP）関連のものがあり、項を改めて論じることにする。二次性の

アミロイドーシスはリウマチ、クローン病などの炎症性疾患に伴うもので[5]、原発性 SAA アミロイドーシスの部分症状となる場合[6] とともに、前項に述べた SAA の沈着を主とする。

　AL はプラスマ細胞の単クローン性増殖によって起こるもので、90％近くの頻度で患者の血清あるいは尿から κ あるいは λ 型の免疫グロブリン軽鎖を検出することができ、また骨髄異形成の証拠が得られることも多いので、現時点では、確定診断がつく点で一番多い心臓アミロイドーシスである。文献によれば診断がつく年齢は 60 歳前後が多いが、心不全の進行は早く、数年で死に至るケースがほとんどである（図表12、13）。診断・治療の詳細は血液の専門家による多発性ミエローマの記述を参照されたい。

2　家族性 TTR アミロイドーシス

　遺伝性 TTR アミロイドーシスは TTR の遺伝子変異によって起こる。TTR は Transport of thyroxine and retinol の略号であり、サイロキシンの結合力でみると thyroxine binding protein に劣るが、血中濃度は後者よりはるかに高く、またレチノールを始め、他の色々な分子をも結合する。TTR は 127 個のアミノ酸からなるペプチドが 2 量体（ダイマー）を作り、さらにそのダイマーが 2 個立体的に連なった 55kD のたんぱく質である（図表14）。単位ペプチドには多くの β シートが存在するが、4 量体の立体構造の中では β シートはたたみこまれずオープンサンドウイッチになっていて、中に 2 カ所サイロキシンを結合する場所がある。

　TTR の 4 量体を構成するペプチド中のアミノ酸の変異によって特徴的な立体構造が保てなくなり、ばらばらになったモノマー（単量体）が不規則に凝集してアミロイド線維を作り、心筋細胞の内外に沈着する。これまで 100 近い変異が同定されているが、1950 年に発見された古典的な変異は 30 番目の valine が methonine に転換したもので、ポルトガルを起点とし、日本、スウェーデンに広がった[3]。多くの変異では、20 ～ 40 歳に、痛み、知覚異常、筋力低下、自律神経症状で発症し、進行に伴って腎臓・心臓

図表12 主要な心臓アミロイドーシスにおける心エコー検査上のパラメーターの変化

	免疫グロブリン軽鎖アミロイドーシス	野生型トランスサイレチンアミロイドーシス	P Value
拡張期における心室間隔壁の厚さ	1.5±0.2 (n=34)	1.7±0.3 (n=95)	<0.001
拡張期における左室後壁の厚さ	1.5±0.2 (n=34)	1.7±0.2 (n=95)	<0.001
左室駆出率	47.8±12.6 (n=34)	46.6±12.8 (n=95)	0.9
E/A比（左室急速流入速度/心房収縮期流入速度）	2.6±1.3 (n=26)	2.4±1.0 (n=66)	0.9
E/E'比（左室急速流入速度/僧帽弁輪の最大拡張早期運動速度とその上下4分率値）	21.8(15.7, 26.1) (n=31)	15.8 (12.4, 17.9) (n=86)	<0.001
decelerartion time（僧帽弁通過血流の減速時間）	147.9±42.5 (n=31)	191.2±59.4 (n=91)	<0.001
isovolumetric relaxation time（等容弛緩時間）	74.4±20.7 (n=31)	87.2±25.4 (n=79)	0.01
拡張機能の異常	(n=29)	(n=76)	
Normal	0		
I	2 (7)	10 (13)	
II	5 (17)	19 (25)	0.4
III/IV	22 (76)	47 (62)	

(Pinney JH, Whelan CJ, et al. J Am Heart Assoc. 2013; 2: e000098)

図表13 心臓免疫グロブリン軽鎖アミロイドーシス（AL）と野生型トランスサイレチンアミロイドーシス（ATTRwt）発症後の患者生存期間の比較

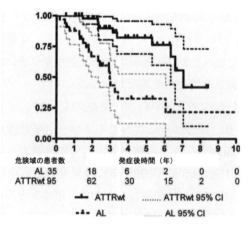

野生型トランスサイレチン（ATTRwt）の発症後の平均生存期間は6.07年で、心臓免疫グロブリン軽鎖アミロイドーシス（AL）のそれの1.7年に比べて長い。

(Pinney JH, Whelan CJ, et al. J Am Heart Assoc. 2013; 2: e000098)

図表 14　Transthyretin

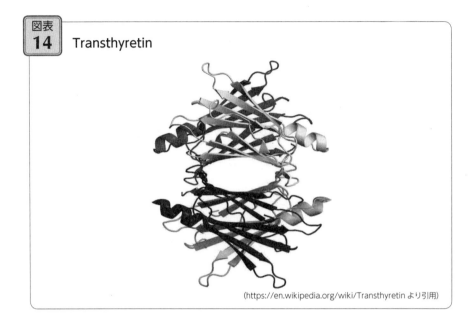

(https://en.wikipedia.org/wiki/Transthyretin より引用)

が侵される。進行の速さは地域によって多少の違いがあるようだが、一番の問題はこの疾患が完全に優性遺伝するということで、それは、4量体のうち一つでも異常なペプチドがあれば、しっかりした立体構造を保てないからである。アミロイドの蓄積がNFκBなどの抗炎症性サイトカインの合成分泌を亢進させることによって、組織障害を広げる可能性も考えられているが、こうした刺激は脳のβアミロイドの場合同様に、完成したアミロイド線維よりも、これができ上がるまでの凝集塊が向炎症性に働くようである[7]。

　心不全を起こすことの多いTTRの変異（122valine → isoleucine）がアメリカの黒人の間に高頻度（3～4%）に存在することが報告されて問題となっている[8]。もともとは西アフリカからカリブ海諸国を経由して広がったようで、白人の中には検出されていない。Buxbaumらによれば、左室不全の人々（VEF＜35%）を集めたBESTと呼ばれる治験に参加した60歳以上の黒人の10%にこの変異が見つかった[9]。ただし、その後の報告によれば、確かに心不全のリスクは高いが（ハザード比1.47）、死亡率には差が

28   横断的に見る老年医学 ―基礎と臨床の間を流離う―

なかったとしている[10]。ある不利な遺伝素因をもつ人々には別の、生命にとって有利な素因が恵まれているのかもしれない。

3 老人性全身性アミロイドーシス (systemic senile amyloidosis：SSA)

　遺伝子変異によらない、加齢に伴う野生型 TTR の組織内蓄積によって起こるアミロイドーシスで、wild type ATTR とも呼ばれる[1]。80 歳以上の老人の 10％、90 歳を超えると 50％にみられるといわれ、剖検によると 85 歳以上の人の 25％にアミロイドの沈着が検出されるという報告がある。ただし、90％が男性であり、沈着が心臓と手掌トンネルに限られるのも特徴である。心臓では左室の肥大が起こり、その程度は AL や ATTR よりも強く、患者の 1/3 に心筋梗塞や刺激伝達障害（bundle branch block）が見つかるという。しかし症状は軽く（図表 12）、生存期間も長い（図表 13）。

　原因ははっきりせず、α-2 ミクログロブリンと tau たんぱくの変異を指摘するものもあるが[11]、転写後のたんぱく質の立体構造を作る機作、あるいは「ペプチドの伴侶探し」のミスによるという可能性も示唆されていて[3, 12]、このほうが魅力的な感じがする。高齢者や糖尿病患者では免疫系に色々な不具合が生じて、抗炎症性と向炎症性サイトカインのバランンスが崩れ、個体の不利に繋がるという考えが浸透しつつある。

　各種の機器診断を使って SSA を AL や FAC から鑑別するアルゴリズムが提案されている[1, 2]。しかし皮肉なことに、一番確率的に高いのは、SSA が圧倒的に男性に多く、不整脈の合併が多いこと、そして左室肥大が多いものの NT-ProBNP 値が低いといった単純な臨床データである。色々な臓器を機械に見立てて、X 線（CT）や磁気（MRI）を使った診断法が発達してきたが、心臓の収縮能や弁の作動状況に関する機械的なデータだけでは満足せず、今や医療機器は病気の原因を探る病理検査の領域にまで入り込もうとしている。医療費高騰が経済に及ぼす影響が憂慮されている中、一般の診断に高価な精密機器を使用するのはどうかと思われるが、地球物理や天体研究

と同様に、生命研究に金をかけることは決して無駄でない。

■ 参考文献
1) Mohty D, Damy T, Cosnay P, Echahidi N, Casset-Senon D, et al. Cardiac amyloidosis: update in diagnosis and management. Arch Cardiovasc Dis 2013; 106: 528-540.
2) Pinney JH, Whelan CJ, Petrie A, Dungu J, Banypersad SM, et al. Senile systemic amyloidosis: clinical features at presentation and outcome. J Am Heart Assoc 2013; 2: e000098.
3) Ruberg FL, Berk JL. Transthyretin (TTR) cardiac amyloidosis. Circulation 2012; 126: 1286-1300.
4) García-pavía P, Tomé-Esteban MT, Rapezzi C. Amyloidosis, also a heart disease. Rev Esp Cardiol 2011; 64: 797-808.
5) Giraudeau C, Babuty D, Coupille P, et al. Pericardial effusion revealing cardiac amyloidosis in the course of rheumatoid arthritis. Arch Mal Coeur Vaiss 2000; 93: 1145-1149.
6) Bunker D, Gorevic P. AA amyloidosis : Mount Sinai experience, 1997-2012. Mt Sinai J Med 2012; 79: 749-756.
7) Sousa MM, Du Yan S, Fernandes R, Guimaraes A, Stern D, et al. Familial amyloid polyneuropathy: receptor for advanced glycation end products-dependent triggering of neuronal inflammatory and apoptotic pathways. J Neurosci 2001; 21: 7576-7586.
8) Jacobson DR, Pastore RD, Yaghobian R, Kane I, Gallo G, et al. Variant-sequence transthyretin (isoleucine 122) in late-onset cardiac amyloidosis in black Americans. N Engl J Med 1997; 336: 466-473.
9) Buxbaum J, Jacobson DR, Tagoe C, Alexander A, Kitzman DW, et al. Transthyretin V122I in African Americans with congestive heart failure. J Am Coll Cardiol 2006; 47: 1724-1725.
10) Quarta CC, Buxbaum JN, Shah AM, Falk RH, Claggett B, et al. The amyloidogenic V122I transthyretin variant in elderly black Americans. N Engl J Med 2015; 372: 21-29.
11) Tanskanen M, Peuralinna T, Polvikoski T, Notkola IL, Sulkava R, et al. Senile systemic amyloidosis affects 25% of the very aged and associates with genetic variation in alpha2-macroglobulin and tau: a population-based autopsy study. Ann Med 2008; 40: 232-239.
12) Buxbaum Jn, Tagoc C, Gallo G, Walker JR, Kurian S, et al. Why are some amyloidoses systemic ? Does hepatic "chaperoning at a distance" prevent cardiac deposition in a transgenic model of human senile systemic (transthyretin) amyloidosis ? FASEB J 2012; 26: 2283-2293.

考察 医学の進歩は機器診断と病理診断のすり合わせにかかっている

　脳の白質病変の中に Leukoaraiosis というのがある。これは CT 画像で白質がもろもろに映り、MRI では T2/Flair 画像でくっきりと白く描出される状態（hyperintensity）に対して与えられたものであるが[1]、その中身は虚血変化、微小出血、微小血管の障害、脳実質と脳脊髄液のバリアーの破綻、神経髄鞘の障害など色々な変化を含むと考えられている。最近ではアミロイド性血管炎としての解釈に重きが置かれていて[2,3]、微小な出血が後に脳内の大出血につながるとか[4]、認知症の決定的因子となる[5]などの文献が次々に発表されている。病理検索との整合性やアミロイド蓄積の過程の解析の進展が求められる。精密工学の進歩に伴って、臓器別の病気の診断は大きく進歩した。しかし、病気の本体の理解には組織・細胞レベルでの病態生化学検査が欠かせない。心筋や脳の amyloidosis はまさにその典型例である。

■参考文献
1) Hachinski VC, Potter P, Mersky H, Leuko-araiosis. Neurology 1987; 44: 21-23.
2) Fountain NB, Eberhard DA. Primary angitis of the central nervous system associated with cerebral amyloid angiopathy: report of two cases and review of literature. Neurology. 1996; 46: 190-197.
3) Salvarani C, Hunder GG, Morris JM, Brown RD Jr, Christianson T, Giannini C. Aβ-related angitis. Neurology 2013; 81: 1596-1603.
4) Akoudad S, Portegies ML, Koudstaal PJ, Hoffman A, van der Lugt A, et al. Cerebral microbleeds are associated with an increased risk of stroke: the Rotterdam Study. Circulation 2015; 132: 509-516.
5) Boyle PA, Yu L, Nag S, Leurgans S, Wilson RS, et al. Cerebral amyloid angiopathy and cognitive outcomes in community-based older persons. Neurology 2015; 85: 1930-1936.

第1章 アミロイド関連疾患

③ ナトリウム利尿ペプチドも アミロイドか？

　ナトリウム利尿ペプチド（ANP と BNP）は心臓の筋肉細胞で作られて血流中に分泌されるホルモンで、主な標的となる腎臓の糸球体の輸入細動脈を拡張、輸出細動脈を収縮させて濾過率を亢め、髄質の間質組織の血流を増やして NaCl や尿素の排出を促進、さらに、副腎のアルドステロン分泌を抑制することを通じて Na の再吸収を抑制する。

1 ANP、BNP の合成過程

　1980 年頃 de Bold によって「心臓で作られる内分泌ホルモンとして報告された[1]。転写された直後の ANP は 151 個のアミノ酸からなるペプチド（pre-pro-ANP）であり、小胞体で signal peptide が外され、126 のアミノ酸からなる pro-ANP の形で細胞内の分泌顆粒に蓄えられている。心筋細胞の受けたストレス（stretch）が刺激になって分泌された後、細胞表面膜にあるセリンプロテアーセによって C 末端の 28 のアミノ酸からなる ANP（α-ANP）が血流中に放出される。軽症の心不全では心房内に存在する ANP の系列ペプチドは α-ANP と pro-ANP であるが、重症では α-ANP とこれらが 2 分子 disulfide 架橋で結合した β-ANP が多くなっているという報告がある[2]。

　一方 BNP は 134 のアミノ酸からなる pre-pro-BNP の形で産生され、25 の signal peptide が切り離された後 proBNP として蓄えられる。分泌されるときには特異的なたんぱく分解酵素（furin または corin）によって carboxy 末端の 32 のアミノ酸からなる BNP となって、残りの N 末端の 76 個のアミノ酸（NT-proBNP）とともに血流中に送り込まれる。BNP は

末梢組織の受容体（natriuretic peptide receptor A）に結合してγGTP を増やし、血管を拡張させる。NT-proBNP のほうが血清中では安定なので、心不全の診断によく使われるが、心不全では血清中濃度は健常者の数倍〜 10 倍近くにもなり、特に腎不全の場合に処理が遅くなるので、余計に高い値をとるようになる[3]。

　ANP、BNP の合成は心筋細胞に限らず、心臓の線維芽細胞や脳、腎、肺、子宮、胎盤など心臓以外の組織でも遺伝子は発現するらしい。その分子がアミロイド線維になるかどうかについて、現在その分子構造の変化が盛んに研究されている。

2　心臓アミロイドーシスの一つとしての ANP、BNP の役割

　アミロイドというものが得体の知れないものであることは、すでに SAA のところで記述した通りである。βシートが元になり、それが繋がって長い線維ができるといえば、何となくわかる気がするのだが、縦に繋がるのか、横に繋がるのかと掘り下げてみると理解困難となる。インターネットでアミロイドの図形を開くと、線維の方向が矢印で示してあったり、βシートの間に α-helix が入ってそこでよじれるような絵が描いてあると一応安心するが、「お経の本を積み上げて線維を作る」という譬えでは理解しがたく、「稲藁を綯って草鞋や縄を作る」ほうに頭が向いてしまう。SAA 程の大きいたんぱく質ならいざ知らず、アミノ酸が 30 個くらいの短いペプチドから線維ができると考えるには抵抗があるが、文献[4]を読んでみると、5 〜 15 個のアミノ酸からでも線維はできるらしい。

　20 世紀の終わり頃、外科手術で得られた心臓の標本からアミロイドの部分を取り出して免疫化学的染色を行い、ANP や BNP を染め出したという報告が発表されている[5-7]。その後 21 世紀になって、外科手術で心房の部分切除を受けた 245 人の患者の標本から 40 人にアミロイドの沈着が見られ、そのすべてから免疫染色で ANP が検出され、そのうち 38 人が持続性の心房細動をもっていたという報告[8]や、36 人の比較的若くして心不全に

陥った人々の心房のバイオプシー標本から、コンゴーレッドでアミロイドとして検出され、その上に免疫染色法で ANP が染め出されたという報告もある[9]。

　しかし、ANP や BNP が本当にアミロイドを作るのかどうか、ということには既述のように、かなり抵抗がある。ANP で 28 個、BNP で 32 個のアミノ酸という小さいペプチドでは無理かもしれないとの考えから、分子量の大きい proANP や NT-proBNP の分子構造を調べると、中にはアミロイドを作りやすい構造がみつかり、in vitro の実験でアミロイドができることを証明したという報告が出されている[10, 11]。しかし、この 2 つの報告は、同じグループのものであるようで、他のいくつかの報告は、血漿中の他の成分を巻き込んで凝集塊を作り、そこからアミロイドに発達する可能性を論じたものである[12-15]。SAA の場合も、血漿中の非アミロイド性物質（アミロイド P 成分）が必ずと言っていいほど共存して検出されているうえ、このアミロイド P 成分を薬とアフェレーシスで除去することでアミロイドを溶かす試みまで実行されていることは既に述べた。

　ついでながら、ナトリウム利尿ペプチド投与の有効性と安全性を調べたランダム化比較試験で、急性心不全には有効であったものの、36 カ月の長期観察では死亡率が変わらなかったという報告がある（Packer M: TRUE-AHF study）。重症心不全でのアミロイド沈着を考えれば、その影響が先の治験結果に反映されているかもしれない。

■ 参考文献

1) De Bold AJ. Atrial natriuretic factor: a hormone produced by the heart. Science 1985; 230: 767-770.
2) Sugawara A, Nakao K, Morii N, Yamada T, Itoh H, et al. Synthesis of atrial natriuretic polypeptide in human failing hearts. Evidence for altered processing of atrial natriuretic polypeptide precursor and augumented synthesis of β-human ANP. J Clin Invest 1988; 81: 1962-1970.
3) Hall C. Essential biochemistry and physiology of (NT-pro) BNP. Eur J Heart Fail 2004; 15: 257-260.

4) Austin WJ, Bhalla V, Hernandez-Arce I, Isakson SR, Beede J, et al. Correlation and prognostic utility of B-type natriuretic peptide and its amino-terminal fragment in patients with chronic kidney disease. Am J Clin Pathol 2006; 126: 506-512.

5) Kaye GC, Butler MG, d'Ardenne AJ, Edmondson SJ, Camm AJ, et al. Isolated atrial amyloid contains atrial natriuretic peptide: a report of six cases. Br Heart J 1986; 56: 317-320.

6) Linke RP, Voigt C, Störkel FS, Eulitz M. N-terminal amino acid sequence analysis indicates that isolated atrial amyloid is derived from atrial natriuretic peptide. Virchows Arch B Cell Pathol Incl Mol Pathol 1988; 55: 125-127.

7) Pucci A, Wharton J, Arbustini E, Grasso M, Diegoli M, et al. Atrial amyloid deposits in the failing human heart display both atrial and brain natriuretic peptide-like immunoreactivity. J Pathol 1991; 165: 235-241.

8) Röcken C, Peters B, Juenemann G, Saeger W, Klein HU, et al. Atrial amyloidosis: an arrhythmogenic substrate for persistent atrial fibrillation. Circulation 2002; 106: 2091-2097.

9) Millucci L, Ghezzi L, Bernardini G, Braconi D, Tanganelli P, et al. Prevalence of isolated atrial amyloidosis in young patients affected by congestive heart failure. Scientific Worl J 2012; 2012: 293863.

10) Iconomidou VA, Pheida D, Hamodraka ES, Antony C, Hoenger A, et al. An amyloidgenic determinant in N-terminal pro-brain natriuretic peptide (NT-proBNP): implications for cardiac amyloidoses. Biopolymers. 2012; 98: 67-75.

11) Louros NN, Iconomidou VA, Tsiolaki PL, Chrysina ED, Baltatzis GE, et al. An N-terminal pro-atrial natriuretic peptide (NT-proANP) 'aggregation-prone' segment involved in isolated atrial amyloidosis. FEBS Lett 2014; 588: 52-57.

12) Maioli E, Torricelli C, Santucci A, Pacini A. Molecular assembly of endogenous and synthetic big atrial natriuretic peptide (ANP) and its amyloidgenic implications. Biochim Biophys Acta 2000; 1500: 31-40.

13) Maioli E, Torricelli C, Santucci A, Martelli P, Pacini A. Plasma factors controlling atrial natriuretic peptide (ANP) aggregation: role of lipoproteins. Biochim Biophys Acta 2001; 1536: 123-132.

14) Torricelli C, Capurro E, Santucci A, Paffetti A, D'Ambrosio C, et al. Multiple plasma proteins control atrial natriuretic peptides (ANP) aggregation. J Mol Endocrinol 2004; 33: 335-341.

15) Millucci L, Paccagnini E, Ghezzi L, Bernardini G, Braconi D, et al. Different factors affecting human ANP amyloid aggregation and their implications in congestive heart failure. PLoS One 2011; 6: e21870.

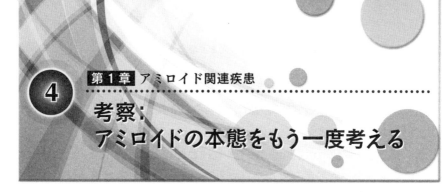

第1章 アミロイド関連疾患
4 考察：アミロイドの本態をもう一度考える

　「アミロイド」というのはそもそも、組織染色でヨードによって染まることから澱粉に類するものとの考えのもとに与えられた名前である。その後化学組成が調べられ、たんぱく質とわかった後も「アミロイド：類澱粉」の呼び名はそのまま残された。偉大な病理学者の権威を尊重してのものであろうか。

　アミロイドは水に溶けず、たんぱく質分解酵素などによる分解を受け難い。主に細胞外に蓄積するが、細胞内に溜まってその機能を障害することもある。もともと細胞内にあるたんぱく質の立体構造がほぐれて、ばらばらになったモノマーから分解によって生じた断片が凝集して作られる。アミロイドには原線維（fibril）の存在が不可欠であり、病理学的には「コンゴーレッドで染めたものを偏光顕微鏡下に観察すると青緑色（apple green）に光って見える」として定義される[1]。

　アミロイドの沈着には核（あるいは種）が必要ともいわれ、原材料や環境条件によって、すぐにアミロイドができる場合もあれば、かなりの時間がかかる場合もある。マウスに炎症を起こして実験的アミロイドーシスを作る場合、既成のアミロイド組織から抽出した特定のたんぱく質（amylid enhancing factor）を注射しておくとアミロイドができやすくなるという話もある[2]。SAAの項に記述したように、沈着したアミロイドの中には、血清アミロイドP成分のように、それ自体がアミロイドを形成するものでないが、アミロイドを崩壊させる機構から守るたんぱく質も共存している[3]。

　脳におけるアミロイド（βamyloid）の沈着に関しても、アポリポたんぱくE（apoE）、α-1-antichymotripsinや炎症性サイトカイン（IL-1）の過剰産生が促進因子として必要なことがいわれていて、これらの因子はpathological chaperonと呼ばれている[4]。

36　横断的に見る老年医学 ―基礎と臨床の間を流離う―

　最近では、不溶性線維の構造を調べるのに、X線解析に加えて低温（クライオ）電子顕微鏡や核磁気共鳴装置が用いられる。電子顕微鏡では、原線維（fibril）は枝分かれせずに真っ直ぐ伸びていて、1本のfibrilは2〜6本の相互に絡み合ったprotofilament（線条）と呼ばれるサブユニットからなり、線条はβシートの積み重ねからできている。本文に挙げたANP、BNP関連ペプチドの場合もその構造の中に、数個のアミノ酸からなる凝集しやすい分節があって、それを元に原線維が作られて行く過程が想定されている。

　アミロイド原線維（fibril）の形成と安定性に関して、実際に生体内の局所で炎症に伴って作られる場合と、実験的に作った場合とでずいぶん異なるようである。SAAの項で述べたように、in vitroの実験では、沈着しないマウスのアミロイドSAA 2.2が37℃で速やかにfibrilを作るのに対して、沈着しやすいSAA 1-1は長い時間がかかる。さらに、in vitroの実験で、炎症時に増えた時の濃度（≧0.3mg/mL）のマウス非病原性SAA 2.2は37℃では速やかにfibrilを作るが、尿素存在下、あるいは45℃では解離してしまう[5]。

　生体内環境因子の中で、アミロイド形成に大きく関与するのは、ヘパリン、ヘパラン硫酸などのアミノ多糖類（glycosaminoglycan：GAG）である。GAGがたんぱく質を凝集させ、さらに原線維形成に大きく関与していることに関しては多くの報告がある[3]（**図表15**）。ただし、僅かな実験条件の違いが結果に大きく影響するために、それらの解釈は極めて難しく、一筋縄では行かないようである。

　アミロイドは有害な物質を周りから遮蔽して、体を守るものである。有害物を処理した後、囲いを解けば（溶かせれば）よいのだが、処理が捗らずに炎症が反復したり、アミロイド自身が残ってしまったりすることも考えられる。

　アミロイドは役に立たないものばかりではなく、大腸菌など腸内細菌の繊毛、菌類の表面で水をはじく役をしているhydrophobin、また哺乳類でもメラニン色素を作るmelanosomeのたんぱく質（Pmel17）[6]もアミロイドの類といわれている。神の造り賜うたこの世界、役に立たないものはない。

図表 15 3D-X線解析によるヒト SAA1-1 分子の結晶構造

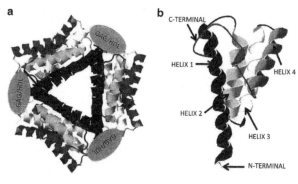

a: 6量体構造　　b: 単量体構造

(Colón W, Aguilera JJ, et al. Adv Exp Med Biol. 2015; 855: 117-134)

■ 参考文献

1) Rambaron RN, Serpell LC. Amyloid fibrils: abnormal protein assembly. Prion 2008; 2: 112-117.
2) Lundmark K, Westermark GT, Nyström S, Murphy CL, Solomon A, et al. Transmissibility of systemic amyloidosis by a prion-like mechanism. Proc Natl Acad Sci USA 2002; 99: 6979-6984.
3) Colón W, Aguilera JJ, Srinivasan S. Intrinsic stability, oligomerization, and amyloidogenicity of HDL-free serum amyloid A. Adv Exp Med Biol 2015; 855: 117-134.
4) Potter H, Wefes IM, Nilsson LN. The inflammation-induced pathological chaperones ACT and apo-E are necessary catalysts of Alzhaimer amyloid formation. Neurobiol Aging 2001; 22: 923-930.
5) Ye Z, Bayron Poueymiroy D, Aguilera JJ, Srinivasan S, Wang Y, et al. Inflammation protein SAA2.2 spontaneously forms marginally stable amyloid fibrils at physiological temperature. Biochemistry 2011; 50: 9184-9191.
6) Fowler DM, Koulov AV, Alory-Jost C, Marks MS, Balch WE, Kelly JW. Functional amyloid formation within mammalian tissue. PLoS Biol 2006; 4: e6.

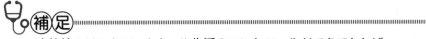

血管性のリスクファクターや生活のコントロールができておれば、アポ E4 素因は怖くない

　局所性アミロイドの代表格であるアミロイドβ（Aβ）については、認知症関連で一般にもよく知られ、先著の 2 編にも詳述したので、本章ではあえて取り上げなかった。日本を含めた世界的なレベルで、positron emission tomography（PET）を用いて florbetapir1 で染め出した脳のβアミロイドの量（SUVR）を測定し、Aβの蓄積と認知症の進展の関連を調べる多施設共同研究が進んでいる一方、Aβの重合を抑制することで認知症を防ごうとする試みは思うようには行かず、製薬会社は認知症治療薬の開発を他の視点に移そうとも考えている。しかし、最近 PET を用いた研究で、生活習慣の是正によって Aβ の蓄積が防げるという希望的データが発表されて、我々を勇気づけている。

　アメリカのテキサス大学のグループ[1] と ARIC-PET amyloid imaging study と名付けられた多施設共同研究のグループが[2]、認知能正常の成年〜高齢の人々を対象として脳の Aβ の量（SUVR）を測定し、血管性リスクファクターとの関係を調べた結果を報告した。前者によれば、高血圧がなければ、アポ E4 素因の人でも SUVR は高くなく、また後者による 20 〜 30 年後の観察では、アポ E4 素因のある人々では BMI、並びに複数の血管性リスクファクターが加わることによって、この素因のない人々に比べて SUVR の有意の増加が認められた。

　脳が夜も休まずに働くのが悪いという報告はこれまでにもあり、有能なアポ E4 のもち主には、心身を休ませる体の管理が必要である。また最近、MRI で hyperintensity として検出される脳の白質内病変の認知症への関与も重視されており、免疫異常とアミロイド性血管炎の関連性の解析も「脳の健やかさ」を保つのに役立つことも考えられる。

参考文献
1) Rodrigue KM, Rieck JR, Kennedy KM, Devous MD Sr, Diaz-Arrastia R, et al. Risk factors for β-amyloid deposition in healthy aging: vascular and genetic effects. JAMA 2013; 70: 600-606.
2) Gottesman RF, Schneider AL, Zhou Y, Coresh J, Green E, et al. Association between midlife vascular risk factors and estimated brain amyloid deposition. JAMA 2017; 317: 1443-1450.

第2章

高齢者に多い薬疹（drug eruption）と免疫再構築症候群（IRIS）

1. TEN や SJS のような重症薬疹は稀であるが、薬剤過敏性症候群（DIHS）は軽症型を含めると、教科書や論文を通じて一般に認識されているほど珍しいものではない。DIHS と薬剤過敏性好酸球増加症の間の線引きも困難である。内服薬剤によるものは長期間の感作が必要であり、寛解、増悪を繰り返す。

2. 薬剤過敏症とウイルス感染、あるいは潜在するウイルスの活性化の間には免疫不全を仲立ちとした密接な関連があり、特に高齢者では激烈な症状は出ないものの、副腎機能不全と免疫力低下のために執拗な皮疹が続くことが多い。ウイルス感染としてはサイトメガロウイルスや HHV の類が良く調べられている。

3. 免疫再構築症候群（IRIS）は、もともと HIV 感染症で低下していた免疫能が抗ウイルス療法によって回復する過程で炎症反応が増悪する現象に与えられた語彙であるが、最近では臓器移植やヘルペス系ウイルスの再活性に伴う病態、さらに薬疹によるリンパ球の受容体変化の解釈にも応用されるようになった。

4. 類天疱瘡は高齢者に多い自己免疫疾患として一般に理解され、ステロイド剤投与によって寛解するが、薬剤によって誘発されることもあり、単純に自己免疫疾患として割り切ることはできない。基礎的な病態として末梢循環不全、腎不全に伴う浮腫、ヘルペス系ウイルスによる炎症などを考える必要がある。

第2章 高齢者に多い薬疹（drug eruption）と
免疫再構築症候群（IRIS）

① 施設で観察される薬疹の実態

1 薬疹の概要

　薬疹とは、薬剤の副作用の皮膚疾患としての表現型、言い換えれば、薬剤（あるいはその代謝産物）が原因となって起こる皮膚・粘膜の異常反応である。新しく処方された薬剤を服用して間もなく発疹が現れたときは診断が容易であるが、長期間の服用中に発生することもあり、多剤を服用している人では原因薬剤を決め付けることの困難な場合が多い。辞書（Wikipedia）には、「薬疹の法則」の一つとして「すべての薬剤は薬疹を起こしうる」と記されている。一般的にいって、抗菌薬、消炎鎮痛薬、降圧薬、中枢神経作用薬、特に抗てんかん薬が薬疹を起こしやすいといわれている。

　発疹の型としても、蕁麻疹、紅斑・丘疹、多型浸出性紅斑、紅皮症、扁平苔癬、水疱性皮疹（天疱瘡の類）など色々である。薬剤によって一つの出やすい型のある場合もあるが、一般には同一薬剤でもさまざまな型を取って現れる。一つの薬剤で、同じところに繰り返し現れる場合は固定薬疹と呼ばれる。施設で見られる薬疹のほとんどはアレルギー性のもので、用量非依存性といわれるが、後に【症例】で紹介するように、同じ範疇に入る薬剤でも内服薬では1カ月もの感作期間を経て出現するのに対して注射用薬剤では速やかに発症することからみると、やはり「用量依存性」はあるといってよい。重症のものは、中毒性表皮壊死症（TEN）、さらに重症で粘膜や眼を侵す場合はStevens-Johnson症候群（SJS：粘膜・皮膚・眼症候群）と呼ばれる。これらの場合は、発症までの感作期間は数日から1週間と短い。

　確定診断はかなり困難なことが多い。次節に示す症例1のように薬物の投与によって発症し、中止によって軽快することが繰り返されればほ

第2章　高齢者に多い薬疹（drug eruption）と免疫再構築症候群（IRIS）　*41*

ぼ間違いなしといえるが、1回の「発症、軽快」だけの場合にはパッチテストや、薬剤添加リンパ球刺激試験、誘発試験が必要である。しかし、信頼度が低かったり、アナフィラキシー型では行い難いのが現状と文献にも記されていて、我々の施設のようなところではとても実施困難である。「基本的には疑わしいものも含めて原因薬物のすべてを中止、変更するだけ（Wikipedia）」とあるが、我々の症例4のように多種類の薬を服用している場合は極めて厄介である。この症例では、この間に腎機能が悪化した上、肺炎を起こして死亡という最悪の結果となった。薬剤過敏症で使われるもっとも簡便な検査は、末梢血中の好酸球の増加である。皮膚だけでなく、肝臓、腎臓などの臓器障害を伴うものは DRESS（drug rash with eosinophilia and systemic syndrome）と呼ばれ、後に詳述するように、DIHS との関連性が議論されている。

2　施設で経験した症例の紹介

【症例1】内服抗菌薬使用後に起こった一過性の蕁麻疹様の皮疹
　認知症、高血圧・糖尿病、腰椎圧迫骨折、左上腕骨折の既往。
　薬疹の発生と経過: 頻尿の訴えあり、検尿で WBC（2＋）、潜血（2＋）、たんぱく（－）のため、ホスホマイシン DS 400mg/g × 3包（分3）、ミノマイシン 100mg × 2錠（分2）を 10 日間処方したところ、丁度服用しきった頃に顔面と両肘部に数 mm 大の膨疹多発。薬疹と考えて、プレドニゾロン 5mg × 2錠/日を処方したところ、発疹は翌日には消失し、他にも症状なしで終わった。ほぼ 1 カ月後、尿路感染再燃し、培養で ESBL 大腸菌を検出したため、同じ処方を出したところ、前回とほぼ同じ服用終了間際（開始後 8 日目）に背中に広範囲に蕁麻疹様の小膨疹を発したので、前回同様の対応（プレドニゾロン投与）を行った。今回も前回と全く同様、発疹は一夜で消褪。他に何らの症状も残さなかった。数日後に 37.9℃の発熱があったので血液検査を行ったが、CRP 0.90、WBC 5,740（リンパ球 29.6％、好酸球 0.5％）、検尿で WBC（2＋）であったので念のためメロ

ペネム 0.5g 注射し、その後の尿細菌培養の結果は陰性であった。

【症例 2】 類天疱瘡の治療継続・経過観察中に、消炎鎮痛薬の投与に伴って、疱疹（水疱）痕に起こった炎症反応

腰部脊柱管狭窄症・下肢筋萎縮、高血圧、軽度認知症、胆嚢手術の既往。

某年 2 月末から手の厥冷と下腿浮腫増悪。29 日右足蹠に 3cm 大の水疱出現、間もなく両手から背中にも 0.5 〜 1.5cm 大の水疱多発、手には血疱が出現。1 カ月後の検査で抗 BP180 抗体値が 929 の高値を示したので、類天疱瘡の診断で、プレドニゾロン 5mg × 2 錠（1 時期 3 〜 2.5 錠）を投与。発症約 8.5 カ月、強い腰痛が起こり、食欲低下。腰椎圧迫骨折の診断でエトドラク 3 錠/日とノイロトロピンを服用開始。約 1 カ月後背中に発赤発現、2 〜 3 日後には以前水疱が出た範囲に広く紅斑が拡大（ただし水疱なし）。検血で白血球 9,200、内訳はリンパ球 7%、好中球 86%、好酸球 0%、好塩基球 1%、骨髄球 1%、後骨髄球 2%であった。Immune reconstructive inflammatory syndrome（IRIS）を考えてエトドラクを中止。3 日後には紅斑は薄くなり、7 日後にはほぼ完全に消退した。

【症例 3】 セフェムによる薬剤アレルギーと類天疱瘡の増悪

62 歳男性、脳出血で血腫除去術を受けたが右片麻痺を残す。胃瘻造設、某病院入院中から両下腿に丘疹多発（診断名不詳）。

薬疹の発生と経過： 入所時から下腿を主に小丘疹多発、色素沈着もあり。皮膚科では疥癬の疑いでストロメクタール 2 クール治療。某年 2 月初旬に発熱あり、左大腿部 2 カ所に化膿巣を伴う蜂窩織炎を認めたため、リバ湿布とセフピロム 0.5g を 1 日 1 回 4 日間注射。5 日後にほぼ治癒した。しかし約 3 週間後、風邪のあと軽い肺炎を起こして入院、血清 CPK 値 245、amylase 値 173 の軽度上昇、Na 値の低下（120）がみられた。肺炎はタゾバクタム・ピペラシリン配合薬注射で軽快。治療中に好酸球 30%に増加、皮膚症状も悪化して皮膚科受診となったが、4 日後好酸球は 2%に低下しており、皮膚科診断は摩擦性湿疹としてヒルドイドソフト・マイザー配合

第2章　高齢者に多い薬疹（drug eruption）と免疫再構築症候群（IRIS）　**43**

薬で経過観察。間もなく退院して施設に復帰。

　その後、両下腿・足の皮疹は治まったが、上腕に炎症あり、白血球増加（8,910、リンパ球13%）で2次感染の可能性があったのでセフカペンピボキシル内服6日。これにより皮膚は全般にきれいになった。しかし2週間後両足蹠や趾間に水疱を伴って炎症が発生。セフピロム注射を行ったところ、好酸球の著増（39%）を伴い、全身に紅斑が出現したためセフェムの投与を中止。プレドニゾロン10mg/日の投与を3カ月続けた。皮膚科診断は類天疱瘡で、処置は保存的療法のみとした。2カ月後には末梢血WBC5,780、リンパ球18.7%、好酸球8.7%に改善したが、皮疹は一進一退のため、1カ月間病院皮膚科に入院し、プレドニゾロン20mg/日とアクロマイシン、ニコチン酸アミドの投与が行われた。これにより好酸球は2.7%に減少したが、足の水疱は消えず、抗BP180抗体は依然430の高値を示した。その後プレドニゾロンはリンデロンの内服に切り替えられたが、なおび慢性の紅斑・丘疹が続き、約半年後、肺炎で再々度入院となった。なお、入所中の内服薬は、①ファモチジン200mg 1錠（朝）、②アレロック15mg 1錠（朝）、③ラックB 3包（分3）、④アラセプリル25mg×0.5錠（朝）⑤デパケン細粒40% 2包（分2）、⑥ドンペリドン10mg×3錠（分3）、⑦カマグ0.5g×3錠（分3）、⑧ソルダナ2錠（夕）であった。

　考察: 本症例ではBP180たんぱくに対する抗体が高値（400）を示しており、入所時から見られた皮疹は類天疱瘡として一応間違いはない。類天疱瘡は抗菌薬に対するアレルギーには必ずしも関連なく、治療の手段として抗菌薬（ミノマイシンやアクロマイシン）が使われる。本症例は肺炎に対して抗菌薬が使用されたのが引き金となり、DRESSが発生したものであるが、後に述べるようにImmune reconstitution inflammatory syndrome[1]とも考えられる。文献には、アレルギーの原因として、抗菌薬に限らずスルファ剤、抗てんかん薬などがよくみられる原因として挙げられている。セフェムの内服の場合は1カ月位して皮疹の悪化がみられたが、注射の場合ほど激しい症状はみられなかった。本邦ではヘルペスウイルス6と皮膚アレルギーの関係が報告されている[2]。我々の症例では末梢血の単核球には異

44　横断的に見る老年医学 ―基礎と臨床の間を流離う―

常はなかった。海外の文献では、この類の疾患で、ヘルペスウイルス感染に関連した尋常性天疱瘡の症例が報告されている[3]。

【症例 4】慢性腎障害患者においてオムツかぶれに続発した薬疹

82 歳女性、①認知症、②高血圧、大動脈弁閉鎖不全、心不全（入所前 BNP 331）、③腎不全（入所前 Urea N 68、Creatinine 2.0、尿酸 4.6）、④深部静脈血栓に対してワーファリン内服中、⑤右大腿骨折手術の既往。

入所時所見： 対話可能、指追い眼球運動正常、四肢運動障害なし、起立可能、ただし、歩行には軽介助要す。第 1 指太い。入所時、嘔気強くて食事が摂れず、一時元の病院に戻って加療後、再度入所。腎性貧血（RBC 275 万、Hb 8.2）と心不全の治療のため、再び入院加療、EPO 注射も受けた結果、RBC 315 万、Hb 9.7 に改善して退院。退院の間際に尿路感染を起こして 7 日間メロペネムの注射を受けている。

入所時処方： ①フルイトラン 2mg × 1 錠、②カルベジロール 2.5mg × 0.5 錠、③フロセミド 20mg × 1 錠（①〜③朝 1 回）、④カンデサルタン 4mg × 2 錠、⑤ニフェスロー 10mg × 4 錠、⑥クエン酸鉄ナトリウム 50mg × 2 錠（④〜⑥分 2 朝夕）、⑦ペニジピン 4mg 1 錠、⑧ワーファリン 1mg × 1.25 錠、⑨カマグ 330mg × 2 錠（夕 1 回）。以前の処方には、これらに加えて、①ノイファン 100mg 1 錠（朝）、②ロキソマリン 60mg × 2 錠（分 2 朝夕）、③ワソラン 40mg × 3 錠、④アルドメット 250mg × 6 錠、⑤アーガメイトゼリー 3 個（③〜⑤分 3 毎食後）が入っていた。

薬疹の発生と経過： 再入所から 3 カ月間は安定した状態で、検査値も TP 6.4、Alb 3.2、Urea N 53、CRE 2.06、尿酸 11.3、Na 143、K 4.4、Cl 107、CRP 0.05 と比較的良好であったが、盛夏になって臀部に皮膚炎が発生、他の入所者 3 人とともに、紙おむつの形に沿って増悪したので、おむつを替えたところ、落屑・色素沈着を残して軽快した。しかし約 1 カ月後、左背部に紅斑、苔癬様の丘疹発生、その 10 日後に風邪症状を機に急速に拡大、右背部、腋窩、陰部、大腿にも拡大。

血液の WBC 9,230、好酸球 44％あり、薬剤性皮膚炎（DRESS）と診断

して皮膚科受診、指示に従ってすべての内服薬を変更、局所にはマイザー軟膏を塗布した結果、皮疹は退縮、2カ月後にはほぼ消失した。皮膚科で採取の組織の病理検査の結果も、薬疹と診断。皮疹のほぼ消失した時点でのWBCは6,160に減ったが、好酸球は依然35%と高かった。腎機能ではCRE値2.06～2.86、Urea Nは53～69、血圧は起床時202/71～朝食・服薬後140/66（200以上は週に1回だけ）で比較的安定していた。変更後の処方は、①アゾセミド30mg×0.5錠（朝）、②ミカルディス2錠（分2）、③アムロジピン1錠（朝）④バゾメット1錠（夕）、⑤アルドメット3錠（分3、朝夕、眠前）、⑥アタラックスP1錠（眠前）、⑦オキサトミド2錠（分2朝夕）、⑧ワーファリン、⑨カマグ、⑩鉄剤であった。残念ながら、この患者は、その後肺炎を起こして入院、治療効果なく死亡。

3 薬剤過敏性好酸球増加症症候群（drug rash with eosinophilia and systemic symptoms: DRESS）と薬剤性過敏症症候群（drug-induced hypersensitivity syndrome: DIHS）

薬疹のうちTENやSJSのような重症型は施設では経験されず、起こったとしてもすぐに大病院の専門科に紹介・入院となるはずである。しかし、さほど劇症のように見えなくても、医療する側にとって厄介なのは、薬剤性過敏症候群（drug-induced hypersensitivity syndrome: DIHS)[4]である。DIHSは発症までに長期間の感作が必要である上に、原因薬物を中止しても、その後長期間にわたって寛解、増悪を繰り返す。前項の症例3はその典型例であり、類天疱瘡と重なり合って複雑化した。DIHSの複雑な経過については、潜伏感染しているHHV-6、サイトメガロウイルスなどのヘルペス科のウイルスが次々に活性化してくることが想定されている[2]。

薬疹で重要なことの一つは、ウイルス疾患との鑑別であるが、高齢者で特に問題となるのはこのDHISである。HIV感染で得られたimmune reconstructive inflammatory syndrome（IRIS）の概念が、その後サイトメガロウイルスの潜在感染に広げられ[1]、高齢者における執拗な皮疹の解釈

46　横断的に見る老年医学 —基礎と臨床の間を流離う—

もそれに順ずるものとして考えられ始めている。先の著書「経験から科学する老年医療」に、某日突然、内股から大腿上部にかけて 2 ～ 3 年前に経験した帯状疱疹の再発ともみられる紅色の皮疹を発した例を記述し、文献検索で見つけた同様の症例の報告を引用した。この症例ではロキソプロフェンが著効した。前項の症例 3 も同様に先著に簡略に紹介したが、セフェムの注射で好酸球の増加とともに類天疱瘡の増悪を繰り返したもので DIHS、あるいは DRESS の範疇に入る。

　年齢の割にはしっかりしているように見えた施設入所高齢者が、ヘルペス（帯状疱疹）に罹った後、急速に衰え始める現象は、我々がしばしば眼にする現象である。また、それほど高齢でないのに「うつ」っぽくて、生活に積極性がなく、何かと身体的な訴えが多い場合、単純疱疹を繰り返した上で帯状疱疹が重ねて出現することも時として見かけられる。最近経験した 1 例では、長年の乾癬がほぼ完全に消失したかに見えた数カ月後に臀部のかなり広い範囲に単純疱疹を発し、間もなくその外周に典型的な鱗屑をもつ乾癬巣が発生した〔（次項 5）の症例 5〕。単純疱疹を抗ヘルペス薬で治療したあと、乾癬は執拗に経過し、マキサカルシトールとステロイド剤をそれぞれ週日と週末に交互に塗布することで、中心部は治癒する一方周辺に拡大した。不思議なことに、肛門近くに褥瘡が発生した途端、乾癬は沈静した。

　このように、薬剤過敏症とウイルス感染の間に免疫不全を仲立ちにして密接な関連があることは確かで、特に高齢者では若い人々のように激烈な症状は出ないものの、副腎機能低下と免疫力低下のために執拗な皮疹が続くことが多い。そのため、DRESS、DIHS、IRIS について詳しく知る必要がある。

　薬剤過敏症で好酸球の増加を伴う現象は珍しいものではないが、多臓器障害を伴う重症型は症例数が少なく、線引きも難しいことが解析を困難にしている（**図表 16**）[4]。文献検索で探し出された 27 の症例を詳細に調べ上げた 2010 年の論文[5] によれば、皮疹は蕁麻疹様の丘疹が一番多いが（13/27）、残りは多型紅斑、落屑性紅皮症など色々で、臓器障害としてはリンパ腺腫脹、肝障害が 100％を占める。皮膚の病理所見ではスポンジ様皮膚炎が 60％を占めるほか、ケラチン層の壊死、基底細胞の空胞変性が見ら

第 2 章　高齢者に多い薬疹（drug eruption）と免疫再構築症候群（IRIS）　**47**

| 図表 16 | 薬剤過敏性好酸球増加症（DRESS）の診断基準 |

---

1. 薬剤性皮膚発疹

---

2. 血液の異常：
   1）好酸球増加 > 1,500 / mm^3
   2）異型リンパ球症

---

3. 全身性症状：
   1）リンパ節腫脹 ≧ 2cm
   2）肝炎（トランスアミナーゼ正常の 2 倍以上に増加）
   3）間質性腎炎
   4）間質性肺炎
   5）心筋炎

(Silva SA, Figueiredo MM, et al. Rev Assoc Med Bras (1992). 2016; 62: 227-230)

れる。重症例は基本的には多型紅斑のパターンをとるものが多く、多臓器、特に肝臓の変化が強い。肝臓以外では、腎臓や肺臓、心外膜が侵されて死亡に至るケースが多いと書かれている。

　しかし、文献によっては、一般に認識されているほどには珍しいものではないと記述したものもあり[6]、抗生物質、ことにセフェム（βラクタム）によって起こることが多く、IgE の増加を伴う[5, 6]。文献 4 によれば、最も多い原因薬剤は、鎮痙薬と抗菌薬であり、これに続くものとしては、非ステロイド系の消炎薬、尿酸降下薬のアロプリノールであり、発症までの潜伏期は平均 25.2 ± 21.5（3 ～ 105）日とある。

　服用から皮疹出現まで少し時間の経過した症例における診断（薬物の特定）には、皮膚パッチテストはあまり役に立たず、遅延性の皮膚陽性反応が必要である。この際局所のバイオプシーによる特異的な T リンパ球のパターン（CD4、CD8）の存在によって診断される[7-9]。

　別の論文によれば、SJS、TEN、DRESS のような少数の重症型を除けば、

薬剤起因性皮膚反応のほとんどは軽症であり、自己限定的（self-limiting）である[10]。軽症例は家庭医や中小病院で処理され、文献にも報告されずに終わる可能性が高い。したがって、先に挙げた引用文献[3, 6]にも示されているように、厳しい定義の下での選択でなく、範囲（裾野）を広げた調査でなければ、実態に触れることは不可能であろう。

■参考文献

1) Sun H-Y, Singh N. Immune reconstitution inflammatory syndrome in non-HIV immunocompromised patients. Curr Opin Infect Dis 2009; 22: 394-402.

2) Hashimoto K, Yasukawa M, Tohyama M. Human herpesvirus 6 and drug allergy. Curr Opin Allergy Clin Immunol 2003; 3: 255-260.

3) Brandão ML, Fernandes NC, Batista DP, Santos N. Refractory pemphigus vulgaris associated with herpes infection: case report and review. Rev Inst Med Trop Sao Paulo 2011; 53: 113-117.

4) Um SJ, Lee SK, Kim YH, Kim KH, Son CH, et al. Clinical feutures of drug-induced hypersensitivity syndrome in 38 patients. J Investig Allergol Clin Immunol 2010; 20: 556-562.

5) Walsh S, Diaz-Cano S, Higgins E, Morris-Jones R, Bashir S, et al. Drug reaction with eosinophilia and systemic symptoms: is cutaneous phenotype a prognostic marker for outcome ? A review of clinicopathological features of 27 cases. Br J Dermatol. 2013; 168: 391-401.

6) Nam YH, Park MR, Nam HJ, Lee SK, Kim KH, et al. Drug reaction with eosinophilia and systemic symptoms syndrome is not uncommon and shows better clinical outcome than generally recognised. Allergol Immunopathol (Madr) 2015; 43: 19-24.

7) Viola M, Quaratino D, Gaeta F, Valluzzi RL, Caruso C, et al. Allergic reactions to antibiotics, mainly betalactams: facts and controversies. Eur Ann Allergy Clin Immunol 2005; 37: 223-229.

8) Torres MJ, Mayorga C, Blanca-López N, Blanca M. Hypersensitivity reactions to beta-lactams. EXS 2014; 104: 165-184.

9) Padial A, Antunez C, Blanca-Lopez N, Fernandez TD, Cornejo-Garcia JA, et al. Non-immediate reactions to beta-lactams: diagnostic value of skin testing and drug provocation test. Clin Exp Allergy 2008; 38: 822-828.

10) Naldi L, Crotti S. Epidemiology of cutaneous drug-induced reactions. G Ital Dermatol Venereol 2014; 149: 207-218.

第2章 高齢者に多い薬疹（drug eruption）と免疫再構築症候群（IRIS）

2 眠れるウイルスの目覚め

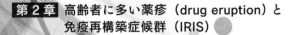

1 免疫再構築症候群（Immune reconstructive inflammatory syndrome: IRIS）

そもそもIRISなる用語は、HIV感染症（AIDS）で低下していた免疫能が抗レトロウイルス療法（HAART）によって回復する過程で炎症反応が増強し、臨床症状が一過性に増悪する例がみられることに対して与えられたものである（図表17）[1, 2]。治療前に著明に低下していたCD4リンパ球の急速な回復に伴って高頻度に増殖し、結核、非定型抗酸菌症、クリプトコッカス髄膜炎など多種類の日和見感染の発症が報告されている。その後IRISが

図表17 Immune reconstitution inflammatory syndrome（IRIS）

IRISなる用語は、もともと、HIV感染症で低下していた免疫能が抗レトロウイルス療法によって回復する過程で炎症反応が増強し、臨床症状が一過性に増悪する現象に対して与えられたものである。IRIS、DIHSともに、サイトメガロウイルス、並びに同属のHHV-6や8、単純・帯状疱疹ウイルスなどの活性化に伴って起こるparadoxicalな反応とも想定されて、最近、定義の拡大解釈が求められている。IRISやDIHSを含む薬剤性皮膚アレルギー疾患は免疫力の低下した老人を診る（看る）医療従事者にとっては極めて重要な病態である。

注目されるようになったのは、臓器移植に際して、サイトメガロウイルス、並びに同属の単純・帯状疱疹ウイルスなどが移植臓器とともにもち込まれて起こる paradoxical な反応の故である。免疫の低下は HIV 感染症に限ったものではない。移植に際して行う免疫抑制療法はさまざまな形を取る免疫反応異常の症例を提供することになり、IRIS の拡大解釈を求める動きはじわじわと実地臨床の場に浸透してきている。75 歳を超える高齢者のほとんどが免疫切れとなっていることは、前著「経験から科学する老人医療」に記述した通りであり、筆者の経験に IRIS がぴったりの症例のあることを文献とともに紹介した。AIDS の治療や、移植の世界は我々素人の立ち入りを許さない聖域のようにみえる。しかし IRIS という表現自体は老人医療に関わるものにとっては、素人ながら、極めて興味をそそるものである。

　最近読んだ論文の一つに、IRIS の定義を明確にするため、南アフリカで一定の期間内に得られた症例を 2 つの条件（CD1 と CD2）にしたがって判定し、それぞれ IRIS の定義に当てはまるかどうか、専門家の意見を求めた結果を紹介したものがある[3]。専門家の意見がより多く一致した条件CD2 では、皮膚症状、多発性関節症、そしてヘルペスウイルスと薬物の関与が大きい影響を与えたようである（図表18）。いずれにしても、ウイルスの関与が明らかになればなるほど、IRIS の定義は幅広くなり、曖昧にならざるを得ない。たまたま、HIV が狭い範囲にスポットライトを当ててくれたお陰で、感染・炎症・そして、それらからの回復の過程がいかに複雑なものであるかがわかってきたということであろう。

2　サイトメガロウイルス（CMV）

　総説によれば[4]、CMV は、どこにでもいて、色々な組織の細胞に入り込み、自己免疫・免疫力低下を起こす DNA ウイルスである。初期感染は無症状で経過することが多いが、ウイルスは血管内皮細胞、肝細胞、平滑筋細胞、マクロファージ、神経細胞、樹状細胞など各種の細胞内に検出され、色々な体液を通じて伝染する。人によっては、感染が収まっても体内に潜伏

第 2 章　高齢者に多い薬疹（drug eruption）と免疫再構築症候群（IRIS）

図表 18　IRIS と診断された症例の 2 つの診断基準（CD1 と CD2）による評価の違い

臨床症状、診断	専門家による診断 Probable IRIS（件数 = 144）	専門家による診断 Possible IRIS（件数 = 112）	CD1 による IRIS の判定（件数 = 41）	CD2 による IRIS の判定（件数 = 156）
日和見感染症または全身性疾患の発生数（%）	45 (31.3%)	41 (36.6%)	27 (65.9%)	46 (29.5%)
肺以外の結核	20	6	15	8
肺結核	15	7	8	8
皮膚、口内炎、陰部の異常（%）	99 (68.8%)	62 (55.4%)	14 (34.1%)	102 (65.4%)
ウイルス性 陰部潰瘍または陰部外ヘルペス	18	9	4	14
帯状疱疹	9	1	1	9
非ウイルス性 かゆみ、膿疱性毛嚢炎、掻痒性丘疹	39	6	0	40
脂漏性皮膚炎 / 乾癬	8	6	2	13
口内炎				
その他色々な病態の数（%）	0 (0%)	9 (8.0%)	0 (0%)	8 (5.1%)
多発性関節症	0	5	0	5

(Haddow LJ, et al. Clin Infect Dis. 2009; 49: 1424-1432)

図表 19　サイトメガロウイルス（CMV）が宿主の免疫系を抑制し、血管障害を起こす病理学的機作

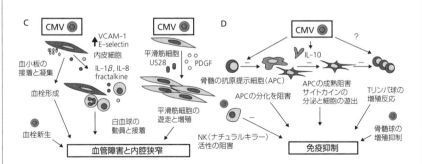

(Varani S, Landini MP. Herpesviridae. 2011; 2: 6)

し、時機をみて再活性、再感染が起こるのは他のヘルペス系ウイルスと同じである。場合によっては別のストレインによる再感染もありうる。輸血による感染は 0.1 ～ 0.6％に見られ、免疫系が機能している場合でも、発熱、単球増加、疲労感などの症状が遷延し、ギラン・バレ症候群を起こすこともある。免疫寛容の状態におかれている場合には、重篤な組織障害が発生する。

　CMV の場合、特に問題となるのは、造血細胞、特にミエロイド系の細胞に潜伏することであり、それはマクロファージから dendritic cell に引き継がれる。CMV 許容性マクロファージの分化のためには IFN-γ と TNF-α が必要であり、炎症や細胞分化はウイルスの再活性を引き起こす結構な引き金となる（図表19）。すなわち、向炎症性のプロスタグランディンや免疫過程を介する T リンパ球の活性化は、マクロファージ内に潜伏する CMV の活性化を惹起することになる。皮膚科領域では、高 TNF-α 状態を通じての乾癬との繋がりも示唆されている。

　再感染が起こった場合、CMV はしばしば炎症性腸疾患（IBD）を起こす。総説[4]には IBD の組織細胞から 10 ～ 90％の頻度で CMV の抗原が検出されるとの文献が引用されている。DIHS の症例の胃潰瘍の組織から CMV が検出されたという報告もある[5]。CMV は、タイプ 1 の全身性・慢性の炎症反応を起こすことによって、自己免疫反応の引き金となる[6]。特に臓器移植後で問題となるのはこうした自己免疫現象であり、c-ANCA 陽性の壊死性血管炎、全身性エリテマトーデス、糖尿病がその典型となる。

　CMV のゲノムは 200 を超える reading frame（読みとり枠）を含むが、その大半は人の免疫系に影響を与えることが知られている。In vitro の実験では CMV はリンパ球の増殖を抑制し、さらにサイトカインに対する適切な反応や適切なサイトカインの産生を妨げる、すなわち、免疫系をかく乱することが示されている。一旦自己免疫が発生した場合、医師は①免疫抑制剤を強化して炎症を抑えるか、それとも②特異的抗ウイルス薬を処方して、一般的な免疫抑制薬を減らすかについて大きなジレンマに晒されることになる[4]。

　多少概念的な表現である「老化に伴う炎症反応の異常（inflammaging）」を指数化するために immune risk profile（IRP）が提案されていて（先著「経験から科学する老年医療」参照）、最近ではこれに、CMV 陽性の項目が追加された[7]。日本人では、80％が CMV 抗体陽性といわれている。2016 ～ 2017 年にかけて施設内でしつこい風邪と下肢を主とする水疱が流行し、さらに糖尿病で治療薬服用中の入所者 12 人のうち、3 人に急性増悪があり、インスリン注射を必要としたこともあったので、5 人に CMV-CF を測定したところ一人以外はすべて陽性、対照とした筆者も陽性であり、6 カ月後もやはり同程度の陽性であった。日本人の長寿は有名であるが、果たして健康で長寿を誇れるかどうか、長生きしても実質は老化しているのではないかと疑われる。

3　CMV 以外のヘルペス系ウイルス

　DHIS/DRESS の原因ウイルスとして日本でよく調べられているヘルペス類のウイルスは HHV-6 や HHV-7 である（**図表20**）[8, 9]。最近報告された1 論文によれば[10]、trimethopim-sulfamethoxyazol 服用後 3 週間で発症し、バイオプシーで腎糸球体・細尿管の肉芽腫性の変化が認められた 75 歳男性症例において、CMV 特異的 IgG の増加による CMV の再活性化が認められたとともに、23 から 31 病日に PCR で HHV-6 が検出された。ある総説では[11]、重症の皮膚症状と HLA の関連性が論じられ、HLA-B15：02 とカルマゼピン、HLA-B57：01 とアバカビル過敏症の間に関連性のあることが示されているのとともに、HHV-6/7、CMV、および EBV が、すべてとまではいえなくてもほとんどの薬物とともに DRESS/DHIS の発症に関連すると記述されている（**図表21**）。長期にわたって体内に潜伏し続けるヘルペス系ウイルスが DRESS/DHIS に伴って再活性化され、調節 T 細胞の異常に伴って自己免疫疾患を起こすという考えは確かに魅力的であり[12]、高齢者に見られる異常な炎症反応の仕組みが解明されることを期待したい。そのためには、病理標本で見られる浸潤するリンパ球についての地道な解析がものをいう[13]。

図表 20 薬剤性過敏症症候群/好酸球増加症におけるウイルスの再活性化の臨床経過

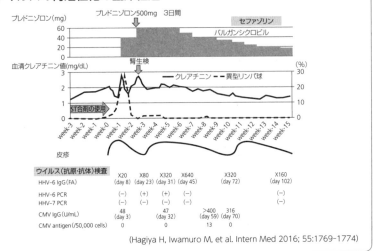

(Hagiya H, Iwamuro M, et al. Intern Med 2016; 55:1769-1774)

図表 21 薬剤過敏性好酸球増加症にみられたウイルスの再活性化

原因となった薬品	ウイルス
Carbamazepine	HHV-6, HHV-7, CMV, EBV
Phenobarbital, Phenobarbital / Zonisamide	HHV-6, HHV-7, CMV, EBV
Zonisamide	HHV-6, HHV-7, CMV
Sulfasalazine / salazosulfapyridine	HHV-6
Ibuprofen	HHV-6
Aspirin	HHV-6
Mexiletine	HHV-6, EBV, CMV
Allopurinol	HHV-2, HHV-6, HHV-7, CMV, EBV
Amoxicillin	HHV-6
Vancomycin / Teicoplanin	HHV-6
Isoniazud, Rifampin, Ethambutol and Pyrazinamide	HHV-7
Sulfamethoxazole	HHV-6, HHV-7, EBV

(Pavlos R, Mallal S et al. J Allergy Clin Immunol Pract. 2014; 2: 21-33)

第2章　高齢者に多い薬疹（drug eruption）と免疫再構築症候群（IRIS）　**55**

喘息の発生機序も薬疹に類似する。化学物質としての薬、大気汚染物質、ダニの排泄物、ウイルス感染などが入り混じって病気を生む機構については、本章の最後に繰り返して学習することにしたい。

4　水疱性皮膚疾患を巡るウイルスと薬の絡みあい

たまたま天疱瘡や表層性天疱瘡、Darier 病、類天疱瘡などの水疱性皮膚疾患（あるいは acantholytic disorder）の病巣の生検標本から単純ヘルペス HV-1、HV-2 のウイルス抗原が染め出されたり、PCR 増幅によって DNA が検出されたという論文[14, 15]を見つけて、遅ればせながらも興奮した。天疱瘡や類天疱瘡は介護老人施設でしばしばみられる皮膚疾患で、血清中の抗デスモグレイン抗体、BP180（あるいは 230）抗体の検出によって診断され、一般的には自己免疫疾患として理解されている。しかし、後の章で述べるように、こうした自己抗体の発生が病気の根源ではなく、ウイルス感染が元になって組織障害が起こり、その過程で裸にされた組織のペプチドが宿主の白血球によって抗原としてとらえられ、抗体が形成されることで病態が悪化したと考えるほうが魅力的である。

上記の論文の後、早速アシクロビルによる天疱瘡の治療が試みられ、効果はあまり大きいものではないものの、部分的、あるいは完全寛解が多少多かったように報告されている[16]。筆者も早速これに倣って類天疱瘡の治療を試みてみたが、再発を食い止められなかった。ウイルスが神経細胞に巣くっていることを考えると、完全治療の困難なことは当然であるが、理解は一歩前進した。

さらに最近、同僚の医師から、DPP 阻害薬で類天疱瘡ができるという話を聞いた。彼は前にいた病院で薬の副作用情報として聞いたことがあったのだが、兵庫県医師会雑誌の直近号の随筆欄[17]に目を通していて、以前の情報を思い出したという。丁度 DPP 阻害薬を長く服用している糖尿病患者に類天疱瘡か単純ヘルペスかはっきりしない皮疹（水疱）が発生し、ヘルペス治療薬を投与したところであったので、早速 DPP 阻害薬を中止した。ちな

みにこの患者の血清抗 BP180 抗体は陰性であったが、それだけで類天疱瘡を否定することはできない。水疱はプレドニゾロン投与（2 錠から 1.5 錠/日）で一旦治癒したかにみえたが、1 錠（5mg）/日に減らすと水疱が悪化、1.5 錠にすると皮膚の改善と引き換えに耐糖能が悪化するので、治療に難渋している（後の症例の項の【症例 7】参照）。

　DPP 阻害薬による類天疱瘡の報告はごく最近のものであるが[18]、この薬が広く使われているせいか、続報が相次ぎ[19, 20]、日本からも最近、症例をまとめた報告が発表されている[21]。副作用は DPP 阻害薬の範疇に入る薬剤すべてに見られること（class effect）[20]から、薬本来の作用に関連している可能性も否定できない。胃酸抑制に広く用いられるプロトンポンプ阻害薬（PPI）の場合も、胃酸が減ることそのものによる副作用（たとえば Ca の吸収阻害や胃内における殺菌作用の低下）以外の関連性が推測されうる副作用として血清 Na の低下がかなり報告されていて、使用上注意しなければならない副作用として認められている。筆者はかつて、難治性しゃっくり（吃逆）の治療に PPI を処方し、低 Na 血を起こさせたことがある。吃逆は間もなく止まったことから、吃逆を起こす神経作用が低 Na によって抑制したとの解釈も成り立つ。いずれ、DPP 阻害薬による水疱の発生は、類天疱瘡の原因究明に役立つであろう。

5　施設で経験した炎症がウイルスを呼ぶ高齢者皮膚疾患の症例

【症例 5】高血圧、脳梗塞（多発性ラクナ梗塞）の既往と、それに伴う左片麻痺、パーキンソン症候群あり。

　脊椎圧迫骨折を起こし、認知症が進行したため在宅生活困難になって 4 年前に施設入所。両膝とも拘縮していたが入所当時は車椅子自走可能であった。入所時の処方は、カンデサルタン、コニール、カルデナリン、ランデル、セイフリン、セルベックス、ムコダイン、フリバス、並びにツムラ牛車五気丸であった。

　背中に乾癬様の痂皮をかぶった瘙痒性皮疹あり。約 1 年後増悪して、顔

面・頸部にも乾癬が発生、ステロイド軟膏を塗布したが、1カ所が良くなると他の部分が悪化し、掻くために湿疹となって全身に広がった。この間血清 Na 値が一時 126 に低下した。コートリール 20mg/日と食塩 2g/日の投与でも改善せず、後にプレドニゾロン 5mg 1 錠を追加して Na はようやく131 から 136 に回復した。

　その後、乾癬はオキサトール（週日）とステロイド（週末）の交互使用により、増悪約 2 年後の早春になってようやく沈静化したが、これとともに右臀部に直径約 10cm の範囲に疱疹が発生、血清単純ヘルペス抗体値（CF）が 16× に出たのでアストリック 800mg × 3 回/日を内服投与。約 3 週間でヘルペス疱疹がひからびるとともに、その外周にきらきら光る鱗屑をかぶった典型的な乾癬の新しい皮疹が多発し、内側部が褪せるに伴って外周に拡散した。その後、食事にむせが多くなり、数カ月後に臀部と仙骨部に褥創が発生、膿尿が出るようになったので、尿の細菌培養は陰性であったが、メロペネムの注射で対応した。褥瘡の発生とともに乾癬の皮疹は消褪。しかし褥瘡の処置が困難になって入院。

【症例6】

　約 5 年前左、その 2 年後に右の脳出血で、左完全麻痺、右は不全麻痺となり、1 年後に施設入所。直後に尿路感染発現し、スルバクタム配合セフォペラゾン注射、ついで 1.5 カ月後の再発に対してホスホマイシン・ミノマイシン併用内服で治療。1 年後に肺炎を起こしてセフピロム注射で治療。それ以後時々痰が溜まって吸引したが 1 年間は大事なく経過した。

　その後右臀部に紅色丘疹が数 cm の範囲に発生、単純疱疹ウイルス抗体値（CF）が ×32 と陽性に出たので、アストリック DS 内服で治療。その後、誤嚥性肺炎で入院し、一時期 MRSA が陽性に出たとのことであったが、退院しての期間後の尿検査では陰性であった。単純疱疹に罹患してから 9 カ月後に咽喉にごろ音を聴取するようになり、SpO_2 が 93％に低下。その数日後に右臀部から背中にかけて約 10cm 大の四角形の範囲に数 mm 径の固い表皮に覆われた膿痂疹が約 20 個配列した状態で発生した。帯状疱

疹の疑いで、治療のために入院。この際得られた膿からは *Staphylococus hemolyticus* が検出されていた。本症例の定期投薬はカマグのみであった。

【症例7】糖尿病・高血圧、慢性心不全・心房細動、腎不全、右膝関節症、軽度認知症、消化管出血の既往。

　内服薬: ①フロセミド、②スピロノラクトン、③カンデサルタン、④グラクティブ、⑤グリクラジド、⑥ファモチジン。

　入所以来、血糖のコントロールは FBS 85 ～ 118、昼食後 2 時間値 164 ～ 209、HbA1c 値 6.9 ～ 7.0 とまずまずの状態であったが、7 カ月後に膝に 1cm 大の水疱出現、単純疱疹抗体 FC 値が ×64 の陽性。血糖値やや悪化（FBS 95 ～ 101、昼食後 2 時間値 204 ～ 262）。水疱は潰すか自潰の上に、ビタラビン軟膏使用。発症 3 カ月後、抗 BP 180 抗体は 3.8 であったが、類天疱瘡の疑いでプレドニゾロン療法を開始。5mg × 2 錠/日 3 週間

図表 22　2016 ～ 2017 冬場に当施設で流行した糖尿病増悪

- 当施設では総入所者 150 人中 34 人に糖尿病に対して定期的な血糖検査を施行している（うち糖尿病薬内服者 27 人、インスリン注射は 3 人）。

- 昨年 11 月から本年 3 月の間に、3 人に糖尿病の急性増悪あり、インスリン注射による対応を余儀なくされた。しかしいずれも約 3 カ月でインスリン注から離脱して、もとの内服薬だけでほぼ血糖コントロールができるようになった。

- 他の 1 人では、下腿に類天疱瘡（但し抗 BP180 抗体陰性）とみられる水疱が発生し、プレドニゾロンの投与を行ったのに伴って、耐糖能悪化を招き、やはりインスリン注射を必要とした。この症例では抗ヘルペスウイルス薬（アシクロビル）を投与した後、一旦プレドニゾロンから離脱できた。しかし 1 カ月後に類天疱瘡が再燃、糖尿病も悪化し、現在入院してステロイドの長期投与と糖尿病コントロールのバランスの調整を依頼。

でFBS 128 ～ 160、昼食後 2 時間値 325 ～ 441 と耐糖能低下を認めたのでインスリン 16 単位/日注射。発症 5 カ月後グラクティブ中止、プレドニゾロンを 1 錠（5mg）に減らしたところ新しい水疱が発生したので、アストリックス DS 200mg を 1 日 4 回 5 日間投与で一応皮膚はきれいになった。抗ウイルス薬終了後プレドニゾロンの用量を一時期 0.5 錠に減らしたところ、両下腿・足に新しい水疱が断続的に出現したので、再び 2 錠に増量 3 日間の後、1.5 錠/日で継続することによって新しい水疱の出現はなくなった。この間注射したインスリンの一日総量は、最高 28 単位で、以後徐々に減量できるようになった。なお、抗デスモグレン抗体は、1、2 とも陰性であった（図表22）。

■ 参考文献
1) DeSimone JA, Pomerantz RJ, Babinchak TJ. Inflammatory reactions in HIV-1-infected persons after initiation of highly active antiretroviral therapy. Ann Intern Med 2000; 133: 447-454.
2) French MA, Price P, Stone SF. Immune restoration disease after antiretroviral therapy. AIDS 2004; 18: 1615-1627.
3) Haddow LJ, Easterbrook PJ, Mosam A, Khanyile NG, Parboosing R, et al. Defining Immune Reconstitution Inflammatory Syndrome: Evaluation of expert opinion versus 2 case definitions in a South African cohort. Clin Infect Dis 2009; 49: 1424-1432.
4) Varani S, Landini MP. Cytomegalovirus-induced immunopathology and its clinical consequences. Herpesviridae 2011; 2: 6.
5) Kagoyama K, Makino T, Ueda C, Takegami Y, Shimizu T. Detection of cytomegalovirus in the gastric ulcer of a patient with drug-induced hypersensitivity syndrome. JAAD Case Rep 2015; 17: 215-218.
6) van de Berg PJ, Heutinck KM, Raabe R, Minnee RC, Young SL, et al. Human cytomegalovirus induces systemic immune activation characterized by a type 1 cytokine signature. J Infect Dis 2010; 202: 690-699.
7) Pawelec G, Derhovanessian E, Larbi A, Strindhall J, Wikby A. Cytomegalovirus and human immunosenescence. Rev Med Virol 2009; 19: 47-56.
8) 藤山幹子、橋本公二．薬剤性過敏症候群と HHV-6 の再活性化について. ウイルス 2009; 59: 23-30.

9) Shiohara T, Kano Y, Takahashi R. Current concepts on the diagnosis and pathogenesis of drug-induced hypersensitivity syndrome. J Med Assoc J 2009; 52: 347-352.

10) Hagiya H, Iwamuro M, Tanaka T, Hasegawa K, Hanayama Y, et al. Reactivation of human herpes virus-6 in the renal tissue of a patient with drug-induced hypersensitivity syndrome/drug rash with eosinophilia and systemic symptoms (DIHS/DRESS). Intern Med 2016; 55: 1769-1774.

11) Pavlos R, Mallal S, Ostrov D, Pompeu Y, Phillips E. Fever, rash, and systemic symptoms: understanding the role of virus and HLA in severe cutaneous drug allergy. J Allergy Clin Immunol Pract 2014; 2: 21-33.

12) Takahashi R, Kano Y, Yamazaki Y, Kimishima M, Mizukawa Y, et al. Defective regulatory T cells in patients with severe drug eruptions; timing of the dysfunction is associated with the pathological phenotype and outcome. J Immunol 2009; 182: 8071-8079.

13) Kempf W, Keller K, John H, Dommann-Scherrer C. Benign atypical intravascular CD30 + T-cell proliferation: a recently described reactive lymphoproliferative process and simulator of intravascular lymphoma: report of a case associated with lichen sclerosus and review of literature. Am J Clin Pathol 2014; 142: 694-699.

14) Nikkels AF, Delvenne P, Herfs M, Pierard GE. Occult herpes simplex virus colonization of bullous dermatitides. Am J Clin Dermatol 2008; 9: 163-168.

15) Marzano AV, Tourlaki A, Merlo V, Spinelli D, Venegoni L, Crosti C. Herpes simplex virus infection and pemphigus. In J Immunopathol Pharmacol 2009; 22: 781-786.

16) Iraji F, Faghihi G, Siadat AH. The efficacy of acyclovir in treatment of the pemphigus vulgaris. J Res Med Sci 2013; 18: 976-978.

17) 森田秀樹. 自己免疫性水疱症の昨今 －DPP4阻害薬による薬剤性類天疱瘡に注意－. 兵庫県医師会報 2017; 5 (No.750): 56-57.

18) Skandalis K, Spirova M, Gaitanis G, Tsartsarakis A, Bassukas ID. Drug-induced bullous pemphigoid in diabetes mellitus patients receiving dipeptidyl peptidase-IV inhibitors plus metformin. J Eur Acad Dermatol Venereol 2012; 26: 249-253.

19) Attaway A, Mersfelder TL, Vaishnav S, Baker JK. Bullous pemphigoid associated with dipeptidyl peptidase IV inhibitors. A case report and review of literature. J Dermatol Case Rep 2014; 8: 24-28.

20) Béné J, Moulis G, Bennani I, Auffret M, Coupe P, et al. Bullous pemphigoid and dipeptidyl peptidase IV inhibitors: a case-noncase study in the French Pharmacovigilance Database. Br J Dermatol 2016;

175: 296-301.
21) Yoshiji S, Murakami T, Harashima SI, Ko R, Kashima R, et al. Bullous pemphigoid associated with dipeptidyl peptidase-4 inhibitors: a report of five cases. J Diabetes Investig 2017; May 18. [Epub ahead of print].

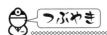

「急性1型糖尿病へのウイルスの関与」

　糖尿病の急性増悪が半年の短い期間に3例も見られたことに興味をもって劇症1型糖尿病とウイルスの関連について文献を漁ってみると、日本からのものが多数あることに驚いた。2016年に名古屋日赤病院を主とする医師の文献検索の結果を参照すると、原因としての関与が推定されるウイルスの数では *Cytomegalvirus* (CMV) などヘルペス系のウイルスと *Coxackie* ウイルスを主とするエンテロウイルスが約半数ずつを占めている[1]。膵臓のβ細胞を破壊する機作を調べると、エンテロウイルスについては山梨大学からの総説が出されており[2]、またCMVについてはラ氏島の組織検査によってCVMがマクロファージやT細胞を標的にして免疫学的活性化を誘発することを示唆する結果が発表されている[3]。

1) Ohara N, et al. Intern Med 2016; 55: 643-646.
2) Tanaka S, et al. Endocr J 2013; 60: 837-845.
3) Yoneda S, et al. J Clin Endocrinol Metab 2017; 102: 2394-2400.

第2章 高齢者に多い薬疹（drug eruption）と
免疫再構築症候群（IRIS）

③
薬物過敏症の機作を再考する

　薬疹のほとんどは開業医による診療で済み、入院を要する場合は少ない。アメリカ NIH の報告によると[1]、1966 ～ 1996 年の間のメタ解析に収録された薬剤関連疾患は入院患者の 15.6％に上るものの、その約 2/3（10.9％）を占めるのは、入院前・入院中を含めて、過剰投与など予測可能な原因による adverse effect であって、薬物アレルギーと考えられるものは 4.7％に過ぎない。

1 即時型アレルギー

　1963 年に、Coombs によって提唱されたアレルギー反応の分類のうち、Ⅰ型（即時型）のもの（アナフィラキシー）はダニの排泄物を含むハウスダストや食品によるものが多い。薬物では以前はペニシリンショックが多く、特にラクタム系薬剤に関して注射前の皮内反応検査が義務づけられていたが、10 数年前から解除された。皮内反応の陽性に出る率が著明に減ってきたことが原因で、それは IgE を介するアレルギー反応がラクタム環そのものでなく、側鎖に対するものが多くなっているためと考えられている[1, 2]。Cystic fibrosis のように抗菌薬に対してアレルギーを起こしやすい体質の人では皮膚反応がマイナスであっても経口投与によるテストを行うことが推奨されている。最近生物製剤の使用が多くなり、初回使用で起こることもかなりあるようだが、それは治療を受ける人がダニの刺傷を通じて、糖鎖（galacose-1, 3-galactose）に対する IgE 抗体をすでにもっているためと考えられている[1, 3]。

　なお、これまでⅠ型（即時型）のアレルギーは IgE 抗体を介すると理

解されていたが、特異的な G-coupled protein receptor を介して mast cell（肥満細胞）が刺激されることで起こる場合もあり、フルオロキノロン（LVFX）や神経筋接合部をブロックする薬剤がそうしたケースに当たると報告されている[4]。

2 遅延型アレルギー

　多くの薬物アレルギーは遅延型で、その機作は複雑で十分に理解されていない。この章のはじめに記したように、もっとも重症なのは Stevens Johnson syndrome（SJS）と toxic epidermal necrolysis（TEN）であり、死亡率は 30％に達する。臨床的に診られる SJS/TEN の 70％は薬剤起源性のものと診断されているが、免疫不全状態（HIV 感染、がん、移植、全身性ループス・エリテマトーデス）で特に多く発生する。比較的軽症のものは、薬剤過敏性好酸球増加症症候群（DRESS）あるいは薬剤性過敏症症候群（DIHS）と呼ばれるが、両者の間の線引きが困難なことについては既述の通りである。

　遅延型アレルギー反応において T リンパ球の増殖が基本となっていることは確かなようであるが、その過程については、i) 薬物がハプテンとして生体内のたんぱく質に結合して「抗原」となり、抗原提示細胞の組織適応性抗原に結合し、さらに T 細胞の受容体（TCR）に結合する（**図表 23** の B）、ii) 薬物が直接 T 細胞の TCR と HLA に結合して T 細胞の増殖を起こす（同 C）とか、iii) 薬物が HLA 分子と結合することでペプチドの構造変化を招き、non-self として認識される（同 D）とか、色々な考えが出されている[1]。

　薬物アレルギーにおけるウイルスの関与については、サイトメガロウイルスの項で述べたが、薬物の関与がなくても、ウイルスを内蔵する人々の免疫系はいつアレルギーを起こしてもよい、いわば励起状態にあるといってよい。ある報告によれば、DRESS の患者の 76％に EBV あるいはヒトヘルペス 6 あるいは 7 ウイルスが検出された[5]。単純ヘルペスによる口腔粘膜炎

> **図表 23** HLA あるいは TCR を介する薬物過敏反応のメカニズム
> （A～D については本文参照）

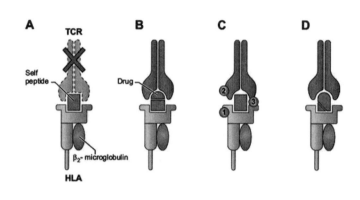

(Wheatley LM, et al. J Allergy Clin Immunol. 2015; 136: 262-271)

を繰り返す 37 歳の若い患者に発生した SJS にアシクロビルとプレドニゾロンを投与して治癒に導いた症例[6]、ST 合剤による DRESS の患者でヘルペス 6 ウイルスの活性化を抑え込んで寛解にもち込んだ症例[7] など、根気よい治療が寛解をもたらしたという結果が報告されている。それ自体が免疫攪乱物質であるというステロイド自身の副作用をいかに乗り越えるかが、特に高齢者における問題である[8]。

■参考文献
1) Wheatley LM, Plaut M, Schwaninger JM, Banerji A, Castells M, et al. Report from the National Institute of Allergy and Infectious Diseases workshop on drug allergy. J Allergy Clin Immunol 2015; 136: 262-271.
2) Antunez C, Blanca-Lopez N, Torres MJ, Mayorga C, Perez-Inestrosa E, et al. Immediate allergic reactions to cephalosporins: evaluation of cross-reactivity with a panel of penicillins and cephalosporins. J Allergy Clin Immunol 2006; 117: 404-410.
3) Chung CH, Mirakhur B, Chan E, Le QT, Berlin J, et al. Cetuximab-

induced anaphylaxis and IgE specific for galactose-alpha-1,3-galactose. N Engl J Med 2008; 358: 1109-1117.
4) McNeil BD, Pundir P, Meeker S, Han L, Undem BJ, et al. Identification of a mast-cell-sepcific receptor crucial for pseudo-allergic drug reactions. Nature 2015; 519: 237-241.
5) Picard D, Janela B, Descamps V, D'Incan M, Courville P, et al. Drug reaction with eosinophilia and systemic symptoms (DRESS): a multiorgan antiviral T cell response. Sci Transl Med 2010; 2: 46ra62.
6) Cheriyan S, Patterson R. Recurrent Stevens-Johnson syndrome secondary to herpes simplex: a follow up on a successful management program. Allergy Asthma Proc 1996; 17: 71-73.
7) Morimoto T, Sato T, Matsuoka A, Sakamoto T, Ohta K, et al. Trimethoprim-sulfamethoxazole-induced hypersensitivity syndrome associated with reactivation of human herpesvirus-6. Intern Med 2006; 45: 101-105.
8) Guillot B. Skin reactions to inhaled corticosteroids. Clinical aspects, incidence, avoidance, and management. Am J Clin Dermatol 2000; 1: 107-111.

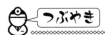

「原因はダニか、薬か、ウイルスか、つまるところは免疫異常、使う薬はステロイド」

　脳卒中後遺症と気管支喘息の既往をもつ女性。時々喘息発作を起こしていたが、多くはテオフィリン投与で短期間に緩解していた。ある時、下腿に痒みを伴う小丘疹が多発するとともに、喘息発作が出現。薬疹を考えて、ランソプラゾールをファモチジンに変更して約1カ月後、皮疹は減少したかにみえた。喘息はテオフィリンで少しは軽快したものの、いつもより長く継続。

　1～2カ月後に、感染性胃腸疾患と思われる軽い嘔吐と下痢症に罹患したのを契機に喘息発作が憎悪。酸素吸入をしても十分 SpO_2 が戻らないため、地域の医療センターに入院。ステロイドとβ遮断剤の吸入薬で治療を受け、1週間後ほぼ治癒して退院、下腿の皮膚もきれいになっていた。

　最近新聞紙面に、「黄砂を含む大気汚染によって肺胞マクロファージが感作されて、ある種のインターロイキンを産生するようになり、ダニなどの刺傷でこの反応が刺激されて、喘息を起こす」という阪大の免疫グループの仕事が紹介されていた。今回のケースに当てはまるのではないか。

第3章

自己免疫疾患：抗体病という皮肉な名前がぴったりしてきた

1. 「自己免疫」という語彙は、もともと Paul Ehrlich が提唱した「免疫系は自分自身を攻撃しない」という仮説を破るものとして定義されたものであるが、最近では、無数といってよい自己抗体が検出され、必ずしも病気と 1：1 対応するものでなく、「病気を募らせる過程」として認識されるようになった。

2. カンピロバクター感染後に起こるギラン・バレ症候群は、細菌の成分に対して作られた抗体が、類似構造をもつ宿主の成分を攻撃することによって発症する典型例であるが、ウイルス感染後に現れる抗体は、崩壊した宿主の組織成分に対して作られたもののようで、症状によって色々な名前が付けられている神経疾患に共通して検出される。

3. 抗原類似性は偶然の産物ではなく、病原微生物が我々（宿主）の体内での生き残りをかけて、自分のペプチドの構造を宿主のものに類似させることによって生まれる（mimicry：模倣、擬態）という考えが定着するようになった。

4. 多数の微生物の成分についてのデータベースから、特定の疾患をもつ患者血清と反応する抗原を探し出したり、特殊な疾患（例えば紅斑性狼瘡）をもつ実験動物を使って、病気の再燃が起こるたびに次々と新しいペプチド断片に対する抗体が作られてゆく過程（ejutope 拡散）の検索が行われている。

第 3 章　自己免疫疾患：抗体病という皮肉な名前がぴったりしてきた　*67*

　生体には、外から侵入してくる異物（微生物、塵、薬）を認識し、有害性を判断してそれらを排除する機構（免疫系）が備わっている。しかしそうした「自分」を守るはずの免疫系が自分自身の正常な組織に対して攻撃を加えることがあり、これによって起こる疾患を「自己免疫疾患」と呼ぶ。ここまでは、医師や生物学者のすべてが知っていることなのだが、なぜ（どんな機作で）自己免疫現象が起こるかについては、未だ完全には解明されていない。最近まで、発見された自己抗体がその疾患の原因であるとの考えで満足するのが一般的水準であった。

　しかし、ヒトの体の構成成分を抗原とする抗体が次々に発見され、一つの疾患において複数の、しかも違ったレベルでの自己抗体がみつかるようになり、「自己抗体の形成」は「真の原因」から「臨床的に把握される病態に至る過程」であり、さらには、「病勢を募らせる原因である」という認識が広がりつつある。自己免疫疾患が一般に重症で難治性であるのは、こうした色々な抗体が長く作り続けられることによって身体の回復機能が追いつかなくなるためである。

　筆者が今回の著書に「自己免疫疾患」を組み込む直接の動機となったのは老健での仕事を通じて得た2つの貴重な経験である。その一つは、入所申し込みの書類に「ANCA関連疾患」という病名を見たこと、いま一つは、足のレイノー現象のケースであった。前者の「ANCA関連疾患」はそもそも稀で重症であり、老健で看られるようなものではない。しかも診断書の検査成績では血漿クレアチニン値は正常、腎機能障害があるようには見受けられなかった。後者のレイノー現象は、地域の医療センターで最終的に、肺がんの肝臓転移に伴う傍腫瘍症候群（para neoplastic syndrome）と診断された。

　これに加えていま一つ、自己免疫疾患を勉強しなおす動機となったのは、ある記事で見かけた、自己免疫疾患の「またの名」を皮肉って使った「抗体病」という見出しであった。「一つの病気に色々な」抗体がみつかっているいま、自己免疫疾患への再認識の必要性が感じ取れる。

第3章 自己免疫疾患：抗体病という皮肉な名前が
ぴったりしてきた

① 古典的自己免疫疾患の典型例としての重症筋無力症

　重症筋無力症は神経・筋接合部の疾患として一番多い病気の一つである。運動しているうちに筋力が低下し、日中の疲れが溜まって夕刻になると症状が悪化する。眼瞼下垂、眼球運動障害、複視に示される眼の症状が初発症状となることが多く、進行すると構音障害、嚥下・咀嚼障害、さらには呼吸困難・瞳孔散大のクリーゼを起こすこともある。クリーゼ（crisis）は、口、頬、頸部の筋肉の麻痺、声帯筋の麻痺、横隔膜、腹筋・肋間筋の疲労・脱力に伴うもので、多くの患者が一度は経験する。この疾患は胸腺腫を伴うことが多く、そうしたヒトほどクリーゼが起こりやすいといわれる。

　原因は神経・筋接合部の刺激伝達に関わるニコチン作動性アセチールコリン受容体に対する抗体の存在によるものが一番多く、日本では 80 〜 85%を占めるといわれる（**図表24**）。その後、神経・筋接合部の刺激伝達系の研究が進むにつれて、筋特異的チロシンキナーゼに対する自己抗体（抗Musk 抗体）が 8%、さらに最近になって、運動神経終末から分泌される糖たんぱく質 agrin の受容体である LDL 関連受容体たんぱく質4（LRP4）や agrin そのもの[1,2]、また、別のたんぱく質 titin に対する自己抗体によるものが同定されてきた（**図表24**）。抗 Musk 抗体によるものは成年女性に多く、クリーゼを起こしやすい。また胸腺腫はなく、胸腺摘出術は無効、さらには重症筋無力症の治療に一般的に使われるコリンエステラーゼ阻害薬も無効で、血漿交換が必要なケースが多いといわれる。LRP4 抗体陽性者は疾患全体の 1%程度に過ぎないが、最近の報告によれば、筋萎縮性側索硬化症患者の 23%という高率に、そして脳脊髄液を調べた 7 例中 6 例において陽性であった[3]。

　いくつかの亜型があるにせよ、神経・筋接合部に働くたんぱく質に対する

第3章　自己免疫疾患：抗体病という皮肉な名前がぴったりしてきた

| 図表 24 | **Lrp4 は神経筋接合部において運動神経終末の分化を誘導する逆行性シグナルたんぱく質である** |

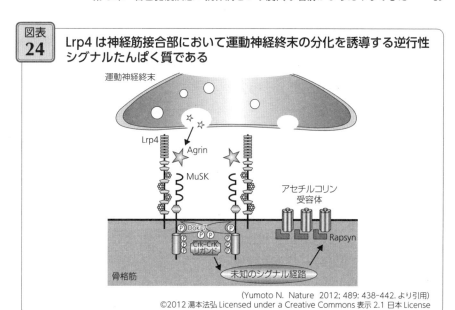

(Yumoto N. Nature 2012; 489: 438-442. より引用)
©2012 湯本法弘 Licensed under a Creative Commons 表示 2.1 日本 License

　自己抗体の存在と重症筋無力症という明確な病態が結びつき、しかも自己抗体の除去で症状が寛解することは、疾患単位としての位置づけを満足するものであり、神経・筋接合部の分子機構の解明に繋がった点で、有意義な存在といえる。

■参考文献
1) Verschuuren JJ, Huijbers MG, Plomp JJ, Niks EH, Molenaar PC, et al. Pathophysiology of myasthenia gravis with antibodies to the acetylcholine receptor, muscle-specific kinase and low-density lipoprotein receptor-related protein 4. Autoimmun Rev 2013; 12: 918-923.
2) Gasperi C, Melms A, Schoser B, Zhang Y, Meltoranta J, et al. Anti-agrin autoantibodies in myasthenia gravis. Neurology 2014; 82: 1976-1983.
3) Tzartos JS, Zisimopoulou P, Rentzos M, Karandreas N, Zouvelou V, et al. LRP4 antibodies in serum and CSF from amyotrophic lateral sclerosis patients. Ann Clin Transl Neurol 2014; 1: 80-87.

第3章 自己免疫疾患：抗体病という皮肉な名前がぴったりしてきた

② 細菌あるいはウイルス感染との関連性が明らかなギラン・バレ症候群

　ギラン・バレ症候群はランドリーの上行性麻痺とともに、脱髄、あるいは軸索変性に伴う運動性麻痺を示す一連の多発性ニューロパチーの原点として認められている疾患である。一連の疾患としては、acute inflammatory demyelinating polyneuropathy（AIDP：急性炎症性脱髄性多発ニューロパチー）、acute idiopathic polyradiculoneuritis（AIP：急性本態性多発性根神経炎）、acute motor axonal neuropathy（AMAN：急性運動軸索型ニューロパチー）などが混沌とした状態で含まれている。

　これら一連の疾患群は、早くから、上気道感染（2週間前）か下痢（1週間前）に先行されることが知られており、特に下痢の原因としてカンピロバクターが、また上気道感染としてはサイトメガロウイルス、EBウイルス、マイコプラスマが注目されていた（図表25）。いずれの場合も、これら微生物のもつリポオリゴ糖の成分と、神経髄鞘の構成成分として、また特に神経接合部にあって伝達に重要な機能を果たすガングリオシド（1種の糖脂質）を含む部分との構造類似性によって、自己抗体が作られ、これによって軸索が障害を受けることが、発症の原因と考えられている。急性期には血清中の抗ガングリオシド抗体の上昇が50～60％の頻度に認められる。カンピロバクターの場合は、遺伝子多型によって、作られる自己抗体も抗GM1や抗GD1aのように相手が違ってくることまでわかっている。

　抗ガングリオシド抗体研究の歴史：ギラン・バレ症候群と抗ガングリオシド抗体の関連についての研究の歴史は、自己抗体を理解する上で大いに役立つ。爆発的に世界に広がった病因論的研究は、Ilyas AAらが1988年に発表した論文[1]に始まる。彼らは末梢神経から分離したガングリオシドの分画をクロマトグラフィー上に展開させ、これに26人のギラン・バレ症候群

第3章　自己免疫疾患：抗体病という皮肉な名前がぴったりしてきた

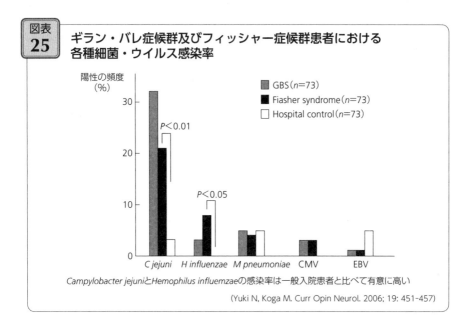

図表25　ギラン・バレ症候群及びフィッシャー症候群患者における各種細菌・ウイルス感染率

Campylobacter jejuniとHemophilus influemzaeの感染率は一般入院患者と比べて有意に高い

(Yuki N, Koga M. Curr Opin Neurol. 2006; 19: 451-457)

患者から採取して薄めた血清をかけ、結合した抗体を放射性アイソトープあるいはperoxidaseでラベルした2次抗体で発色させる方法によって抗ガングリオシド抗体の存在を立証し、抗原となったガングリオシドの分子種を同定した。その結果、26例中5例にそれぞれに違った種類のガングリオシドと反応する抗体を検出した。Ilyasに続いてKusunokiらが慢性・急性の運動性ニューロン疾患の26例とギラン・バレ症候群の16例についての詳細な分析を行い、後者の16例中11例に抗GM1を主とする抗体を検出した[2]。

ガングリオシドはスフィンゴシンのアミノ基に脂肪酸が結合してできるセラミドを基本構造とする（図表26）。セラミドの末端水酸基には1〜数個の糖鎖が付いていて、色々な組織の細胞の表面膜に分布し、認識機構に特異的な役割をもっていると推測されている。ちなみに筆者が若い頃（1950年前後）は、日本でも東大の山川研究室をはじめとして糖脂質研究が盛んに行われ、脂質生化学研究会という学会も作られ、筆者もそのメンバーの一人として、専門外ながら「門前の小僧習わぬ経を読む」式に勉強したものであ

図表26 主要なガングリオシドの構造式

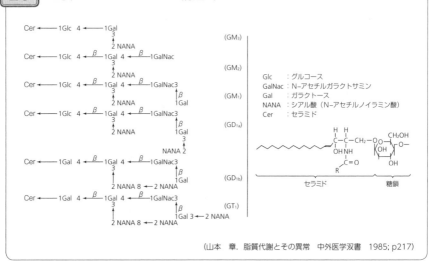

(山本　章．脂質代謝とその異常　中外医学双書　1985; p217)

る。神経髄鞘で多くを占めるセラミドは糖鎖としてはガラクトースが一つだけ付いたものである。ガングリオシドはシアール酸を含むオリゴ糖が付いたもので、これにはいくつもの分子種があり、神経の化学伝達に何らかの役割を果たしていると考えられている。日本で抗ガングリオシド抗体の研究論文が多く発表されている陰にはこうした時代的背景があった。

その後、抗ガングリオシド抗体はギラン・バレ症候群以外に、筋萎縮性側索硬化症を含む神経疾患患者の血清[3]や脳脊髄液[4, 5]からも検出された。さらに、先行する感染症のうち、*Campilobacter jujuni* の検出された症例では、GM1 タイプの GS に反応するものが多いという論文が相次ぎ報告され[6, 7]、同細菌のストレインの発現するリポポリサッカライドの中に GM1 類似のエピトープの存在することも立証されている[8]（図表27）[9]。

一方、ギラン・バレ症候群に先行するウイルス感染の中で、一番多いのは cytomegalovirus（CMV）であるが、Irie らによって3人の患者から抗 GM2 抗体が検出され[10]、Jacobs らによってこの抗体が CMV 感染症に対

第3章　自己免疫疾患：抗体病という皮肉な名前がぴったりしてきた

図表 27　ガングリオシド（GQ1b/GT1a）と Campylobacter jejuni のリポポリサッカライド（GD1c like LOS）の糖鎖類似性、および、ガングリオシド様の（GT1a like）LOS の合成経路

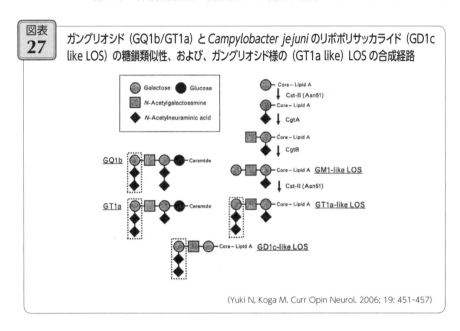

(Yuki N, Koga M. Curr Opin Neurol. 2006; 19: 451-457)

する特異性の高いことが立証された[11]。しかし、その後間もなく、この種疾患から GM2 のほか GM1、GD1a、GD1b、また CMV のほかに EB ウイルス感染症後のギラン・バレ症候群患者からも GM1、GM2、GD1a が検出される[12]など、感染症の原因微生物と症状、抗体が 1 対 1 に対応するものでないことを示す報告が次々に発表され[13, 14]、ホストの反応を含めた病勢が関与した結果との推測がなされている[15, 16]。

　ギラン・バレ症候群・Miller Fisher 症候群や一部の脳炎に見られる抗ガングリオシド抗体が Campilobacter jejuni のリポポリサッカライドと交差反応することを立証する研究はほかにいくつも報告されている[17-19]。しかし、重症筋無力症の場合のように抗原抗体反応の分子機作（molecular mechanism）を、たんぱく質の立体構造の上から詳細に追跡した研究報告[20]は未だ見当たらない。こうした状況の中で、GM1 様のオリゴ糖で感作された家兎での発症が確認されたことは大きい意義がある[21]。しかし、一方では、ガングリオシドを超えたリポポリサッカライドに構造類似性が認め

74　横断的に見る老年医学 —基礎と臨床の間を流離う—

られることが論議を呼んでおり[22, 23]、今後のたんぱく質構造の解析に待つ
ところが大きい。実際ガングリオシド自身の神経伝達機構における働き自身
が未だ明らかにはなっていない上、糖鎖構造の影響も一般化されたようには
みえない。

　ギラン・バレ症候群には軸索が傷害される軸索型と、脱髄が起こる脱髄型
があり、前者はカンピロバクターによる胃腸炎によって、後者は上気道炎に
よって先行される。脱髄型は軸索型よりも繰り返し反復することが多いとさ
れている[24]。軸索型では標的分子としてのガングリオシドが証明されるの
に対して、脱髄型の場合は標的分子ははっきりしないようである。また日本
の Wikipedia には脱髄型では脳神経障害が 30 ～ 40% に上るのに対して、
軸索型では「まれ」と記載されている。こうしたことは、細菌による胃腸感
染の場合、脳や神経が直接侵されることがなく、自己抗体を通じての損傷だ
けが問題となる（本当の抗体病である）一方、ウイルス感染によるもので
は、ウイルスによる脳・神経の損傷が基本となることで説明がつく。

　ギラン・バレ症候群は、先に名を挙げた細菌・ウイルスのほか、インフル
エンザウイルスや E 型肝炎ウイルスの感染[25, 26]に先行されることもある。
感染症のほか、色々なワクチンの接種後や悪性腫瘍にも続発する。その機作
については、最後の項でもう一度考え直すことにしたい。

【注釈1】抗ガングリオシド抗体は、ギラン・バレ症候群のほか、色々な神経疾患で検出
されている。それらのうち Miller Fisher 症候群、末梢性ニューロパチー、慢性
炎症性脱髄性多発性ニューロパチー（chronic inflammatory demyelinating
polyneuropathy）、多発性運動性ニューロパチー（multifocal motor
neuropathy）はギラン・バレ症候群の類縁疾患で、専門外の我々にとっては（専
門家の間でも、しばしば）鑑別困難であり、抗ガングリオシド抗体の研究論文で
も一括の上、対象として取り扱われている。これら以外では、自己免疫性疾患の代
表格である全身性紅斑性狼瘡（systemic lupus erythematodes）やシェーグレン
症候群のほか、パーキンソン病、そして原因が未だ不明の多発性硬化症（multiple
sclerosis）や筋萎縮性側索硬化症（amyotrophic lateral sclerosis: AML）が含
まれる。AML は抗ガングリオシド抗体が注目され出した初期から取り上げられて
いたのだが[27, 28]、最近の進歩した測定法を用いて集中的な検索が行われた研究結
果では、一般人口中の検出率と差がない[29]、あるいは陽性例は病変が下位ニューロ
ンだけに限られる症例で、診断上の問題と推定されている[30]。

第 3 章　自己免疫疾患：抗体病という皮肉な名前がぴったりしてきた　　**75**

【注釈2】ガングリオシドの生理作用としては、細胞の表面膜機能、特に神経の軸索の成長や
シナプス部における接続機能の分化、Ranvier 環の安定性などが想定されてい
る[29]。具体的な例としては、GM1、GD1 は有髄神経の髄鞘、特に Ranvier 環に
多い。また、GD1b が外眼筋を支配する脳神経の paranodal 領域に特に多いなど
の事実が挙げられている[30]。色々な分子種を knockout したマウスを用いた実験
で、ガングリオシドが炎症の防御、補体系の維持、ミクログリアやアストロサイト
の増殖などに不可欠というデータも示されている[31]。

■ 参考文献

1) Ilyas AA, Willison HJ, Quarles RH, Jungalwala FB, Cornblath DR, et al. Serum antibodies to gangliosides in Guillain-Barré syndrome. Ann Neurol 1988; 23: 440-447.

2) Kusunoki S. Antiganglioside antibodies in motor neuron disease and motor dominant neuropathies. Rinsho Shinkeigaku 1991; 31: 1316-1318.

3) Pestronk A, Adams RN, Clawson L, Cornblath D, Kuncl RW, et al. Serum antibodies to GM1 ganglioside in amyotrophic lateral sclerosis. Neurology 1988; 38: 1457-1461.

4) Stevens A, Weller M, Wiethölter H. A characteristic ganglioside antibody pattern in the CSF of patients with amyotrophic lateral sclerosis. J Neurol Neurosurg Psychiatry 1993; 56: 361-364.

5) Iñiguez C, Jiménez-Escrig A, Gobernado JM, Nocito M, Gonzalez-Porque P. Antiganglioside antibodies in the CSF of patients with motor neuron diseases and Guillain-Barré syndrome. J Neurol Neurosurg Psychiatry 1995; 58: 519-520.

6) Rees JH, Gregson NA, Hughes RA. Anti-ganglioside GM1 antibodies in Guillain-Barré syndrome and their relationship to *Campylobacter jejuni* infection. Ann Neurol 1995; 38: 809-816.

7) Jacobs BC, van Doorn PA, Schmitz PI, Tio-Gillen AP, Herbrink P, et al. *Campylobacter jejuni* infections and anti-GM1 antibodies in Guillain-Barré syndrome. Ann Neurol 1996; 40: 181-187.

8) Koga M, Gilbert M, Takahashi M, Li J, Koike S, et al. Comprehensive analysis of bacterial risk factors for the development of Guillain-Barre syndrome after *Campylobacter jejuni* enteritis. J Infect Dis 2006; 193: 547-555.

9) Yuki N, Koga M. Bacterial infections in Guillain-Barré and Fisher syndromes. Curr Opin Neurol 2006; 19: 451-457.

10) Irie S, Saito T, Nakamura K, Kanazawa N, Ogino M, et al. Association of anti-GM2 antibodies in Guillain-Barré syndrome with acute

76 横断的に見る老年医学 —基礎と臨床の間を流離う—

cytomegalovirus infection. J Neuroimmunol 1996; 68: 19-26.

11) Jacobs BC, van Doorn PA, Groeneveld JH, Tio-Gillen AP, van der Meché FG. Cytomegalovirus infection and anti-GM2 antibodies in Guillain-Barré syndrome. J Neurol Neurosurg Psychiatry 1997; 62: 641-643.

12) Khalili-Shirazi A, Gregson N, Gray I, Rees J, Winer J, Hughes R. Antiganglioside antibodies in Guillain-Barré syndrome after a recent cytomegalovirus infection. J Neurol Neurosurg Psychiatry 1999; 66: 376-379.

13) Mizoguchi K, Hase A, Obi T, Matsuoka H, Takatsu M, et al. Two species of antiganglioside antibodies in a patient with a pharyngeal-cervical variant of Guillain-Barré syndrome. J Neurol Neurosurg Psychiatry 1994; 57: 1121-1123.

14) Tagawa Y, Yuki N, Hirata K. Antiganglioside antibodies in various episodes in a patient with recurrent Guillain-Barré syndrome. J Neurol Neurosurg Psychiatry 1998; 65: 952.

15) Hadden RD, Karch H, Hartung HP, Zielasek J, Weissbrich B, et al. Preceding infections, immune factors, and ourcome in Guillain-Barré syndrome. Neurology 2001; 56: 758-765.

16) St Charles JL, Bell JA, Gadsden BJ, Malik A, Cooke H, et al. Guillain-Barré Syndrome is induced in non-obese diabetic (NOD) mice following *Campylobacter jejuni* infection and is exacerbated by antibiotics. J Autoimmun 2017; 77: 11-38.

17) Prendergast MM, Moran AP. Lipopolysaccharides in the development of the Guillain-Barré syndrome and Miller fisher syndrome forms of acute inflammatory peripheral neuropathies. J Endotoxin Res 2000; 6: 341-359.

18) Ang CW, Laman JD, Willison HJ, Wagner ER, Endtz HP, et al. Structure of *Campylobacter jejuni* lipopolysaccharides determines antiganglioside specificity and clinical features of Guillain-Barré and Miller Fisher patients. Infect Immun 2002; 70: 1202-1208.

19) Young JW, Mason DF, Taylor BV. Acute inflammatory encephalomyelitis following Campylobacter enteritis associated with high titre antiganglioside GM1 IgG antibodies. J Clin Neurosci 2009; 16: 597-598.

20) Noridomi K, Watanabe G, Hansen MN, Han GW, Chen L. Structural insights into the molecular mechanisms of myasthenia gravis and their therapeutic implications. Elife 2017; 6: e23043.

21) Yuki N, Suzuki K, Koga M, Nishimoto Y, Okada M, et al. Carbohydrate mimicry between human prostaglandin GMI and *Campirobacter jejuni* lipoporisaccharide causes Guillan-Barré syndrome. Proc Natl Acad Sci USA 2004; 101: 11404-10409.

第3章 自己免疫疾患：抗体病という皮肉な名前がぴったりしてきた　　*77*

22) Houliston RS, Vinogradov E, Dizieciatkowskaya M, Li J, StMichael F, et al. Lipopolysaccharide of *Campilobacter jejuni*: similarity with multiple types of mamaslian glycans beyond gangliosides. J Biol Chem 2011; 286: 12361-12370.

23) Morun AP, Appelmalik BJ, Aspinall AG, Pang M. Potential role of lipopolysaccharides of *Campirobacter jejuni* in the development of Guillan-Barré synfrome. J Endotoxin Res 1995; 2: 233-235.

24) Notturno F, Kokubun N, Sekiguchi Y, Nagashima T, De Lauretis A, et al. Demyelinating Guillain-Barré syndrome recurs more frequently than axonal subtypes. J Neurol Sci 2016; 365: 132-136.

25) Stevens C, Claeys KG, Poesen K, Saegeman V, van Damme P. Diagnostic challenges and clinical characteristics of hepatitis E virus-associated Guillain-Barré syndrome. JAMA2017; 74: 26-33.

26) Fukae J, Tsukagawa J, Ouma T, Kusunoki S, Tsubo Y. Guillain-Barré and Miller-Fisher syndromes in patients with asnti-hepatitis E antibody: a hospital-based survey in Japan. Neurol Sci 2016; 37: 1849-1851.

27) Freddo L, Yu RK, Latov N, Donofrio PD, Hays AP, et al. Gangliosides GM1 and GD1b are antigens for IgM M-protein in a patient with motor neuron disease. Neurology 1986; 36: 454-458.

28) Kusunoki S, Shimizu T, Matsumura K, Maemura K, Mannen T. Motor dominant neuropathy and IgM paraproteinemia : the IgM M-protein binds to specific gangliosides. J Neuroimmunol 1989; 21: 177-181.

29) Kollewe K, Wurster U, Sinzenich T, Körner S, Dengler R, et al. Anti-ganglioside antibodies in Amyotrophic lateral sclerosis revisited. PLoS One 2015; 10: e0125339.

30) Liu JX, Willison HS, Pedrosa-Domellöf F. Immunolocalization of GQ1b and related gangliosides in human extraocular neuromuscular junctions and muscle spindles. Invest Ophthalmol Vis Sci 2009; 3226-3232.

31) Ohmi Y, Tajima O, Ohkawa Y, Yamauchi Y, Sugiura Y, et al. Gangliosides are essential in the protection of inflammation and neurodegeneration via maintenance of lipid rafts: elucidation by a series of ganglioside-deficient mutant mice. J Neurochem 2011; 116: 926-935.

第3章 自己免疫疾患：抗体病という皮肉な名前が
ぴったりしてきた

3 ANCA 関連疾患と Goodpasture 症候群：微生物ペプタイドとの相同性から読み取る抗体病の実態

　最近、筆者の勤務する老健への入所申し込みの書類に、「ANCA 関連疾患」という病名を見つけて驚いた。アフェレーシス学会で聞き及び、また文献から読み取っている限り、この病気は、細小血管壁への炎症細胞の浸潤と組織の壊死を特徴とし、しばしば糸球体腎炎を伴う、稀で重篤な疾患である。原因は不明で、同じく細小血管の病気といっても、よく見かける Henoch-Schönlein 病（IgA vasculitis）や cryoglublinemia のように免疫複合体形成に関連したものではない。Wegener's granulomatosis、Chung-Strauss syndrome、あるいは Microscopic polyangitis という組織診断の上に、抗好中球抗体（antineutrophil cytoplasmic antibody：ANCA）【あるいは抗 PR3 抗体、抗 myeloperoxidase（抗 MPO）抗体】が陽性に出た場合に ANCA 関連疾患の診断名が与えられるらしいが、上記3種の疾患が組織的に確定していれば、血液で ANCA が陽性に出なくても ANCA-nagative の ANCA としてよいという、何ともわけのわからぬ病気である[1]。先ほどの患者さんは、いつ再発するかも知れず、常に病院受診が必要なようなので、老健での扱いには不向きと考えて入所はお断りした。

　そもそも、ANCA の抗原自体が明確ではなく、間接蛍光免疫法で好中球の細胞質が全体に染まるもの、顆粒上に染まるもの、核の周辺だけに限られるものなど色々なようで、いわゆるアズール顆粒にあるセリン PR3 や、chloride を hypochlorite に変える peroxidase を抗原にした抗体も測定の対象とされ、上記3疾患によって、また人種的（あるいは地域的）に違う結果が報告されている。ついでながら、急性期治療にはステロイドと cyclophosphamide、重症例には血漿交換療法が用いられ、これらによる寛解を維持するためには azathioprine、methotrexate、 mecophenolate、leflunomide が用いられる。

　抗体病の曖昧な実態に、狐につままれたような、釈然としない感じで文献検索を行った結果、ANCA はしばしばグッドパスチャー症候群と共存して見られるという文献[2] を見つけて「なるほど」と安心して理解を進めることができた。グッドパスチャー症候群は Wikipedia にも、別名を anti-GBM 病（antiglomerular basement membrane antibody disease：抗糸球体基底膜抗体病）と呼ぶと記されており、肺胞出血と腎不全を起こし致命的となる稀な病気である。筆者もたまたま名前（Goodpasture）の響きが良いのと、antibody disease（抗体病）というのに引きつけられて、何かの機会に知ったのを記憶していたものである。この抗体はタイプ4コラーゲンの α-3 sub-unit を標的として攻撃することがわかっていて、この抗原は Goodpasture antigen とも呼ばれる。この病気の発見はスペイン風邪の研究をしていた医学者によるもので、1919 年に論文として発表されているが[3]、抗体の完全な同定についての報告は 1995 年のことである[4]。

　急性で進行性の glomerulonephritis（糸球体腎炎）を中心とした古典的な考えによれば、ANCA と GBM は全身性の血管炎の確定材料でもなければ、（それらが陰性の場合に）否定的材料ともならず、また大規模の調査から、ANCA を定期的に繰り返して測ってもそれほど大きい臨床的な意義があるといえる結果は引き出せない。それでも、ANCA が陽性に出た患者では、糸球体腎炎の進行が速いのみか、肺胞出血や鼻腔から上気道にかけての閉塞が進行する確立が高く、寛解して一旦陰性になってもまた再燃する可能性が高いことから、一人ひとりの患者についての病状予測に役立つことが大きいとされている[5]。

　日本からも、肺線維症の既往のある患者に ANCA と抗 GBM 抗体の出現とともに糸球体腎炎が急速に進行し、肺出血が起こった4症例の総括報告や[6]、またプレドニゾロンに日本のお家芸とも言える血漿交換（アフェレーシス療法）を併用することによって ANCA と抗 GBM 抗体がともに陽性の症例を寛解に導きえたという報告[7] がある。しかし、抗体検査法の進歩した今でも[8]、稀ながら、ANCA も抗 GBM 抗体のすべてが検出されない重

症の細小血管炎による肺・腎症候群があり、強力な免疫抑制と血漿交換の併用療法の使用を訴える論文[9]もあることを念頭におく必要がある。

症例報告でもっとも興味を引かれるのは、デング熱の経過中に糸球体腎炎が急速に増悪した66歳の患者に、抗GBM抗体と抗MPO抗体が検出されたという報告である[10]。筆者が学生時代、連鎖状球菌感染と腎炎の関連を徹底的に叩き込まれた。その後、世間がきれいになり、栄養の改善と労働環境の整備など、生活環境全般の改善に伴って、医師の目は生活習慣病にばかり向けられ、感染症の研究を志す医学者は激減しているようである。筆者も長らく、動脈硬化を遺伝と生活習慣の関連面から捉えてきたのだが、老健の医療を担当するようになって、感染症の制御に多くの時間を費やさざるを得なくなった。そして今は、ヒトの生命を脅かすウイルスからいかにうまく身を守るかを最重要課題として、文献を読み漁っている。時代は輪廻するといわれるが、ANCAや抗GBM抗体など自己抗体の検出される重症腎・肺疾患の原因として、病原微生物と宿主の間の抗原決定基（分子の中の抗原性を決める、ある限られた部分）の類似性が強調されるようになった[11]。

病原微生物は、宿主（ヒト）に寄生した場合、微生物のもつたんぱく質の分子構造を宿主に似せる（擬態をとる）ことで、宿主の免疫細胞（T細胞、B細胞など）の攻撃を避けて生き残ろうとするという考え方がある[12-14]。しかし、ヒトもこれまでの進化の過程で、微生物の分子を取り込んで利用し、また生き残りを図ってきたのであるから、当然、体の構成成分（主にたんぱく質）の中に微生物と似た分子構造があっても不思議ではない。

最近、糸球体基底膜の抗原決定基である type 4 コラーゲンの α_3 subunit（α_3 (IV) NC1）の129～159のアミノ酸からなるペプチドを標的として、2,326種の微生物のデータベースから感染性との関係の可能性をもつペプチドを選び出し、抗GMB抗体をもつ患者血清と反応させて抗原性を調べたデータが報告されている[15]。その結果、選ばれた7個のペプチドのうち4個が患者のIgGとIgM抗体の双方と交差反応し、1個はIgG抗体のみと反応した。選ばれたペプチドのうち、*Bacteroides*、*Saccharomyces cervisiae*、*Bifidobacterium thermophilium* から得られたペプチドに

第3章　自己免疫疾患：抗体病という皮肉な名前がぴったりしてきた　　**81**

患者血清との反応が高率（IgG で 61 ～ 74%、IgM で 45 ～ 67%）にみられた。これらの微生物はいずれも、病原性については日和見感染を起こす程度のものであり、この疾患の病態に関連していたかどうかは不明であるが、ペプチドと反応した血清のもち主の患者は血清クレアチニン値が高く、病理所見でも ANCA 関連の細小血管炎に特徴的な crescent 形成が高率にみられたと文献に記載されている。

　ANCA は全身性紅斑性狼瘡でも陽性に出ることが多いが、いま一つ ANCA が診断上で重要な意義をもつと言われているのは炎症性腸疾患（Crohn 病と潰瘍性大腸炎）であり、この場合は ANCA の中でも核の周辺に染まる pANCA が特徴的とされている[16]。ついでながら、炎症性腸炎のマーカーとしては、この pANCA とともに、先に少し触れた酵母の一種 *Saccharomyces cerevisiae* の細胞壁成分に対する抗体（ASCA: この場合は糖鎖が epitope すなわち抗原決定基となる）も注目を集めている[17, 18]。主に分泌腺が侵される Sjögren 症候群でも、同症候群に特徴的な抗 Ro/SSA、抗 La/SSA[19] に加えて全身性の自己抗体である抗核抗体の存在は多発性ニューロパチーの存在と相関する[20]。要するに、自己抗体の存在は、組織障害がどの程度に（深く、広く）進んでいるかの判断材料として重要な指標であるが、病気の原因にどのように関わっているかについての解釈は極めて複雑で、未だに推測の域を出ない。

■参考文献

1) Dharmapalaiah C, Watts RA. The role of biologics in treatment of ANCA-associated vasculitis. Mod Rheumatol 2012; 22: 319-326.

2) Rutgers A, Slot M, van Paassen P, van Breda Vniesman P, et al. Coexistance of anti-glomerular basement membrane antibodies and myeloperoxidase-ANCAs in crescentic glomerulonephritis. Am J Kydney Dis 2005; 46: 253-262.

3) Goodpasture EW. Landmark publication from The American Journal of the Medical Sciences: The significance of certain pulmonary lesions in relation to the etiology of influenza. Am J Med Sci 2009; 338: 148-151.

4) Kalluri R, Wilson CB, Weber M, Gunwar S, Chonko AM, et al. Identification of the alpha 3 chain of type IV collagen as the common

autoantigen in antibasement membrane disease and Goodpasture syndrome. J Am Soc Nephrol 1995; 6: 1178-1185.

5) Sinclair D, Stevens JM. Role of antineutrophil cytoplasmic antibodies and glomerular basement membrane antibodies in the diagnosis and monitoring of systemic vasculitides. Ann Clin Biochem 2007; 44: 432-442.

6) Nakabayashi K, Fujioka Y, Nagasawa T, Kimura T, Kojima K, et al. Dual myeloperoxidase-antineutrophil cytoplasmic antibody- and antiglomerular basement membrane antibody-positive cases associated with prior pulmonary fibrosis: a report of four cases. Clin Exp Nephrol 2011; 15: 226-234.

7) Murakami T, Nagai K, Matsuura M, Kondo N, Kishi S, et al. MPO-ANCA-positive anti-glomerular basement membrane antibody disease successfully treated by plasma exchange and immunosuppressive therapy. Ren Fail 2011; 33: 626-631.

8) Sowa M, Trezzi B, Hiemann R, Schierack P, Grossmann K, et al. Simultaneous comprehensive multiplex autoantibody analysis for rapidly progressive glomerulonephritis. Medicine (Baltimore) 2016; 95: e5225.

9) Munshi BD, Sengupta S, Sharan A, Mukhopadhyay S, Ghosh B, et al. Anti-neutrophil cytoplasmic antibody (ANCA)-ngative small vessel vasculitis: a rare cause of pulmonary renal syndrome. Intern Med 2015; 54: 2759: 2763.

10) Lizarraga KJ, Florindez JA, Daftarian P, Andrews DM, Ortega LM, et al. Anti-GBM disease and ANCA during dengue infection. Clin Nephrol 2015; 83: 104-110.

11) Couser WG, Johnson RJ. The etiology of glomerulonephritis: roles of infection and autoimmunity. Kidney Int 2014; 86: 905-914.

12) Karlsen AE, Dyrberg T. Molecular mimicry between non-self, modified self and self in autoimmunity. Semin Immunol 1998; 10: 25-34.

13) Liang B, Mamula MJ. Molecular mimicry and the role of B lymphocytes in the processing of autoantigens. Cell Mol Life Sci 2000; 57: 561-568.

14) Farris AD, Keech CL, Gordon TP, McCluskey J. Epitope mimics and determinant spreading: pathways to autoimmunity. Cell Mol Life Sci 2000; 57: 569-578.

15) Li-JN, Jia X, Wang Y, Xie C, Jiang T, et al. Plasma from patients with anti-glomerular basement membrane disease could recognize microbial peptides. PLoS One 2017; 12: e0174553.

16) Sandborn WJ. Serologic markers in inflammatory bowel disease: state of the art. Rev Gastroenterol Disord 2004; 4: 167-174.

17) Quinton JF, Sendid B, Reumaux D, Duthilleul P, Cortot A, et al.

Anti-saccharomyces cerevisiae mannan antibodies combined with antineutrophil cytoplasmic autoantibodies in inflammatory bowel disease: prevalence and diagnostic role. Gut 1998; 42: 788-791.
18) Dotan I, Fishman S, Dgani Y, Schwartz M, Karban A, et al. Antibodies against laminaribioside and chitobioside are novel serologic markers in Crohn's disease. Gastroenterology 2006; 131: 366-378.
19) Franceschini F, Cavazzana I. Anti-Ro/SSA and La/SSA antibodies. Autoimmunity 2005; 38: 55-63.
20) Ter Borg EJ, Kelder JC. Is extra-glandular organ damage in primary Sjögren's syndrome related to the presence of systemic auto-antibodies and/or hypergammaglobulinemia? A long-term cohort study with 110 patients from the Netherlands. Int J Rheum Dis 2017; 20: 875-881.

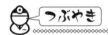

高血圧は困りものだが、低血圧も困る

　先の著書に記したように、筆者はストレスによって大きく揺れる血圧に悩まされている。ところが70歳を過ぎたある日、軽い風邪症状に伴った眩暈で2日ばかり臥床を余儀なくされた。血圧は100を切っていた。その頃、近所でも「血圧の下がる風邪」が流行っていたようで、SIADHか何か副腎機能低下に関連した現象のようであった。以後、数カ月に1度くらい、仕事疲れの後、目疲れを強く覚え、1～2日間血圧が下がって、体がふらついて倒れそうな感じがすることを経験している。こうした時、場合によっては胃腸の不具合を感じ、臭気の強いガスが出た後収まることもある。ANCA関連疾患が全身性のものとしてとらえられ、炎症性腸疾患にまで範囲が広げられている現在、比較的軽度の変化が目立たぬうちに繰り返して起こっている可能性を念頭に置く必要がある。動脈硬化・脳血管障害をもつ人では、血圧低下が脳血流量の低下を通じて認知症の増悪を招く可能性もある。

第3章 自己免疫疾患：抗体病という皮肉な名前が
ぴったりしてきた

4 傍腫瘍性神経症候群

　傍腫瘍性症候群あるいは腫瘍随伴症候群とは、腫瘍そのものの存在による
局所的な症状ではなく、腫瘍細胞が分泌するホルモンやサイトカインなどを
介して、あるいは腫瘍に対する自己免疫反応によって引き起こされる症状、
あるいは症候群であり、多くは腫瘍が見つかる前から現れて医師の診断を
惑わせる。筆者も現在勤務している施設で8年間に少なくとも2例、こう
した現象（原因は不明）を経験した。1例は、片足のレイノー現象（循環障
害）で、地域の中核医療センターでの最初の血管造影では下肢動脈の閉塞は
はっきりせず、その後の検査で肺がんとその肝臓転移が発見され、間もなく
死亡。この患者は、初め膠原病内科宛に紹介したのだが、その医師は自分の
専門領域とはみなさず、循環器科に送ったようである。次の1例は、2年間
にわたって手足の厥冷（循環不全）が続いたが、血清アミロイドAたんぱ
くが著明に増加、腹部のCT検査で腎腫瘍が見つかり、最終的に腹膜炎を
起こして死亡した。2症例とも傍腫瘍性症候群と見て間違いはなく、自律神
経障害か末梢の微小循環の血管壁、あるいは、それを調節する因子の異常に
よるものと推測される[1,2]。

　傍腫瘍性症候群には色々な疾患が関係する。ホルモン関係で、副腎の腺腫
で起こる高血圧（高アルドステロン血症）は腫瘍細胞が本来もっている作用
によるもので傍腫瘍性症候群とはいい難いが、すい臓がんがセロトニンやブ
ラディキニンを分泌する場合はやはり「普通ではない」と考えられよう。
肺がんのうち、小細胞性がんは取りわけ転移しやすく、予後が悪い悪性の
がんであることで有名であるが、SIADHのような電解質異常や辺縁系脳炎
（limbic encephalitis）のような神経症状など、色々な傍腫瘍性症候群を発
現する。

第3章　自己免疫疾患：抗体病という皮肉な名前がぴったりしてきた　**85**

　最近、多くの研究者が興味をもっているのは、自己免疫現象に繋がる自律神経と運動機能の異常である[3,4]。末梢神経の過剰興奮のため睡眠中も持続する四肢筋肉の痙攣・強直（neuromyotonia）や筋肉の表面を漣が伝わって行くような不随意運動（myokimia）を主症状とする Isaacs 症候群、これに不整脈、重度の便秘、尿失禁、発汗、流涙、流涎などの自律神経症状、さらに不眠、幻覚、夜間の異常行動を加えた Morgan 症候群と呼ばれるものがあり、最近、患者血液から電位依存性カリウムチャネル（voltage-gated channel: VGKC）複合体、あるいはそれらを構成する各分子に対する自己抗体が発見された。これらは VGKC 複合体関連疾患と総称され、細胞表面のチャネルが減少するためカリウム電流が抑制され、末梢神経の機能障害が起こるもので、自然寛解することはなく、治療に難渋する。細胞外抗原に対する抗体に対しては、免疫療法やアフェレーシス療法が有効である。元の腫瘍としては胸腺腫、肺がん、リンパ腫が報告されている。

　VGKC は辺縁系脳炎でも検出されている。辺縁系脳炎は、亜急性に進行する近時記憶障害・見当識障害、極期にはてんかんを合併、MRI で見られる側頭葉内側の信号異常、しばしば SIADH を合併するなどを特徴とし、免疫グロブリン大量注入やステロイドによる免疫療法、アフェレーシス療法によく反応する。傍腫瘍性での発現は、小細胞性肺がんに関連したものが報告されている。

　Stiff-person syndrome（全身性強直症候群）は、名のとおり、筋肉のこわばり・強直、そして知覚・情緒刺激による有痛性の痙攣を主兆候とする疾患である。筋電図上に主導筋・反主導筋の持続的な同時収縮活動が記録され、ベンゾゼゼピンによく反応する。これら症例の 85% は本態性（原因不明）で、多くの患者血清からはグルタミン酸脱カルボキシラーセ（glutamic acid decarboxylase: GAD65）に対する抗体が検出され、抗体の存在は 1 型糖尿病に関連する。これに対して小細胞性肺がんや乳がんに随伴する傍腫瘍性のものでは抗 amphiphysin 抗体が自己抗体として検出され、一頃、傍腫瘍性の診断に決定的なものとも考えられていたが、辺縁系脳炎、自律神経障害、小脳・脊髄疾患でも抗 amphiphysin 抗体が、他の抗神

経抗体とともに検出されることが多く、傍腫瘍性に特徴的なものとは断定できなくなっているようである[5, 6]。

　傍腫瘍性自己免疫疾患として挙げられているものには、これらのほか、抗 CRMP5（collapsing response mediator protein 5）抗体が検出される chorea（ほぼ 100 ％が傍腫瘍性）、紅斑性狼瘡（SLE）に随伴し抗リン脂質抗体の検出される chorea、dyskinesia を主兆候とし抗 N-methyl-D-aspartate（NMDA）receptor 抗体が検出される抗 NMDA receptor 脳炎、GABA receptor 脳炎など多種の報告があり、抗 Hu、抗 Yo、抗 CRMP5、抗 MA たんぱく抗体など、神経系の色々な細胞に発現している機能分子に対する抗体が検出されるたびに、新しい「抗体病」が生まれて、収集困難な事態になってきている。

　これらのうち、たとえば、Hu 抗原は、神経と小細胞肺がんに発現している 35 ～ 40kD の RNA 結合たんぱくで、併発している腫瘍のほとんどは小細胞肺がんで、また喫煙歴がある。神経症状はニューロパチー、辺縁性脳炎、小脳変性症、など多岐にわたるが、主たるものはニューロパチーであり、かつ感覚性のものが多い[6]。いずれにしても、自己抗体は、組織やオーソドックスな病気の範囲を超えて（広い範囲にわたって）検出され、抗体がどうして作られるに至ったかの原因は不明のままに残されている。

　細菌やウイルスなどの微生物が自己免疫を誘導する機作として一番わかりやすいのは抗原のエピトープの類似性で、抗体病という呼び名がぴったり当てはまるケースである。組織構造や細胞の崩壊によって隠されていた抗原が露出するという仮説も理解しやすい。しかし、自己免疫現象を生むには他にもいくつかの機作が想定されており、抗体病の病理は極めて複雑である。傍腫瘍性症候群の場合も、感染症の場合と同じ（あるいは、類似の）機作の存在が想定されるが、免疫現象の解析は脳の働きの解析と同じく、人工頭脳の構築を通じてのみ可能としてよいであろう。

第3章 自己免疫疾患：抗体病という皮肉な名前がぴったりしてきた

■ 参考文献
1) 山本　章、山﨑紘一．高齢者における末梢循環障害・水疱性皮膚疾患と血清アミロイドA蛋白．日本老年医学会雑誌 2017; 54: 191-194.
2) Jöneskog G. Why critical limb ischemia criteria are not applicable to diabetic foot and what the consequences are. Scand J Surg 2012; 101: 114-118.
3) Panzer J, Dalmau J. Movement disorders in paraneoplastic and autoimmune disease. Curr Opin Neurol 2011; 24: 346-353.
4) 宮本勝一，編．自己免疫性脳炎に対するアフェレシス．日本アフェレシス学会雑誌　2017; 36（No1）: 3-40.
5) Moon J, Lee ST, Shin JW, Byun JI, Lim JA, et al. Non-stiff anti-amphiphysin syndrome: clinical manifestations and outcome after immunotherapy. J Neuroimmunol 2014; 274: 209-214.
6) 髙橋和也．その他の傍腫瘍性脳炎．日本アフェレーシス学会雑誌 2017; 36: 32-36.

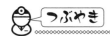

脳裏にひらめく
　我々の脳には単に数だけでは表すことのできない複雑な情報が詰まっている。裏という漢字が使われるのは、事情の複雑性のために簡単には表に出せない状態にあることを意味する。時には大事なものをふと思いつくことがある。しかし、普段から考えているのでなければ、言葉の論理でまとめ上げて実効性のあるものにすることは難しい。神経内科の先生方は、複雑な脳の病気を紐解きながら的確な診断を下そうとするのだから大変な仕事をすることになる。人工頭脳に多額の研究費をかけるのはまさにこの領域か。目先の医療経済の問題として論ずるのでなく、先を見越しての科学研究への投資として、また、頭を使いながら仕事する医師と研究者を育てる格好な場として、政府が評価してくれることを願う。神経内科は、患者側は「特定疾患」として補助を受けるが、医療側にとっては診察時間がかかる割に医療費としての報酬は少ない。

第3章 自己免疫疾患：抗体病という皮肉な名前が
ぴったりしてきた

⑤ 自己免疫現象の基本となる、リンパ球による「自己・非自己」の識別機構

　免疫の基本は、宿主（我々の体）を有害な微生物から守ることである。外界から侵入する微生物は色々な組織に分布する樹状細胞（dendritic cell）や単球によって認識されるが、彼らがどういう存在かを識別し、記憶し、抗体を産生したり、即時に攻撃する現場の主たる担当者はリンパ球（BおよびT細胞）である。非自己の認識は、特徴的なたんぱく質分子内のペプチド構造によって行われるが、場合によっては自己のたんぱく質を誤って侵入者と認識し、これを攻撃することで宿主にとって異常な事態（病気）が発生することがある。これが自己免疫現象（疾患）であるが、こうした間違いが起こるのには、①特徴的なたんぱく質についての、宿主と微生物間の抗原（ペプチドあるいは糖鎖構造）の類似性、②隠された自己抗原の顕性化と拡散が考えられている[1-3]。

　抗原の類似性に関しては、mimicry（模倣、擬態）という語が使われる。リンパ球が標的とするのは一般的なたんぱく質よりも、それぞれに特徴的な微生物の、それも細胞内で分解されてできた短い（数個あるいは20個程度のアミノ酸からなる）ペプチド、あるいはそれに付いたlipopolysaccharide（LPS）の糖鎖であり、偶然の一致というより、微生物が宿主内での生き残りをかけて、自分のペプチド構造を宿主のものに似せて変化させた結果の産物というのが、mimicryという語が使われる発想の元である。

　リウマチ熱で心臓が侵されるのは連鎖状球菌の表面膜を作るMたんぱくと筋肉のミオシンとのペプチドのアミノ酸配列の類似性による（**図表28**）。また多発性硬化症（multipule sclerosis）の原因に関して、myelinのbasic proteinと細菌やウイルスのたんぱく質の構造の一部（抗原となり

第3章　自己免疫疾患：抗体病という皮肉な名前がぴったりしてきた　　**89**

> **図表 28**　**人の病気に対するＴ細胞レベルでの分子類似性の例**
>
> | 病気 | 宿主の抗原 | 擬態抗原 |
> |---|---|---|
> | 多発性硬化症 | ミエリンの塩基性たんぱく質
リン脂質結合たんぱく質 | 各種ウイルスたんぱく質
Saccharomyces cerevisae、
CRM1たんぱく質 |
> | インスリン依存性糖尿病 | グルタミン酸脱炭酸酵素 | コクサッキーウイルス、
P2-Cたんぱく質 |
> | 原発性胆汁性肝硬変 | ピルビン酸脱水素酵素複合体
（PDC-E2） | 大腸菌PDC-E2 |
> | リウマチ性心臓病 | 心筋たんぱく質 | β溶結性連鎖状球菌、Mたんぱく質 |
> | シャーガス病 | 心筋ミオシン重鎖 | *Trypanosoma cruzi*、
B13たんぱく質 |
>
> (Karlsen AE, Dyrberg T. Semin Immunol 1998; 10: 25-34)

うるペプチド）を比較した結果、129のペプチドから1つの細菌と7つの
ウイルスから類似性の候補が見出されている[4]。単純疱疹ウイルス（herpes
simplex virus）が恐ろしい角膜炎の原因となるのは有名であるが[5]、この
ウイルスの glycoprotein D の中に、神経・筋接合部のアセチルコリン受容
体のα subunit の親水性部分に類似した構造をもつ部分が見つかり、後者
に対して作った抗体が前者と交差反応することも報告されている[6]。

　問題は、こうしたペプチドの構造類似性が1箇所だけに留まらず、自己
免疫疾患の再燃が起こるたびに、次々に多くの新しいエピトープが生まれて
いる、換言すると、それまで隠れていたエピトープ（cryptic epitope）が
発現することである。典型的な例として挙げられるのが全身性紅斑性狼瘡
（systemic lupus erythematosus: SLE）で、二重鎖DNA、クロマチン、
ribonucleoprotein（RNP）など核内のものを含む多数の細胞内の大分子
がターゲットとなっている。とりわけ pre-mRNA のスプライシングに働く
snRNP は 70K 並びに A ～ G と名づけられる7種のたんぱく質からなる

が、病勢の再燃とともに、これらのたんぱく質内のものと類似のエピトープ が Epstein-Barr ウイルスの中に拡散（epitope spreading）して行くこと が実験的に証明されている[2, 7]。ヒトの場合に似た病気をもつ実験動物を使 用することによって、多発性硬化症や糖尿病（傍腫瘍性症候群の項参照）で も同様の epitope spreading の起こることが推測されている。

　重要なことは自己か非自己かの認識が、たんぱく質全体でなく、免疫細胞 の中で分解されてできた断片（ペプチド）について行われることである。 微生物の示す自己に類似した抗原を敵として認識し、その情報が抗原提示 細胞から T 細胞へ、さらに B 細胞に移されることによって、自己の抗原に 対する免疫寛容が破られるのであるが、「隠れた epitope の暴き出し」の場 合、B 細胞が新たに抗原提示細胞となって再び T 細胞へと情報が移される ときに epitope spreading の現象が起きるという想定が示されている（図 表 29、30）[1, 2]。自己のもつたんぱく質（抗原）の修飾による非自己化は、 微生物の感染に限らず、外来の化学物質、さらにはストレスや薬物、また高

図表 29　ウイルスなどの微生物はいかにして自己免疫を起こすのか

- 多クローンにわたる B および T リンパ球の活性化
- リンパ球表面抗原（MHC クラス I または II）の過剰発現
- 分裂促進因子、スーパー抗原（T 細胞を特異的に活性化する抗原）
- 免疫細胞を賦活するサイトカインの放出
- リンパ球、単球の機能の変化
- 修飾された、隠れた、あるいは新しい抗原決定基の露出
- 分子類似性（擬態性）

(Karlsen AE, Dyrberg T. Semin Immunol 1998; 10: 25-34)

第3章　自己免疫疾患：抗体病という皮肉な名前がぴったりしてきた

図表 30　T並びにB細胞の耐性の破綻

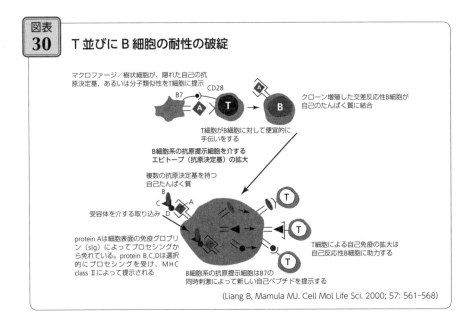

(Liang B, Mamula MJ. Cell Mol Life Sci. 2000; 57: 561-568)

血糖に伴う糖化によって自己の身体の中でも起こりうる。第2項に挙げた *campylobacter jejuni* の持つリポオリゴ糖の、ギラン・バレ症候群の原因にかかわる意義についての Yuki N と Moran AP の間の論争も、最終的には T 細胞の機能解析の中で完結されるであろう[8]。ヘルペス科のウイルスによる疱疹や薬疹が高齢者にしばしば見られることは先の章にも述べた。免疫を守ることこそ、高齢になっても健康で働けるための最も重要な条件の一つといって間違いはないであろう。

■参考文献

1) Karlsen AE, Dyrberg T. Molecular mimicry between non-self, modified self and salf in autoimmunity. Semin Immunol 1998; 10: 25-34.
2) Liang B, Mamula MJ. Molecular mimicry and the role of B lymphocytes in the processing of autoantigens. Cell Mol Life Sci 2000; 57: 561-568.
3) Farris AD, Keech CL, Gordon TP, McCluskey J. Epitope mimics and determinant spreading: pathways to autoimmunity. Cell Mol Life Sci 2000; 57: 569-578.

4) Fujinami RS, Oldstone MB. Amino acid homology between the encephalitogenic site of myelin basic protein and virus: mechanism for autoimmunity. Science 1985; 230: 1043-1045.
5) Zhao ZS, Granucci F, Yeh L, Schaffer PA, Cantor H. Molecular mimicry by herpes simplex virus-type 1: autoimmune disease after viral infection. Science 1998; 279: 1344-1347.
6) Schwimmbeck PL, Dyrberg T, Drachman DB, Oldstone MB. Molecular mimicry and myasthenia gravis. An autoantigenic site of the acetylcholine receptor alpha-subunit that has biologic activity and reacts immunochemically with herpes simplex virus. J Clin Invest 1989; 84: 1174-1180.
7) James JA, Harley JB. A model of peptide-induced lupus autoimmune B cell epitope spreading is strain specific and is not H-2 restricted in mice. J Immunol 1998; 160: 502-508.
8) Moran AP, Prendelgust MM, with reply by Yuki N. Molecular mimicry in *Campylobacter jejuni* lipopolysaccharides and development of Guillain-Barré syndrome. J Infect Dis 1998; 178: 1549-1551.

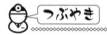

自己免疫疾患の治療終了マーカーを求める

　自己免疫疾患の治療にはステロイドの大量投与が行われることが多いが、薬剤量漸減の後、維持量をどこまで続ければよいか、副作用、特に糖尿病の悪化と骨粗鬆症が危惧される場合、決断に難渋することが多い。重症筋無力症に対して胸腺摘出術を行った症例の術後平均 87 カ月中の完全寛解率は 32％、薬物使用で寛解を得ているものは 48％という報告がある[1]。類天疱瘡については第 3 章の【症例に学ぶ】に既述したように、抗 BP180 抗体のレベルと共に血清アミロイド A たんぱくがマーカーとして役立つようである。

　1) Nazarbaghi S, et al. N Am J Med Sci 2015; 7: 503-508.

【症例に学ぶ】高齢者に多い類天疱瘡－その原因をたどる

　類天疱瘡は高齢者に非常に多い水疱性・自己免疫性皮膚疾患であり、老健の医師・看護師なら常時 2 ～ 3 の症例を経験しているはずである。特に最近、アルツハイマー型認知症で重症になるほど、BP180 抗体の検出率と値がともに高く、しかもステロイドによる治療後の再発率が高いという報告まで出て[1]、免疫研究者の注目を集めている。

　BP180 は真皮と表皮の接合に働く重要なたんぱく質であり、自己抗体を生みやすい免疫優性エピトープを多くもっている[2]。この他、BP230、BP200 といったたんぱく質も挙げられており、日本からの報告では BP180 の検出率は 51％ に対して BP230 のほうが 74％ と多いものの[3]、基礎、臨床の両面から BP180 のほうがより重要と考えられている[2, 3]。

　しかし、第 3 章で詳述したように、自己抗体の発生にはそれなりの条件が必要である。老健では看護師や介護士が長期間継続して入所者の健康状態を観察しているので、医師は彼らを通じて発症前から寛解に至る間の身体の変化を的確に把握することができる。第 1 章に挙げた症例は発症前に、四肢末梢の循環障害を起こし、発症後まもなく SAA 値の上昇を認めた。以下に、寛解に近い状態になって入所してきた別の症例の 1 年数カ月間の経過を示す。

　【症例】入所約 2 年前に類天疱瘡の診断でステロイド療法を受けたが改善せず、血漿交換療法を受けた。入所時プレドニゾロン（PSL）5mg × 1.5 錠/日で上肢・体幹の皮膚には粗造な感じが残っていたが、入所後は新しい皮疹の発生なく、約 1 年間、皮膚の状態は続けて改善してきた。抗 BP180 抗体値は入所約 1 カ月後の 10.9 から 3 カ月後に 13.5 とやや上昇していたが、SAA 値は 5.0、浮腫なく、皮膚の状態も良好なので、5 カ月目に入って、PSL を 5mg × 1 錠から、さらに 0.5 錠/日に減量した。

　入所 9 カ月目の検査では CRP と SAA 値はそれぞれ 0.02 と 2.7 で、いずれも正常範囲内であったが、抗 BP180 抗体値は 16.9、12 カ月目の検査では 44.0 に上昇したので、PSL を 10mg/日に増量したが、その 1 カ月後

の抗体値は 60 を超えた。本症例は以後、ステロイド剤を以前のベタメサゾン 0.5mg 1 錠に変更し、皮膚科医師による経過観察を続けている。この時点では未だ水疱は表れていない。フランスで 120 人の症例を集めた多施設共同研究の結果[4] によれば、ステロイド療法後の寛解時の抗 BP180 抗体の cutoff 値を 23U/mL とした場合、感度 84.2%、予測度 33.3% で再発に繋がるとのデータが示されている。

【類天疱瘡の真の原因は何かを考える】

類天疱瘡の原因としては薬物、感染、火傷、silicosis、乾癬に対する PUVA 治療などのさまざまな化学的、物理学的侵襲、遺伝的にはヒト白血球表面抗原（HLA）の関与が挙げられているが、確定的なものはない[5]。自己抗体が存在しても病気として発現しない場合の多いことが次々と明らかになってきたのに伴い、自己抗体がどの免疫グロブリン分画に入っているのかによる違いとともに、調節 T 細胞（Treg）の機能不全（シグナル伝達機構の異常) を取り上げた論文が多くみられるようになるとともに[6-8]、自己寛容とそれに伴う過剰な自己抗体産生の抑止が重要な因子として問題視されるようになった[9]。

類天疱瘡の予後規程因子を調べた研究では、高齢と女性に加えて、心不全・脳卒中の既往、認知症の存在が予後不良に繋がり、特に日常生活の自立性の低下が優位な影響を与えている[10]。ウイルス感染に関しては、第 2 章 4 項に挙げた 2 つの論文以外にもヘルペスウイルスの関与を示す報告[11] があり、肝炎ウイルスの関与も想定されている[5]。今後コツコツと症例を追う臨床医と医学研究者の努力によって、トリッガーとなる事態[12] と、抗体の対象となるエピトープの拡大[13] などのデータが蓄積され、原因から発症・増悪に至る過程が解明されることが期待される。しかし、いかなる治療も予防に勝る対処法はない。

■参考文献

1) Kokkonen N, Herukka S-K, Huilaja L, Kokki M, Koivisto AM, et al. Increased levels of the bullous pemphigoid BP180 autoantibody are

第3章　自己免疫疾患：抗体病という皮肉な名前がぴったりしてきた　　**95**

associated with more severe dementia in Alzheimer's disease. J Invest Dermatol 2017; 137: 71-76.

2) Liu Y, Li L, Xia Y. BP180 is critical in the autoimmunity of bullous pemphigoid. Front Immunol 2017; 8: 1752.

3) Tanaka M, Hashoimoto T, Dykes PJ, Nishikawa T. Clinical manifestations in 100 Japanese bullous pemphigoid cases in relation to autoantigen profiles. Clin Exp Dermatol 1996; 21: 23-27.

4) Fichel F, Barbe C, Joly P, Bedane C, Vabres P, et al. Clinical and immunologic factors associated with bullous pemphigoid relapse during the first year of treatment: a multicenter, prospective study. JAMA Dermatol 2014; 150: 25-33.

5) Lo Schiavo A, Ruocco E, Brancaccio G, Caccavale S, Ruocco V, et al. Bullous pemphigoid: etiology, pathogenesis, and inducing factors: facts and controversies. Clin Dermatol 2013; 31: 391-399.

6) Antiga E, Quaglino P, Volpi W, Pierini I, Del Bianco E, et al. Regulatory T cells in skin lesions and blood of patients with bullous pemphigoid. J Eur Acad Dermatol Venereol 2014; 28: 222-230.

7) Kalekar LA, Schmiel SE, Nandiwada SL, Lam WY, Barsness LO, et al. CD4 (+) T cell anergy prevents autoimmunity and generates regulatory T cell precursors. Nat Immunol 2016; 17: 304-314.

8) Lopez AT, Khanna T, Antonov N, Audrey-Bayan C, Geskin L. A review of bullous pemphigoid associated with PD-1 and PD-L1 inhibitors. Int J Dermatol 2018; 57: 664-669.

9) Yang S, Fujikado N, Kolodin D, Benoist C, Mathis D. Immune tolerance. Regulatory T cells generated early in life play a distinct role in maintaining self-tolerance. Science 2015; 348: 589-594.

10) Holtsche MM, Goletz S, van Beek N, Zillikens D, Benoit S, et al. Prospective study in bullous pemphigoid: association of high serum anti-BP180 IgG levels with increased mortality and reduced Karnofsky score. Br J Dermatol 2018; April 1. [Epub ahead print]

11) Barrick BJ, Barrick JD, Weaver CH, Lohse CM, Wieland CN, et al. Herpes zoster in patients with bullous pemphigoid; a population-based case-control and cohort study. Br J Dermatol 2016; 174: 1112-1114.

12) Mai Y, Nishie W, Sato K, Hotta M, Izumi K, et al. Bullous pemphigoid triggered by thermal burn under medication with a dipeptidyl peptidase-IV inhibitor: a case report and review of the literature. Front Immunol 2018; 9: 542.

13) Didona D, Di Zenzo G. Humoral epitope spreading in autoimmune bullous diseases. Front Immunol 2018; 9: 779.

「腸内細菌の免疫系への関与：三題噺」

【第1話】インターロイキン 10 欠損マウスに *Compylobacter. jejuni* を
与えて腸炎と自己免疫を起こす際、発症が感染源（発病した患者）
から得られた菌種を用いた場合に規られる。また germ-free マウス
に腸炎や GBS を発症した人の糞便細菌叢を定着させた上、これに
C. jejuni を感染させた場合、*C. jejuni* の定着率が高くなり、GBS に特
徴的な、ヘルパー 2T リンパ球依存性の自己抗体産生を増強させる
（Brooks PT, et al. Microbiome 2017; 5: 92）。

【第2話】プロトンポンプ阻害薬（PPI）の投与は小腸内細菌を増加さ
せることによって、過敏性腸症候群（IBS）を起こす可能性がある
（Su T, et al. J Gastroenterol 2018; 53: 27-36）。しかし、上部腸管からの
腸内容吸引によって得られた細菌数の増加は、PPI によってすべての
人に誘発されているのではなく、もともと IBS のある患者に限られ
ているという論文が報告されている（Giamarellos-Bourboulis EJ, et al.
BMC Gastroenterology 2016; 16: 67）。

【第3話】腸内細菌の大腸組織侵入を防ぐメカニズムの解明：先著「老
年医療を通じて知る老化の予防」で「良い腸内細菌叢が病原細菌の
侵入を防ぐ」という論文（Grenham S, et al. Front Physiol 2011; 2: 94）
を引用したが、その著書を書き上げた後、奥村・竹田らによって大
腸上皮は内・外 2 層の厚い粘液層によって覆われており、そのうち
内粘液層には大腸菌のような鞭毛をもつ病原菌は侵入することがで
きないこと、その防御機構は大腸上皮に特異的に発現する「Lypd8
と呼ばれる GPI アンカー型の膜たんぱく質」が鞭毛に結合するこ
とによることが発表された（Okumura R,et al. Nature 2016; 532: 117-
121）。生体はやはり、自分の体を守ることをヒト（他の生物）任せに
はしていないようである。

第4章

結石症

① 腎結石は性別・年齢を問わず非常に多い疾患である。結石の成分では、蓚酸カルシウムが70～80%を占め、ついで尿酸、リン酸カルシウムとなるが、アンモニアを産生する腸内細菌（特にProteus属）の感染を伴うものでは、リン酸アンモニウム・マグネシウムの結石（Struvite stone）が多くなる。

② 100年近く前から、原発性の腎結石は尿中でなく、腎臓の実質（Papilla：腎丘）内でリン酸カルシウムとして生まれるという説があり、最近でも、ストレスによって生じた血液／尿成分の変化や、結石予防因子の欠損が腎実質内での結石形成に関与するという臨床的あるいは実験的観察結果が報告されている。

③ 胆石については、生活習慣の欧米化に伴う胆汁中コレステロール排泄の増加が強調されているが、腎結石の場合と同様に、細菌感染に伴うビリルビンカルシウムの析出も忘れてはならない。特に東アジアにおいては、肝臓内（細胆管）結石が多く、寄生虫の影響が考えられるものの、原因は未だ明らかでない。

④ 胆嚢にできる胆泥は妊婦に多く見られるほか、急速な肥満や減量、完全経静脈栄養に伴って起こる。多くの場合は原因が除かれると消失するが、糖尿病性神経障害やコレシストキニンの分泌低下による場合、胆石形成のリスクが2～3倍に上るともいわれるので、超音波による精密検査をする必要がある。

筆者は若いときから腎結石による疝痛を何度も経験し、そして年取った今も、疝痛こそないものの、腎結石による尿路と骨盤症状に悩まされている。始まりは大学3年生の頃、右下腹部（回盲部）に疝痛が起こり、医師である叔父にモルヒネを注射してもらって軽快、3〜4年後にも同様の症状があった。30歳の頃に医局のスポーツ・娯楽会の折ビールをがぶ飲みした後の排尿時、便器にカチンと音がして初めて結石の排出を確認した。

大学医局での生活は、臨床技術の習得と研究に極めて多忙であり、筆者はストレスが重なるたびに口腔粘膜にアフタ（アフタ性口内炎）ができるとともに、腎結石の症状をしばしば経験した。その頃、「ストレスによってクエン酸回路の有機酸が失われる」という論文を読んだことがある。またロスアンジェルス留学中はアフタがほとんどできなかった（空気が乾燥していて、汗をほとんどかかず、またオレンジなどのフルーツが簡単に手に入る）ことから、帰国後もできるだけ果物を多く摂取するようにし、さらにアフタができたときはクエン酸とVCを服用するようにとの小論文を書き、患者さんに奨め、自分でも心がけた。そのためか、アフタはできても頬の粘膜に少し違和感を感じる程度で、本式の口内炎になることはほとんどなかった。一方、腎結石の軽い発作は何度も経験したが、1〜数日で収まり、いつも身近に置いているコリオパン（butropium bromide: 鎮痙薬）もほとんど服用せず、残りは40年後の最近まで旅行用の薬袋に入ったままであった。アメリカで腎結石ができたのは赤ワイン（日本のように高価でない）のせいではないかと思い当たったのは、帰国後かなりの年月が経って生活にゆとりができ、ぶどう酒を嗜むようになってからのことである。

筆者は胆石には罹ったことはない。しかし、大阪大学での研究事始は脂肪肝と胆石であり、しかも経済の伸長に伴う病気の変化（胆石と動脈硬化は親戚であるという事実）を目の当たりにする一つの重大な機会ともなった。筆者は以前、「結石ができるのは上皮細胞の表面に創ができるため」と話して、消化器外科の友人から、「そんな創を見たことはない」と一蹴されたことがある。しかし、腎結石発生の古い論文を読んでみて、若い頃の推測が正しかったと、思いを新たにして、今、この文章を書いている。

第4章 結石症

① 腎結石

●1 腎結石とは（種類と成分）

　腎臓並びにそこから始まって尿道口に終わる尿路にみられる結石は、それぞれの存在場所によって腎結石、尿管結石、膀胱結石、尿道結石と呼ばれる。総称として尿路結石（Urolithiasis）という用語があるが、一般的には腎結石（kidney stone あるいは renal stone）が用いられることが多い。尿はその鉱質成分によってほとんど常に過飽和の状態にあるといってよく、これが析出して結晶を作り、条件によって成長して結石となる。ほとんどの人はいつも微小な結石を排出しているのであるが、5mm 以上の大きさになると尿管に詰まって疝痛を起こす。腎臓の糸球体で血液から濾過された電解質やクレアチニン、尿素などの血漿成分は Henle's loop で処理（排泄・再吸収）された後、尿となって腎椎体ピラミッド内の集合管から腎盂の始まりともいえる小腎杯（図表31）に排出されるのだが、多くの結石はこの最後の所で形成されるようである。

　膀胱は腎臓と並んで結石が形成される場所であるが、ここでは水分摂取が少なくて脱水状態になった場合や、滞留時間の長さや細菌感染が大きい問題となる。カテーテルの使用はそれ自体と、細菌感染の両者を通じて結石を生みやすい環境を作る。アンモニアを産生する腸内細菌（特に *Proteus mirabilis*、*Proteus vulgaris*、*Morganella morgani*）の感染症の場合に、燐酸アンモニウム・マグネシウムの結晶（発見者の名前によって Sturvite stone と呼ばれる）が作られる。

　結石の成分で一番多いのは蓚酸カルシウムで、尿がやや酸性に傾いたときに多く作られ、結石全体の 80％を占める。これに次いで多い（5 ～ 10％

を占める）のは燐酸カルシウム（アパタイトあるいは brushite）で、こちらは尿がアルカリ性に傾いたときに多くなる。蓚酸カルシウム結石とリン酸カルシウム結石は単独で存在することも、両者が複合して存在することもある[1]。先に挙げた Sturvite stone も 10 〜 15％くらいを占める。こうした Ca や Mg 塩を主とした無機塩類と並んで問題となるのは尿酸結石（5 〜 10％）で、蓚酸カルシウム結石同様、尿が酸性に傾いたときに多くなる（図表 32）。蓚酸は野菜に多く含まれ、野菜やナッツ類を多く食べる人で起こりやすい。Ca の尿中排泄が多いと当然結石の形成は多くなる。しかし、Ca の摂取は蓚酸を便中に排泄させるので、結石の予防に繋がる。蓚酸は体内で代謝産物としても産生され、また、炎症性腸疾患、特に潰瘍性大腸炎や Crohn 病では多量尿中に排泄される。

　尿酸は肥満などに伴う高尿酸血に伴って尿中排泄が多くなり、結石の原因となる。しかし、高尿酸血がなくても尿中排泄が多くなる場合も多い。尿の酸性化もまた尿酸が析出しやすい条件を作る。先に挙げた炎症性大腸疾患の場合は、尿酸結石も作られやすい。

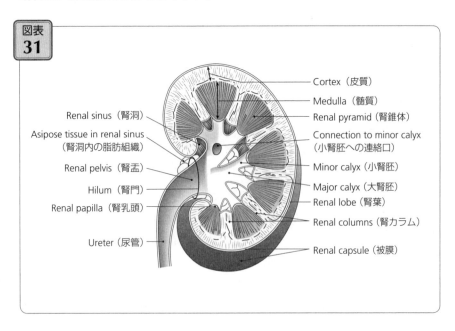

図表 31

第4章 結石症　*101*

図表 32	尿路結石（腎臓結石）の組成

タイプ	頻度	条件	色	X線透過性	由来
Calcium oxalate	80%	尿が酸性	黒／暗茶色	不透過	食品中のシュウ酸 体内のカルシウムとシュウ酸
Calcium phosphate	5–10%	尿がアルカリ性	汚れた白色	不透過	プロテウス属の細菌の存在で 成長する
Uric acid	5–10%	尿が持続的に酸性	黄／赤褐色	透過	動物性食品
Struvite	10–15%	腎臓での感染	汚れた白色	不透過	尿路感染
Cystine	1–2%	稀	淡紅／黄色	不透過	体内のシスチン
Xanthine		極めて稀	レンガ色	透過	

(https://en.wikipedia.org/wiki/Kidney_stone_disease より引用)

2　腎結石の形成過程（腎結石の多くは腎臓内で生まれる）

　結石の生まれる過程は筆者にとって極めて興味ある問題であった。それは、筆者が何度も腎結石やアフタ性口内炎を経験し、特に後者がストレスの後にできることが確かなことから、こうした上皮の創が元となって過飽和の状態にある鉱質が析出すると信じていたからである。筆者が5歳の頃（1937）に発刊された雑誌にまさにそれを追及した論文[2]のあることを知ったのは最近のことである。著者のRandellは、結石をもつ人の多くのサンプルの解剖結果から、元となる燐酸カルシウムの結晶が集合管の排泄口のある乳頭（renal papilla）の組織内に作られ、その表面が破れて、そこに蓚酸カルシウムを主とする結晶が成長すると説明している。

　Randellは結石形成機作について、まず、それまでに提唱されていたいくつかの仮説、（1）尿の流れの停滞、（2）感染、（3）ビタミン欠乏、（4）副甲状腺機能亢進、（5）コロイド化学について、臨床と実験の二つの観点か

ら証拠を挙げた後、一般的な機作として通用するかどうかを論じている。た
とえば (1) の尿の流れや (2) の感染については、水腎症 hydronephrosis
や腎盂膿瘍 pyonephrosis がしばしば結石を伴い、実験的にもこうした状
態を作ることができるものの、一般的にはこのような条件なしで結石が作ら
れていることが圧倒的に多い。(3) のビタミン欠乏など食事性のものにつ
いては、実験的に作られるものは、結石の成分や場所について、臨床で見ら
れるものとは著しく異なっている。また (4) の副甲状腺機能亢進症につい
ては、その患者 35 人の 65.7％に結石が見つかったという報告もあるもの
の、300 例の腎結石患者で副甲状腺機能亢進症は 5％を占めるに過ぎない。
このようにして、結石形成の基本的な機作としては (1) から (4) までの
仮説はいずれも不十分であると結論づけている。また (5) の仮説は確かに
魅力的なものではあるが、尿がその成分について飽和に近い、あるいは過飽
和の状態にありながら、必ずしも結石ができずにいること自体が、当時の知
識の深さからは討論の対象にできないことを挙げている。溶質の析出を防ぐ
とされる Tamm-Horsfall protein やオステオポンチンが見つかったのは、
ずっと後年になってからのことである。

　こうした考察を基にして Randell は 1935 年から 1937 年までの間に解
剖で得られた 429 対の腎臓を精査した結果、73 個 (17％) に papilla (腎
丘) の一つ、あるいは複数個に結石に関連する病巣を発見した。病巣は
papilla の頂点に近く存在し、クリーム色をしており、上皮細胞層の上 (外
側) ではなく、下 (subepithelial) に存在していた。顕微鏡観察では、燐
酸あるいは炭酸カルシウムの沈着が tubulus の中でなく、papilla の間質に
起こっていて、カルシウムの沈着に伴って尿細管の末端部は縮んだり、拡大
したりして機能しなくなっていた。場所によっては、上皮細胞が破壊され、
間質内に作られた燐酸・炭酸カルシウムの小塊の上に蓚酸カルシウムの塊が
付いて、小腎杯の中に突き出た形で存在していた。こうしたカルシウム塩の
結晶がはがれて結石となるのであって、剖検例の 17％という高頻度にみら
れることから、これが腎結石形成の基本的な機作であると、彼は結論づけて
いる。

それでは、どうして腎臓の組織内で結石ができるのか。体の奥深くで起こっている細かい変化を体外から把握することは、機器診断の進歩した今でも難しく、わかる範囲で得られた状況証拠の積み上げを元に推測と解析を重ねて行くしかない。腎結石と Ca 代謝を調べた論文を通覧した結果からは、腎結石を反復している患者では、尿中蓚酸 Ca 排泄が高く、クエン酸濃度が低いことが指摘されている（図表33）[3]。酸化ストレスの立場から蓚酸結石の形成過程を説明しようとする科学者は、結石を作りやすい動物を使った、あるいは細胞レベルでの実験から、過酸化脂質、チオバルブツール酸反応性物質、ヒドロペルオキシド、dien conjugate が大量に放出されること、そしてその元には、superoxide dismutase（SOD）や catalase などの抗酸化酵素、VE、還元グルタチオンなどの radical scavenger の欠乏[4]と、蓚酸の供給に働く蓚酸結合たんぱくなどの増加[5]が共存することを証明し、尿細管・尿管上皮での蓚酸結晶の沈着がフィチン酸（phytic acid）やマニトールなどの radical scavenger によって防止できると主張している。

図表33　初回受診腎結石患者と反復受診患者の背景比較

一部項目のみ抜粋	初回受診	反復受診	P 値
年齢	32.5 ±12.9	36.8 ±13.6	** 0.004
尿中カルシウム（g/d）	0.26 ±0.13	0.32 ±0.15	** 0.001
尿中リン（g/d）	1.05 ±0.57	0.89 ±0.40	* 0.012
尿中クエン酸（g/d）	481.8 ±188.7	397.1 ±146.3	*** 0.000
尿中シュウ酸（g/d）	22.1 ±9.9	28.5 ±12.4	*** 0.000
カルシウム/クレアチニン（g／g）	0.16 ±0.9	0.28 ±0.23	* 0.049
カルシウム/クエン酸（g／g）	0.65 ±0.46	1.02 ±0.74	*** 0.000
クエン酸/クレアチニン（mg／g）	501.6 ±181.4	337.7 ±191.4	** 0.006
シュウ酸/クレアチニン（mg／g）	19.7 ±5.8	23.8 ±5.9	* 0.023

P値：スチューデントT検定での有意性　*〈0.05、**〈0.01、***〈0.001、有意でない項目は除外

(Çakıroğlu B, et al. Arch Ital Urol Androl. 2016; 88: 101-105)

104 横断的に見る老年医学 —基礎と臨床の間を流離う—

　Schwille らの臨床研究グループは、結石外来に通う 187 人の患者から彼らのいう「標準的臨床検査」で得られた結果を、1) 尿中の non-albumin protein（N-alb P）並びに 2) 尿の pH と、malondialdehyde、hypoxanthine によって代表される尿、並びに血中のストレス関連因子との相関、3) 尿の燐酸、蓚酸カルシウムの析出過程の電子顕微鏡的観察を通じて解析した[6]。その結果、酸化ストレスの指標（過酸化脂質関連）である malondialdehyde と、組織の低酸素状態を示す指標である hypoxanthine は、1) N-Alb-P の排泄増加（> 4.7mg/2hr）、および 2) 尿 pH の増加（> 6.14）と相互に高い相関関係にあり、さらには 1) は血圧の高さ、Na、Mg、クエン酸、尿酸、尿量、尿 pH と有意に相関し、2) は血圧や vasopressin の増加なしに、尿量と xanthine の増加、Na、Mg、クエン酸、尿酸の減少と関連する。重要なことは、高い尿 pH は燐酸カルシウムの過飽和状態を示す指標と高い相関を示すが、蓚酸カルシウムのそれとは関連がないことである。さらに眼で見てよくわかる結果として、3) 電子顕微鏡下に pH 6.0 の環境でまず作られる結晶は燐酸カルシウムであることが証明された。

　この論文は年取った読者（筆者）にとって、結石促進と抑制に働く諸因子の混ざり合う中での複雑な思考を要する、実に読みづらい論文であったが、「Ca 分の少ない燐酸カルシウムの結晶が元となり、pH の上昇に伴い順次 Ca 分が増加して hydroxyapatite となり、その上に蓚酸カルシウムの結晶が乗る」という、50 年前の Randell の仮説が実証されたこともあって、ヨーロッパの科学者の息の長さと哲学志向を感じ取れた論文であった。現在では尿路結石ができやすい遺伝疾患がいくつか明らかにされているが（**図表34**）、それらで腎結石のすべてを語ることは不可能である。

3　感染に伴う結石形成（Infection stones）

　広義の腎結石（尿路結石: urinary stone）の約 15％を占める[7]。膀胱炎、腎盂炎など炎症に伴うものであるが、urease を産生する細菌、特に

| 図表 34 | 尿路結石につながる遺伝性疾患の例 |

	(遺伝性)	異常部位	現象型
高カルシウム尿症			
1) Dent 病	（X染色体）	エンドソームClチャネル	高Ca, リン酸尿
2) Barter病III	（常染色体劣性）	クロールチャネル	高Ca, 低K血性アルカローシス
3) Barter病V	（常染色体優性）	Ca筋小胞体	高Ca, 低K, Mg血性アルカローシス
4) 家族性低Ca血性高Ca尿症	（常染色体優性）	Ca筋小胞体	高リン酸血, 低PTH
5) 家族性低Mg血性高Ca尿症	（常染色体劣性）	Paracellin 1	多尿, テタニー
原発性高蓚酸尿症			
1) タイプI	（常染色体劣性）	glyoxylateからglycineへの転換障害 →oxalateの過剰産生	慢性腎不全
2) タイプII	（同 上）	glyoxylateからglycolateへの転換障害、グリセリン酸の排泄増加	
遠位尿細管アチドーシス			
1) タイプI	（常染色体優性）	chloride-bcarbonate exchanger	骨軟化症, 低K血
2) タイプII	（常染色体劣性）	proton secretion	聴覚不全, クル病, 低K血
3) タイプIII	（常染色体劣性）	proton secretion	発育不全, クル病, 低K血

Coe, et al. J Clin Invest 2005; 2598 （一部改変）

Proteus mirabilis、*Proteus vulgaris*、*Morganella morgani* が、尿素をアンモニアと二酸化炭素に分解し、前者がカルシウム、マグネシウムと反応して $NH_4MgPO_4 \cdot 6H_2O$ （発見者の名前を取って Struvite stone と呼ばれる）の結晶を作り、また後者は carbonate apatite を作る。ある報告によれば、尿中カルシウム、蓚酸、尿酸が高い状態は感染結石をもつ患者全体の 40％、34％、20％を占め、struvite との混合結石も作られやすい（**図表35**）[8]。もちろん、大腸菌を含む腸内細菌には多くに種類があり、これらの菌のほとんどは大なり小なり尿中アンモニアを増やし、アルカリ性に傾けることで、結石形成を助ける。*Proteus mirabilis* をインターネットで調べると、結石に付きやすいといったことまで書かれている。

　感染結石は脊髄損傷や尿管逆流症など尿路感染を起こしやすい条件を備えている患者に多い。したがって、女性高齢者で陰部の清潔を保てない人々が多くなっている現在では、混合結石が多くなっているはずである。

106　横断的に見る老年医学 ―基礎と臨床の間を流離う―

図表 35　感染と尿路結石

a) 結石の種類別頻度

	純粋なStruvite結石　(n=19)	混合結石　(n=35)
女性	11 (58%)	23 (66%)
家族歴	2 (11%)	12 (34%)
結石の既往	10 (53%)	25 (71%)
尿路感染の既往	14 (74%)	20 (29%)
神経因性膀胱	12 (63%)	0
尿路の異常	5 (26%)	0

b) 起因菌検出

	17/19	24/35
Escherichia coli	3 (16%)	16 (67%)
Proteus mirabills	9 (47%)	2 (6%)
Klebsiella pneumoniae	2 (11%)	3 (9%)
Enterococci	2 (11%)	1 (3%)
Mixed (more than one strain)	1 (5%)	2 (6%)

(Cicerello E, et al. Arch Ital Urol Androl. 2016; 88: 208-211)

4　尿結石成長予防因子

　尿はほとんど常に、その溶質について過飽和あるいはそれに近い状態で、いつ結石ができてもおかしくない状態にある。結石形成にはまず核ができ、それが成長、癒合し、また尿路の上皮に接着することでさらに成長する。5mm 以内の石は尿管、尿道の狭い空間を通って排泄されるが、それ以上になると膀胱内に溜まったままになる。尿の中には発生から成長の過程を抑制する高分子物質（glycoprotein）が含まれていて、成分が同定され、遺伝的に結石抑制機能の低下した variant の存在も明らかにされているものがある。Uropontin (osteopontin)、nephrocalcin、uromodulin が主要な 3 種であるが、そもそもの始まりは、uromodulin またの名 Tamm-Horsfall protein (THP) である。

　THP は、その名称にある二人によって 1952 年に正常人の尿から分離・同定された[9]。Henle ループのマトリックス中で作られ、papilla 内に局

在して、尿中には分泌されるが血中には検出されない。尿中の濃度の低い人は結石の発生が多いが[10]、結石予防の機作は未だ明らかでない。分子量は85kDaであるが、尿中では数百万Daの大きい凝塊を作り、また酸性下で濃縮されるとゲル状になる。遺伝性の腎髄質嚢胞症の人や若年性の高尿酸血性腎症の人に、この遺伝子の欠損症が多くみつかっている。Tamm-Horsfall proteinはトランスポーターとしての作用をもち[10]、大腸菌を閉じ込めて上皮細胞への障害を阻止するストーリーも記載されている。Randellは、80年前の彼の論文の中で感染の意義をかなり厳しく検討した上で、結石形成にとって本質的なものでないとした。胆石の形成についても同様の議論があり、未だ決着していない。

Osteopontin（OPN）もNephrocalcinも、ともにリン酸化された酸性の糖たんぱく質である[11]。OPNは骨の鉱質沈着に働くが、骨以外の組織の石灰化にも働く。腎臓での発現は通常はHenleループの厚い上行脚とpapillaの上皮細胞に限られる[12, 13]。OPNはin vitroの実験で、Caの析出、結晶化、上皮への接着を阻害する。OPNはCaの沈着以外でも、重要な働きをもっている。それは各種の免疫細胞に発現して、化学遊走、細胞への接着、サイトカインの発現、さらにはアポトーシスと、広い範囲に作用して炎症を調整する役目をもっているようである。Osteopontinが結石形成を抑えるという主流の考え方に対して、例えば名古屋市立大学の郡教授のように、osteopontinは尿路結石形成を誘導すると考える研究者もある。これはインターネットの教室紹介にも掲示されている。

Nephrocalcin（NPC）は人を含む多くの動物の腎臓から抽出され、14,000Daの、γカルボキシグルタミン酸を含む（VK依存性の）リン酸化された糖たんぱく質である。NPCの存在下に微小結石が成長する過程がよく調べられている[11]。尿中の濃度に匹敵する条件で結石成長阻害が起こるが、Caのキレートを通じて起こるにしては、濃度が低すぎるのと、NPCが存在すると結晶の形がいびつになることから、結晶の表面を覆うことで成長を阻害していると推定されている。他のたんぱく質と同様に、結晶が作られてからというよりも、核を元に結晶が生まれる過程を探るほうが重要であ

108　横断的に見る老年医学 ―基礎と臨床の間を流離う―

ろう。大きい蓚酸カルシウム結石の表面では、小さい結晶が新しく生まれる（新しい nucleation が起こる）事が知られているが、NPC や結石のない人からの尿を添加すると、その過程が阻害されるという実験がある[14]。papilla の内部環境に匹敵する条件での観察が期待される。

　最近、臨床病理と直結するすばらしい動物実験の結果が報告されている[15]。THP と OPN のそれぞれを欠損するマウスを作ったところ、前者では 14.3%、後者では 10% に papilla 内の間質に燐酸カルシウムの沈着が自然発生したという論文である。両者の欠損する場合にはこの減少は 39.3% の高率に上った。THP・OPN 欠損動物に高蓚酸血症を作った場合は、蓚酸カルシウムの結晶析出と結石形成は尿路に広範囲に起こり、こうした動物からの尿は尿路上皮への蓚酸カルシウム水和物の接着を阻害する能力に欠けていたとのことである。Randell 先生もって瞑すべし（ただし、この論文の引用文献はすべて 1985 年以降のもので、残念ながら Randell の論文は引用されていない）。

5　腎結石を防ぐ手立て

　腎結石の年間発生は人口の 0.1 ～ 0.4% を占め、欧米における一生を通じての結石経験は 8 ～ 15% といわれている。問題は腎結石が加齢とともに増加し、一度経験した人ではその半数が再発を繰り返すことである。ここに引用した総説では[16]、「常識的なダイエット」として、十分な水分に加えて、毎日 1,200mg のカルシウムの摂取、新鮮肉の摂取制限、塩分制限をする事によってカルシウム結石の反復を半分に減らせると記載されている。

　水分の摂取の効果を示す論文の一つでは[17]、199 人のカルシウム結石初回経験者と 100 人のコントロールを対照として選び、それぞれをランダムに 2 群にわけ、1 群には水分摂取のみでの治療を指示、他の 1 群には水分を含めて食事の変更全くなしで 5 年間の経過観察を行った。結石経験者は対照に比べて水分摂取は有意に少なかった（1,057 ± 238 vs 1,401 ± 562）。5 年間の観察の間の結石発生はグループ 1（水分補充群）では

12/99（繰り返しの間隔 38.7 ± 13.2 カ月）に対して、グループ 2（水分補充なし群）では 27/100（繰り返しの間隔 25.1 ± 16.4）と、より頻回の発症があった。治療開始前の尿の蓚酸カルシウム、brushite、尿酸の過飽和状態は、治療前後ともに、結石経験者で高かった。

　食事を通じてのカルシウムの摂取は、Ca 結石をもつ人々にとっては「なぜ？」といぶかしがる処置であろう。筆者自身も、健康診断で大動脈に石灰の沈着が増加していると知ってからは、カルシウムの摂取に怖気がついたものである。しかし、PubMed に出てくる文献を通覧した結果を見ると[18]、1）結石の背景因子のいかんに関わらず、水分摂取量を増やすことは治療の主体をなす、2）尿中 Ca 排泄の高い人については、1 日 1g 以上の Ca 摂取と低たんぱく、適度の減塩が有効とされている。

　カルシウム結石をもつ人は尿中クエン酸排泄が少ないといわれる。クエン酸の結石防止効果は、Ca イオンと可溶性の錯塩を作ることのほか、THP など結石防止に働くたんぱく質の効果を助長するともいわれている[19-21]。クエン酸をカリウム・マグネシウム塩の形で服用することで、蓚酸カルシウムの過飽和状態の緩和が期待される。先に書いたように、筆者がカリフォルニア在留中、日本で悩まされていたアフタ性口内炎に罹ることがほとんどなかった。おそらくは、レモンを食べる機会が多かったからと考えている。ビタミン C を多量に摂取すると尿結石ができるという報告がある。しかし果物には、ビタミン C とともにクエン酸が多く含まれている。なんと自然はうまくできているものか。

　高齢者では発熱が頻回に見られる。これは感染症だけでなく、筋肉の減少も関係する。男性に限って、体温の上昇の頻度と腎結石の間に正の相関がみられるという面白い（実用的な）論文がある[22]。ついでながら、超音波検査で腎結石の見つかった人では、それまで虚血性心臓病を指摘されたことがなくとも、冠状動脈の石灰化が見つかることが多いとのことである[23]。

■参考文献

1) Coe FL, Evan A, Worcester E. Kidney stone disease. J Clin Invest 2005; 115: 2598-2608.
2) Randell A. The origin and growth of renal calculi. Ann Surg 1937; 105: 1009-1027.
3) Çakıroğlu B, Eyyupoğlu E, Hazar AI, Uyanik BS, Nuhoğlu B. Metabolic assessment of recurrent and first renal calcium oxalate stone formers. Arch Ital Urol Androl 2016; 88: 101-105.
4) Selvam R. Calcium oxalate stone disease: role of lipid peroxidation and antioxidants. Urol Res 2002; 30: 35-47.
5) Selvam R, Kalaiselvi P. Oxalate binding proteins in calcium oxalate nephrolithiasis. Urol Res 2003; 31: 242-256.
6) Schwille PO, Schmiedl A, Wipplinger J. Idiopathic recurrent calcium urolithiasis (IRCU): Variation of fasting urinary protein is a window to pathophysiology or simple consequence of renal stones in situ? Eur J Med Res 2009; 14: 378-392.
7) Bichler KH, Eipper E, Naber K, Braun V, Zimmermann R, et al. Urinary infection stones. Int J Antimicrob Agents 2002; 19: 488-498.
8) Cicerello E, Mangano M, Cova GD, Merlo F, Maccatrozzo L. Metabolic evaluation in patients with infected nephrolithiasis: Is it necessary ? Arch Ital Urol Androl 2016; 88: 208-211.
9) Tamm I, Horsfall FL Jr. A mucoprotein derived from human urine which reacts with influenza, mumps, and Newcastle disease viruses. J Exp Med 1952; 95: 71-97.
10) Lau WH, Leong WS, Ismail Z, Gam LH. Qualification and application of an ELISA for the determination of Tamm-Horsfall protein (THP) in human urine and its use for screening of kidney stone disease. Int J Biol Sci 2008; 4: 215-222.
11) Worcester EM. Urinary calcium oxalate crystal growth inhibitors. J Am Soc Nephrol 1994; 5: S46-S53.
12) Kleinman JG, Wesson JA, Hughes J. Osteopontin and calcium stone formation. Nephron Physiol 2004; 98: 43-47.
13) De Yore JJ, Qiu SR, Hoyer JR. Molecular modulation of calcium oxalate crystallization. Am J Physiol Renal Physiol 2006; 291: F1123-F1131.
14) Asplin J, DeGanello S, Nakagawa YN, Coe FL. Evidence that nephrocalcin and urine inhibit nucleation of calcium oxalate monohydrate crystals. Am J Physiol 1991; 261: F824-F830.
15) Mo L, Liaw L, Evan AP, Sommer AJ, Lieske JC, et al. Renal calcinosis and stone formation in mice lacking osteopontin. Tamm-Horsfall protein, or both. Am J Physiol Renal. 2007; 293: F1935-1943.

第4章　結石症　*111*

16) Hess B. Pathophysiology, diagnosis and conservative therapy in calcium kidney calculi. Ther Umsch 2003; 60: 79-87.
17) Borghi L, Meschi T, Amato F, Briganti A, Novarini A, Giannini A. Urinary volume, water and recurrences in idiopathic calcium nephrolithiasis: a 5-year randomized prospective study. J Urol 1996; 155: 839-843.
18) Prezioso D, Strazzullo P, Lotti T, Bianchi G, Borghi L, et al. Dietary treatment of urinary risk factors for renal stone formation. A review of CLU Working Group. Arch Ital Urol Androl 2015; 87: 105-120.
19) Caudarella R, Vescini F. Urinary citrate and renal stone disease: the preventive role of alkali citrate treatment. Arch Ital Urol Androl 2009; 81: 182-187.
20) Pak CY. Citrate and renal calculi: an update. Miner Electrolyte Metab 1994; 20: 371-377.
21) Tiselius HG, Berg C, Fornander AM, Nilsson MA. Effects of citrate on the different phases of calcium oxalate crystallization. Scanning Microsc 1993; 7: 381-389.
22) Ichiyanagi O, Fukuhara H, Naito S, Nishida H, Sakurai T, et al. Rise in ambient temperature predisposes aging, male Japanese patients to renal colic episodes due to upper urolithiasis. Scand J Urol 2017; 12: 1-7.
23) Kim S, Chang Y, Sung E, Kang JG, Yun KE, et al. Association between sonographically diagnosed nephrolithiasis and subclinical coronary artery calcification in adults. Am J Kidney Dis 2018; 71: 35-41.

◆・◆・◆・◆・◆・◆・◆・◆・◆・◆・◆・◆・◆・◆・◆・◆・◆・◆・◆・◆

【ワインの澱から結石を考える】

　腎結石形成には、カルシウム塩や尿酸が過飽和の状態にあることが基本になっている。また、蓚酸結石の発生には尿中の蓚酸とカルシウム双方の濃度が影響しているのに対して、燐酸結石の場合は尿中のカルシウム濃度とpH、そして尿酸結石の場合は尿のpHが決定的因子となっている[1]。濃度を下げるために水の摂取を多くすればよいと考えがちであるが、実際上、300mL以上多く摂ることは困難であり、水の摂取を増やそうとすると、どうしてもナトリウムの摂取が多くなり、カ

ルシウムの排泄も多くなる。さらに、尿にカルシウムや蓚酸塩を加えて過飽和の状態から結晶が析出するのを調べた実験によれば、結石の持ち主の尿は、結晶の析出が起こりやすいとのことである[2]。

尿結石で思い起こされるのはワインの澱（おり）である。筆者はワイン好きであるが、重厚な赤ワインを飲むと尿結石ができやすくなることに気づいてからは、ボルドーよりブルゴーニュを選び、それも1グラスに限るようにしている。ワインの澱は酒石酸塩を主に、タンニンやポリフェノールが析出（結晶化）したものであり、長く保存の利く良いワインは瓶の側に澱が溜まっている。酵母の作るマンノプロテインには酒石酸の結晶化を抑制する働きがあり、樽で熟成させたワインは澱が少ないそうである。メーカーによっては樽から瓶詰をする前に酒石酸の結晶を加え、これを核にして、過飽和になっている酒石酸を析出させて取り除くとのこと。

尿の中には、Tamm-Horsfall protein やオステオポンティンのように結石形成を抑えるたんぱく質が含まれていて、核になる微小な結晶ができてもすぐに大きくは成長するものではなく、また消えて行っているのであろう。現実に結石ができて成長するには、そして、結石のできやすい人には諸々の因子が働いているようである。ワインから受ける教訓と恩恵は大きい。

参考文献
1) Asplin JR, Parks JH, Coe FL. Dependence of upper limit of metastability on supersaturation in nephrolithiasis. Kidney Int 1997; 52: 1602-1608.
2) Asplin JR, Parks JH, Nakagawa Y, Coe FL. Reduced crystallization inhibition by urine from women with nephrolithiasis. Kidney Int 2002; 61: 1821-1829.

第4章 結石症

2

胆石

1　胆石とは（その種類と成分）

　胆石症は、特に高齢者において、消化器疾患の中で一番多い疾患の一つである。場所からみると、肝臓内の細胆管にできる細かい砂【胆砂】、胆汁を一旦蓄える胆嚢【胆嚢胆石】、胆嚢から十二指腸に至る排泄管【胆管、あるいは総胆管結石】（後者はしばしば十二指腸への排泄口であるVater乳頭に嵌頓する）などと呼ばれる。一方結石の成分からは、コレステロール結石、ビリルビンカルシウム（色素）結石、ならびに両者の混ざった混合結石に分類されるが、日本では前2者で全く純粋なものは少なく、黒褐色の色素が中心部に詰まってコレステロールで包まれていたり、コレステロールと色素が層状に重なっていたりするものが多い。そのため、コレステロールと色素の比率で分類されるが、日本の基準は国際的な（欧米の）それとは一致しない。これは結石の組成が生活習慣の違いによって異なるためで、地域によって基準が違ってもやむを得ない。

　胆石・胆砂とは少し違った意味合いをもつものに胆泥（biliary sludge）がある。これは、急激な体重減少、薬物、妊娠、完全経静脈栄養、胃腸の手術などで胆嚢の収縮・胆汁排泄が十分に行われなくなるために、胆嚢に溜まった胆汁が濃縮し、胆嚢から分泌されるムチンによって汚泥様になったものである。これについては、胆嚢の収縮異常の項で詳述する。

2　食生活の変化に伴う胆石の変遷

　肉食の多い欧米の先進国では、胆石の75％はコレステロール結石であ

り、20％が黒色色素結石、5％が茶色の混合結石といわれる（**図表36**）[1-3]。欧米風の食事に馴染みのない発展途上国では、胆汁中のコレステロール含量が低く、胆石は主にビリルビンカルシウムが主成分である。生活の欧米化が食事の変化を通じてコレステロール系の胆石を増やすことは、第2次大戦後の日本の胆石の研究に明らかに示されている。戦後経済の復活と生活の欧米化に伴い、1965年を境にして日本人の胆石はビリルビンカルシウムを主成分にする色素系結石からコレステロール含量の高い結石に急速に転換した（**図表37**）。これはコレステロール系の結石が増加し、胆石症、殊に女性での胆石症が増加したことにもよるが、この論文の著者は、たんぱく質摂取の増加が glucaro-1:4-lactone の増加を通じて大腸菌の産生する beta-glucuronidase を抑制し、抱合ビリルビンの分解が防がれたことの影響を大きいと結論づけている[4]。すなわち、核となるビリルビンの析出が防がれることによってビリルビン結石の形成が抑制されたことになり、腎結石と同様に、結石形成への感染の関与を示唆するものである。

図表 36　胆嚢／胆道結石の特性と臨床像

	コレステロール胆石	黒色色素結石	茶色結石	胆泥（ミクロ結石）
組 成	コレステロール（50-100％）	ビリルビンカルシウムポリマー	・非結合ビリルビン、・脂肪酸カルシウム、・コレステロール、・ムチン	・色素（ビリルビンカルシウム）、・コレステロールの微小結晶、・ムチン
部 位	胆嚢±総胆管（〜10％）	胆嚢±総胆管	胆管	胆嚢
検 出	超音波検査	超音波検査	胆道造影	腹腔内超音波、胆汁の顕微鏡検査
臨床関連	代謝：家族歴（遺伝形質）、肥満、女性、加齢［過剰なコレステロール分泌］	溶血に伴うビリルビン排泄の増加、肝硬変、嚢胞性線維症、クローン病、加齢	感染、炎症、感染［うっ滞、狭窄］	絶食、非経口栄養、妊娠が先行する

(Stinton LM, Shaffer EA. Gut Liver. 2012; 6: 172-187)

一方、コレステロールの可溶化については1970年代にTallとSmallらによって詳しく調べられた[5, 6]。胆汁は体内で作られた余剰のコレステロールの捨て場である。コレステロールは水に全く溶けないといってよく、これを可溶化しているのが胆汁中のレシチンと胆汁酸である。もしコレステロールの胆汁中濃度が上がって胆汁酸による可溶化ぎりぎりの飽和状態、あるいは過飽和状態になると、一寸した刺激（炎症や胆道上皮の剥離や胆汁の濃縮）によって析出して胆石ができる。ラットやイヌでは胆汁酸に対するコレステロールの相対比は極めて低いが、ブタ、サル（殊にヒヒ）、またヒトではマサイ→東洋人→白人（殊に北欧人）の順に多くなり、胆石発生の頻度に相関する（図表38）。胆汁中のコレステロール対胆汁酸比でlitogenic index（胆石のできやすさの指数）とすることもできるが、HolzbachやTallとSmallはこれらにレシチンを加えた計算図表上にコレステロールの溶存曲線（コレステロールがミセルとして可溶化されうる範囲＝micellar zoneと胆石が生ずる範囲＝lithogenic zone）を示した（図表39）[5]。

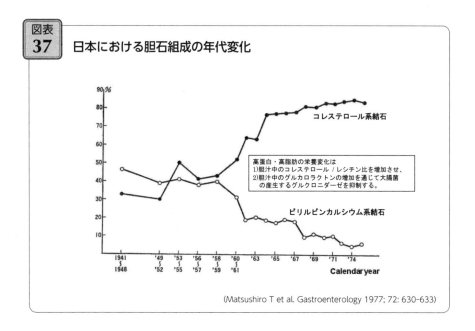

図表37　日本における胆石組成の年代変化

(Matsushiro T et al. Gastroenterology 1977; 72: 630-633)

図表 38 胆汁中のコレステロール飽和度と胆石発症率

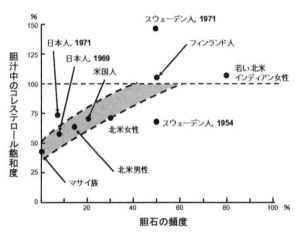

(Redinger RN, Small DM. Arch Intern Med. 1972; 130: 618-30. より引用)

図表 39 Admirand and Small のコレステロール溶存に関する Phase diagram（左上）にあてはめた胆石頻発インデアン部族の胆汁組成（右）

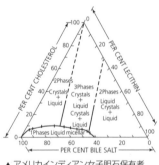
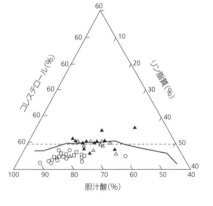

- ▲ アメリカインディアン女子胆石保有者
- △ アメリカインディアン女子胆石非保有者
- □ アメリアインディアン男子胆石非保有者
- ○ アメリカ白人女子胆石非保有者

(Grundy SM, Metzger AL, Adler RD. J Clin Invest. 1972; 51: 3026-43. より引用)

当時、有名になった体質と環境の関連を示す話題の一つに、アメリカインディアンのある部族（それも女性）にみられる胆石頻発の話がある[7]。胆汁のlithogenic indexは、白人女性の0.41に対して、アメリカインディアン男性は0.67、女性で胆石のないものは0.67、胆石保有者では1.00であった。アメリカインディアン女性では胆汁中コレステロールの排泄量が白人やアメリカインディアン男性とほとんど変わりがないのに対して、胆汁酸排泄量は500mg/hrで、白人やアメリカインディアン男性の1,000mg/hrの半分であり、コレステロールから胆汁酸に転換する機構に異常があると推測された。

我々が診る患者（ヒト）の場合、肥満、糖尿病、高脂血症は当然胆石症多発に関連する。高脂血症の場合は血清コレステロールよりもトリグリセライド高値のほうが問題である。コレステロールの腸管への排泄を調べた実験では、コレステロールだけ高いⅡa型の高脂血症で460mgに対して、トリグリセライドの高いⅡb型、Ⅳ型では1,140mgというデータがあり、この場合、糞便中の中性ステロイド（コレステロールとその代謝物）の排泄は300対720と2.5倍、胆汁酸の排泄は141対443と3倍になっている。コレステロールの再吸収については個体差が極めて大きい。また、肥満や糖尿病で胆石症が多いのに関しては、胆汁の流れ、胆嚢の収縮能が大きく関係する。これについては項を改めて記述する。

3 胆石形成に与かる胆嚢の収縮（emptying）機能について

胆汁は胆嚢で蓄えられているうちに濃縮され、条件によってコレステロールやビリルビンが析出して胆石が発生し、また長年の間に成長する。とりわけコレステロール結石は、肥満に伴うコレステロールの胆汁中への排泄亢進が主たる原因であるが、ビリルビン結石の場合は、先に述べたように、腸内細菌の上行感染によって、細菌の産生するβ-glucuronidaseが抱合ビリルビンを分解することが主な機作として考えられている。はじめの項に述べたように、急激に排泄が悪くなって胆汁が長く胆嚢中に留まるような状態が

起こると、汚泥のような沈殿物（胆泥: biliary sludge）が溜まり、場合によっては胆石に発達する。これは超音波検査が普及した 1970 年代になってクローズアップされたもので、その組成はコレステロールの炭水化物、ビリルビン Ca、その他の Ca 塩、ならびにムチンなどからなる[8]。

コレシストキニンは胆嚢を収縮させる消化管ホルモンである。アクロメガリーや消化管ホルモン産生腫瘍、分泌性下痢症の症状改善に用いられるソマトスタチン模倣ペプチド（octreotide: サンドスタチン）は成長ホルモンや甲状腺刺激ホルモンなどの種々のホルモンの分泌低下を起こすが、コレシストキニンやガストリンなどの消化管ホルモンの分泌低下と作用阻害によって消化管運動低下とともに胆嚢収縮能低下や Oddi sphincter の機能低下を通じて胆汁排泄を抑制する[9]。1 カ月以内の使用ではあまり問題はないが、長期投与となると胆石形成が増えてくる。それでも、無症状で済むことが多いようである。一報告によれば、治療中のアクロメガリー患者の超音波検査の結果、空腹時の胆嚢の容積は治療前の 26.5 ± 3.2mL から 61.4 ± 7.5mL に増加、食後の収縮は 63.9 ± 3.8%から 12.3 ± 3.5%に低下した[10]。

胆汁排泄機能の低下によって胆石形成が起こる一般的な例としてよく取り上げられるのは、重度肥満の治療における急激な体重減少、妊娠、経静脈栄養である。先進工業国で増加の一途を辿る肥満に対しては体重を減らすことが治療の中核をなすが、過度に強力な減量が胆石形成の原因となることも問題視されていて、適切な減量の幅が討議されている[1, 11]。アメリカでは重度肥満患者に対する色々な体重減少医療（bariatrics）も普及していて、体重減少そのものよりも、極端な栄養制限や消化管手術などの影響が大きいと考えられている。体重減少医療を受けた患者を対象とした調査研究によれば[12]、230 人（BMI = 35.4 ～ 94.7）のうち 32 人（14%）が胆嚢摘出手術を受けており、48 人（21%）が超音波診断で胆石を保有していた。術後の体重減少は平均 1.57kg/week（最終的には 13.6 ～ 81.3kg）であった。2 年の経過観察中に胆嚢摘出を必要としたケースは 15/150（10%）、術後 6 カ月の超音波検査で検出された無症候性胆石は 34/92（37%）であった。この論文の著者によれば、体重減少医療に関わらず胆石は 100kg を超える肥満

者では普通にみられる現象であって、体重減少それ自体は胆石形成の主要な決定因子とは考えられない。しかし、一般的には、1.5kg/week を超えない減量が奨められており[1, 11, 13]、特に、体重減少の大きい最初の 6 週間に多くの発症がみられるので注意するようにと警告が出されている[14]。

　女性はそもそもが胆石症になりやすく、疫学的にみて男性の 2 倍の頻度に上るが、高齢に向かうとともにギャップは狭まり、男女差はなくなる[11]。男女差に働く因子は性ホルモンであり、成熟女性にもともとある違いに加えて、避妊療法、更年期ホルモン補充療法が影響を与える。エストロゲンにはコレステロールの増加、胆汁酸の減少、またプロゲステロンには胆汁酸の減少に加えて胆嚢の収縮（emptying）を抑制する作用があり、これが胆石症の主要な原因となる。長期にわたるホルモン補充療法の文献考察によれば、7 年間のエストロゲンのみの補充療法は絶対リスクとして対照の 45 倍の高率に上る[15]。

　妊娠中の女性では、性ホルモンの増加によって胆嚢中に胆汁が溜まった状態が続き、胆泥（biliary sludge）が生じやすい。超音波検査が普及するようになって、胆泥や胆石の診断が容易になった。しかし無症状がほとんどで、しかも分娩後 1 年以内に超音波検査で認められなくなる。ある報告によれば妊娠中に胆泥・胆石の診断されたものはそれぞれ 31％、2％に上ったが、分娩後 5 カ月では胆泥の 61％、10 カ月後には胆石の 28％が消失したとのことである[16]

　完全経静脈栄養（TPN）の場合もこれまでの場合と同様で、胆泥・胆石が多く発見される。しかし、一般的に使われる 1 カ月を超えない短期間の使用では大きな問題はないとされる。1983 年の報告[17] によれば、もともと肝胆道疾患のない患者では、TPN 12 日では異常なく、39 ± 10 日続けた 4 人の患者には胆泥がみられたが、結石はなかった。その後の追跡では、最初の 3 週間の 6％から、4 〜 6 週間で 50％、6 週間を超えた場合には 100％に胆泥が検出されたとのことである。

　胆泥が検出された患者では、その後、14 例中 6 例に胆石が検出され、3 例は手術が必要であった。しかし、TPN を中止して経口摂取に切り替える

ことで、4 週後には胆泥は検出されなくなったとのことである。

　一般的にみて、胆嚢の収縮異常によって起こった胆泥（sludge）は、時に胆石発作（疝痛）を起こし、また胆嚢炎や膵炎を起こすことがあるが、多くのケースは無症状に、あるいは出たり入ったりの経過をとることが多い。症例報告に紹介したように、胆石に発達することも少なく、原因が除かれることで胆泥は速やかに消失するので、あまり大きくは問題視されない。予防にウルソデオキシコール酸の投与が有効とも報告されているが[18]、効果を疑問視する報告もある[19]。

　長期間続くリスクファクターとして考えねばならないのは糖尿病である。糖尿病患者では胆石のリスクが 2 ～ 3 倍に上る。原因として主に考えられるのは、前段階となる肥満、あるいは発病してからの脂質代謝異常による胆汁組成の変化であるが、コレシストキニンの分泌低下、あるいは糖尿病性神経障害による胆嚢の機能不全も考慮しておく必要がある[20]。

　最近 3 次元画像解析技術が進歩して、胆嚢の収縮能を超音波解析で可視的に把握する方法が広まりつつある。これによって、胆泥、あるいは胆石の早期診断と病態解析が進み、予防法の確立に至ることが期待される[21, 22]。

4　肝内結石

　胆管を胆嚢から上に辿って行くと、肝臓に入る血管とともに、肝門部から左右両葉に分かれてから、肝臓の実質内を複雑に分岐して細くなって行く。こうした肝内の細い胆管にできる結石は全胆石の 2 ～ 4％を占めるに過ぎないが、手術で簡単に除去することができず、除去できても再発を繰り返し、一葉全体を切除しなければならなかったり、胆管炎から腹膜炎、敗血症を起こすことが多く、さらには胆管がんに発展することがしばしばで、厄介な存在である[23]。

　肝内胆石は欧米では稀で、東アジア、特に中国、韓国、日本、台湾、香港に多く、発生率は胆石全体の 2 ～ 25％を占める。社会の変化に伴って日本では 1970 年代の 4.1％から 1990 年代には 1.7％に減少したが、韓国では

11 ～ 15％、そして台湾では 21.3％から減少したといっても、なお 18.7％ という高頻度を保っている[24]。欧米や日本で相対頻度が低いのは、コレステロール系結石の増加によるもので、実質的には減っていないのかもしれない。現に筆者は現在の施設の高齢者患者の中に、これまで 7 年間に 1 例の肝内胆石症と 1 例の細胆管性肝炎（おそらくは両者同じもの）を経験している。

　かつては淡水魚を生で食べることによる寄生虫（肝吸虫: *Clonorchis sinensis*）感染症が原因といわれ、今でも台湾で高いのはそのためとも考えられているが、寄生虫症の多いアジアの他の国々に比べても、東アジアの 3 国での高率は、肝内結石の原因が他にあることを示している[24]。胆石を作る遺伝疾患の中に、進行性家族性肝内胆汁うっ帯症（progressive familial intrahepatic cholestasis type 3）がある。この疾患は、レシチンの胆汁への移行を制御するたんぱく質（multidrug resistance P-glycoprotein: MDR3）の遺伝子【ABC4】の変異によるもので[25]、ほとんどは新生児に発症し、肝臓移植の対象となる疾患である。しかし、特発性胆汁うっ帯症、原発性胆汁性肝硬変、妊娠性肝内胆汁うっ帯などを含む 2,602 人の肝胆道疾患患者を調査した報告では、確かに発症は若い人に多いが、成人でもかなりの頻度に NDR3 の変異がみつかるという[26]。

　胆石の第 2 項に、「日本に多かったビリルビン結石は、戦後先進工業国入りを果たした後コレステロールの多いタイプの結石に取って代わられた」という事実を紹介した。これはたんぱく質摂取の増加が glucaro-1:4-lactone の増加を通じて大腸菌の産生する beta-glucuronidase を抑制し、抱合ビリルビンの分解が防がれた結果と説明されている[4]。しかし、今でもビリルビン Ca はコレステロールとともに日本人の胆石の主成分を占めている。日本を含む東アジアの国に多く、しかも扱いが困難なこの疾患（肝内結石）を、遺伝、環境、感染の色々な面から追跡されて、解決に導かれることを期待する。

122 横断的に見る老年医学 —基礎と臨床の間を流離う—

5 結石形成の始まりは：尿路結石との類似点を考える

ワインを嗜む人ならば、上質のワインには澱（おり）があって当たり前、底に沈んだ澱が入らないように注意しながらグラスに注ぐのだが、高価なデカンターを楽しむ人もおられる。樽詰めされたワイン、特に赤ワインは酒石酸やタンニン、ポリフェノールが過飽和の状態に含まれており、熟成の過程でこれらが析出（結晶化）してくる。通の人々は、熟成の過程で程よく成分が調整されて、ほど良い色と、味と香りを楽しむことができる。この過程で空気が入るのは禁物。保存の悪いワインでは早く酸化が進んで色が柿色に代わり風味も失われる。

結晶ができるにはまず nucleation（核形成）が必要で、ワインの酒石酸を安定な状態にして大量の澱ができるのを防ぐためには、通常は温度を下げる操作が行われる。しかし、一気に行うためには酒石酸水素カリウムの結晶を投入して攪拌する方法がとられることもあるようである。鉱質の場合、一般に結晶が育つには析出すべき物質と同じ結晶構造をもつタネ結晶を入れる必要があるとされるが、たんぱく質のような場合は、様相が違っている。筆者が若い頃、よく基礎の生化学研究者が、埃か塵か、何か異物が混入している方が結晶ができやすい（日本の研究室は汚いから、結晶を取りやすい？）という話を聞いた。

胆汁の場合、コレステロールの溶存に係わる物質は胆汁酸であるが、デオキシコール酸は胆石形成をできやすくするという見解があり、その作用については細胞毒性を介して上皮細胞を傷つけ、さらに平滑筋細胞機能を障害する機作が考えられている[27]。Wikipedia には、尿路結石に関して、「結石の核は微生物か」という話題も引用されている。1998 年にフィンランドの研究者が「ヒトの腎臓結石から細菌を見つけ、ナノバクテリアと名付けた」という発表があったのが始まりとのこと。日本でも某大学のグループが一度これに追従する論文を発表したものの、後からこれを否定するデータを発表したという逸話まで記されている。

尿路結石の項でも記述したが、結石形成に係わる分子機構として一番

確実性のあるのは、炎症に続いて派生する過酸化物質（reactive oxygen metabolite）、すなわちスーパーオキサイドアニオン（O_2^-）、過酸化水素（H_2O_2）、ヒドロキシラディカル（・OH）、脂質過酸化物（lipid peroxide）であり、脂質過酸化物についてはチオバルビツール酸（TBA）と malondialdehyde が指標として使われる。胆石の場合は、in vitro の実験や動物実験を通じて、脂質の過酸化で生じるヒドロキシラディカルが胆汁からのコレステロールの結晶化に働くという結果が示され[28]、またフリーラディカル反応を受けたビリルビンカルシウムが核となってコレステロールの結晶化を起こすこともある程度実証されている[29, 30]。

6　胆石の予防

　世界各国における胆石保有者の頻度、特に女性におけるそれを比較すると、アフリカに住む黒人では5％以下、日・韓を含む東アジアでは5〜10％、南欧で15％、アメリカの白人や北欧で20％前後、そしてずば抜けて高いのがカナダ・アメリカを含む北米のアメリカインディアンや南米のインディアンやマウリ族で、人口の30〜60％に達する（図表40）[11, 31]。各地域での疫学調査、環境因子との関連、双生児についての調査から、胆石症には遺伝の関与が極めて強く、肥満や高脂血症によって表現される栄養・環境因子の関与も明らかである。先に述べた第2次大戦後の日本の胆石症ならびに胆石組成の変化はアメリカインディアンにおける詳細な調査とともに、コレステロール系胆石症が先進工業国において発現する独特な、そして予防可能な文明病であることを明確に示している（図表41）。

　植物繊維とカルシウム摂取量の増加と規則正しい食事の摂取は、コレステロールとともに、比較的疎水性の胆汁酸（デオキシコール酸）を減らし、胆汁の胆嚢内長期うっ滞をなくすことによって胆石形成を抑制する。肥満や動物性脂肪の摂取は胆汁中へのコレステロールの排出量を増やす。腸管からのコレステロールの吸収に大きな個体差のあることは、複数の卵を摂取した時のバランス試験の結果から明らかである。胆汁を通じて廃棄された筈のコ

124　横断的に見る老年医学 —基礎と臨床の間を流離う—

図表 40　超音波検査でみた世界各国、地域別における女性の胆石保有率

北アメリカ		ヨーロッパ	
Canadian Indians	62%	イタリア	14%
American Indians	64-73%	ルーマニア	13%
メキシカンアメリカン	27%	スウェーデン	11-25%
白人	17%	ノルウェー	22%
黒人	14%	デンマーク	22-30%
		ポーランド	20%
南アメリカ			
Malpuche Indians	49%	アジア	
Maoris（Easter Island）	29%	インド	10-22%
		タイ	4%
アフリカ		中国	5%
サブサハラ黒人	< 5%	日本	5%
		台湾	4%

(Stinton LM, Shaffer EA. Gut Liver. 2012; 6: 172-187)

図表 41　生活習慣に基づく（修正可能な）胆石症

【食　　事】欧米風の高カロリー、高脂肪、高精製糖、低繊維食。

【生活習慣】急速な減量、運動不足、喫煙、アルコール多飲。

【関連体質】女性、加齢、肥満、メタボ、インスリン耐性、高トリグリセライド血症、糖尿病、妊娠、経口避妊薬、ホルモン補充療法、非経口栄養、胃切除など胆汁うっ帯を招く手術。

【ビタミン、電解質】VB12、葉酸欠乏、低マグネシウム血症。

【その他の疾患】肝硬変、嚢疱性線維症、クローン病、十二指腸・胆道系の感染症、寄生虫（*Clonorchis sinensis*、*Ascaris lumbricoides*, *Opistorchis viverrini*）、C 型肝炎。

レステロールは小腸から結構高率に再吸収される。

VCの摂取は胆石症のリスクを著明に減少させる[32, 33]。コレステロールから胆汁酸への転換（7-αhydroxylation）にはVCが必要であり、VC 500mg 1日4回の投与によって、胆汁酸組成の変化、リン脂質の増加が起こり、コレステロールの晶出が遅くなるという報告がある[34]。一方、VCには尿路結石を増加させるという意見があり、後者の予防にはクエン酸が有効とされる。果物にはVCとクエン酸がほどほどに混ざっていて、胆石、尿路結石いずれを問わず、果物と野菜、そしてカルシウムの摂取は結石の防止にとって重要な食事療法といえる。

極端な肥満に対する極端な体重減少療法が胆石を促進することはすでに述べた。ウルソデオキシコール酸（UDCA）は減量に伴う胆石発生を最高10%程度抑制する。5つのランダム化比較試験の結果を通覧した結果（総人数521人）では、UDCA 300 ～ 12,000mgの投与によって、減量外科療法での胆石発生のリスクは32%から2%に減少したとしている[35]。ω3系多価不飽和脂肪酸の投与はリン脂質組成の変化と、コレステロールトランスポーター系への作用を通じて胆汁中コレステロールの過飽和を防ぐ作用があると報告されている[36]。

アジアに多いといわれるビリルビン結石に関しては、十二指腸からの腸内細菌の上行感染の予防が重要と考えられる。腸内細菌叢や感染に対する強い免疫力の維持が高齢者の健康にとって最重要課題であることは先に発刊した「老年医療を通じて知る老化の予防」に多くのページを費やしたところであるので、それを参照いただければ幸いである。

■ 参考文献

1) Portincasa P, Di Ciaula A, Grattagliano I. Preventing a mass disease: the case of gallstones disease: role and competence for family physicians. Korean J Fam Med 2016; 37: 205-213.

2) Diehl AK. Epidemiology and natural history of gallstone disease. Gasteroenterol Clin North Am 1991; 20: 1-19.

3) Attili AF, Carulli N, Roda E, Barbara B, Capocaccia L, Menotti A, et al. Epidemiology of gallstone disease in Italy: prevalence data of the

126　横断的に見る老年医学 —基礎と臨床の間を流離う—

Multicenter Italian Study on Cholelithiasis (M.I.COL.). Am J Epidemiol 1995; 141: 158-165.

4) Matsushiro T, Suzuki N, Sato T, Maki T. Effects of diet on glucaric acid concentration in bile and the formation of calcium bilirubinate gallstones. Gastroenterology 1977; 72: 630-633.

5) Tall AR, Small DM. Body cholesterol removal: role of plasma high-density lipoproteins. Adv Lipid Res 1980; 17: 1-51.

6) Carey MC, Small DM. The physical chemistry of cholesterol solubility in bile. Relationship to gallstone formation and dissolution in man. J Clin Invest 1978; 61: 998-1026.

7) Grundy SM, Metzger AL, Adler RD. Mechanisms of lithogenic bile formation in American Indian women with cholesterol gallstones. J Clin Invest 1972; 51: 3026-3043.

8) Shaffer EA. Gallbladder sludge: what is its clinical significance ? Curr Gastroenterol Rep 2001; 3: 166-173.

9) Redfern JS, Fortuner WJ 2nd. Octreotide-associated biliary tract dysfunction and gallstone formation: pathophysiology and management. Am J Gastroenterol 1995; 90: 1042-1052.

10) Moschetta A, Stolk MF, Rehfeld JF, Portincasa P, Slee PH, et al. Severe impairment of postprandial cholecystokinin release and gall-bladder emptying and high risk of gallstone formation in acromegalic patients during Sandostatin LAR. Aliment Pharmacol Ther 2001; 15: 181-185.

11) Stinton LM, Shaffer EA. Epidemiology of gallbladder disease: cholelithiasis and cancer. Gut Liver 2012; 6: 172-187.

12) Shiffman ML, Sugerman HJ, Kellum JH, Brewer WH, Moore EW. Gallstones in patients with morbid obesity. Relationship to body weight, weight loss and gallbladder bile cholesterol solubility. Int J Obes Relat Metab Disord 1993; 17: 153-158.

13) Weinsier RL, Wilson LJ, Lee J. Medically safe rate of weight loss for the treatment of obesity: a guideline based on risk of gallstone formation. Am J Med 1995; 98: 115-117.

14) Al-Jiffry BO, Shaffer EA, Saccone GT, Downey P, Kow L, et al. Changes in gallbladder motility and gallstone formation following laparoscopic gastric banding for morbid obesity. Can J Gastroenterol 2003; 17: 169-174.

15) Marjoribanks J, Farquhar C, Roberts H, Lethaby A. Longterm hormone therapy for perimenopausal and postmenopausal women. Cochrane Database Syst Rev 2012; (7): CD004143.

16) Maringhini A, Ciambra M, Baccelliere P, Raimondo M, Orlando A, et al. Biliary sludge and gallstones in pregnancy: incidence, risk factors, and natural history. Ann Intern Med 1993; 119: 116-120.

第 4 章　結石症　*127*

17) Messing B, Bories C, Kunstlinger F, Bernier JJ. Does total parenteral nutrition induce gallbladder sludge formation and lithiasis? Gastroenterology 1983; 84: 1012-1019.

18) Avila NA, Shawker TH, Roach P, Bradford MH, Skarulis MC, Eastman R. Sonography of gallbladder abnormalities in acromegaly patients following octreotide and ursodiol therapy: incidence and time course. J Clin Ultrasound 1998; 26: 289-294.

19) Venneman NG, Besselink MG, Keulemans YC, Vanberge-Henegouwen GP, Boermeester MA, et al. Ursodeoxycholic acid exerts no beneficial effect in patients with symptomatic gallstones awaiting cholecystectomy. Hepatology 2006; 43: 1276-1283.

20) Pazzi P, Scagliarini R, Gamberini S, Pezzoli A. Review article: gallbladder motor function in diabetes mellitus. Aliment Pharmacol Ther 2000; 14 Suppl 2: 62-65.

21) Serra C, Pallotti F, Bortolotti M, Caputo C, Felicani C, et al. A new reliable method for evaluating gallbladder dynamics: the 3-dimensional sonographic examination. J Ultrasound Med 2016; 35: 297-304.

22) Rahmani V, Molazem M, Jamshidi S, Vali Y, Hanifeh M. Evaluation of gallbladder volume and contraction index with three-dimensional ultrasonography in healthy dogs. J Vet Med Sci 2015; 77: 1157-1161.

23) Mori T, Sugiyama M, Atomi Y. Gallstone disease: management of intrahepatic stones. Best Pract Res Clin Gastroenterol 2006; 20: 1117-1137.

24) Kim HJ, Kim JS, Joo MK, Lee BJ, Kim JH, et al. Hepatolithiasis and intrahepatic cholangiocarcinoma: A review. World J Gastroenterol 2015; 21: 13418-13431.

25) Davit-Spraul A, Gonzales E, Baussan C, Jacquemin E. The spectrum of liver diseases related to ABCB4 gene mutations: pathophysiology and clinical aspects. Semin Liver Dis 2010; 30: 134-146.

26) Degiorgio D, Crosignani A, Colombo C, Bordo D, Zuin M, et al. ABCB4 mutations in adult patients with cholestatic liver disease: impact and phenotypic expression. J Gastroenterol 2016; 51: 271-280.

27) Portincasa P, Minerva F, Moschetta A, Venneman N, Vanberge-Henegouwen GP, Palasciano G. Review article: in vitro studies of gallbladder smooth muscle function. Relevance in cholesterol gallstone disease. Aliment Pharmacol Ther 2000; 14 Suppl 2: 19-26.

28) Eder MI, Miquel JF, Jongst D, Paumgartner G, von Ritter C. Reactive oxygen metabolites promote cholesterol crystal formation in model bile: role of lipid peroxidation. Free Radic Biol Med 1996; 20: 743-749.

29) Sanikidze T, Chikvaidze E. Role of the free radicals in mechanisms of

gallstone formation: an EPR Study. Radiat Prot Dosimetry 2016; 172: 317-324.

30) Sipos P, Krisztina H, Blázovics A, Fehér J. Cholecystitis, gallstones and free radical reactions in human gallbladder. Med Sci Monit 2001; 7: 84-88.

31) Everhart JE, Yeh F, Lee ET, Hill MC, Fabsitz R, et al. Prevalence of gallbladder disease in American Indian populations: findings from the Strong Heart Study. Hepatology 2002; 35: 1507-1512.

32) Simon JA, Hudes ES. Serum ascorbic acid and gallbladder disease prevalence among US adults: the Third National Health and Nutrition Examination Survey (NHANES III). Arch Intern Med 2000; 160: 931-936.

33) Walcher T, Haenle MM, Kron M, Hay B, Mason RA, et al. Vitamin C supplement use may protect against gallstones: an observational study on a randomly selected population. BMC Gastroenterol. 2009; 9: 74.

34) Gustafsson U, Wang FH, Axelson M, Kallner A, Sahlin S, et al. The effect of vitamin C in high doses on plasma and biliary lipid composition in patients with cholesterol gallstones: prolongation of the nucleation time. Eur J Clin Invest 1997; 27: 387-391.

35) Sugerman HJ, Brewer WH, Shiffman ML, Brolin RE, Fobi MA, et al. A multicenter, placebo-controlled, randomized, double-blind, prospective trial of prophylactic ursodiol for the prevention of gallstone formation following gastric-bypass-induced rapid weight loss. Am J Surg 1995; 169: 91-96.

36) Smit MJ, Temmerman AM, Wolters H, Kuipers F, Beynen AC, Vonk RJ. Dietary fish oil-induced changes in intrahepatic cholesterol transport and bile acid synthesis in rats. J Clin Invest 1991; 88: 943-951.

つぶやき

「カキと森と長靴：森は漁業を育てる話」

NHK の ETV 特集で、東北舞根湾で漁業を営む、フランスの料理界でも有名なカキ士の畠山さん一家の物語を見た。本業の合間に森へ行っては川に住むエビや魚を調べて、子供や孫達に自然の大切さを教え、さらに新しく木を植えて森が荒廃しないように務めてこられた学者さんでもある。葉の付いた枝を切り束ねて海に入れると、そこに植物プランクトンが増え、魚が寄ってきて卵を産み、稚魚を育てる。東北大震災のあと間もなく、カキの養殖を再開したところ、普通なら成育に 2 年かかるところが半年で漁が成り立ったという。「森から流れてきた草木のお陰、言い換えれば森を育ててきたお陰」という物語であった。ゆとりの心と広い視野をもって仕事をすること、我々は見習わねばならない。

第5章

COPD（慢性閉塞性肺疾患）

1. 大気汚染と喫煙の増加に伴い、労作時息切れを主徴候とする肺疾患が急増したことを受けて、肺気腫・慢性気管支炎・末梢気道病変の3つを含む非可逆的な気流制限として定義された。1965年から25年間にわたるイギリスとアメリカの呼吸器系学会間での激しい議論の末、1997年に世界的に認知された。

2. スパイロメーターを用いた努力性呼吸の初めの量を測定することが必須とされ、閉塞性障害を起こす他の疾患を除外すべきとの厳しい制約が課せられたために一般の医師への浸透が遅れたが、解像力の良い肺の断層撮影（CT）の普及に伴って、高齢者の中での「潰れた肺胞」の診断の重要性は急速に高まっている。

3. COPDは喘息や呼吸不全という肺疾患そのものとしての症状のほか、動脈硬化・心不全、全身性炎症、血栓症、薬物アレルギーなどを合併することが多く、とりわけ①しばしば肺梗塞を併発する、②感染や薬物によって急性増悪を頻発する、③失神・転倒の元になる点で、総合医療の重要な対象である。

4. 最近、高価な診断用機器が次々に開発されて、医師の間では、「機器による精密診断がなければ診断書が書けない」といった雰囲気が醸し出されつつある。しかし、肺胞表面の換気能や血栓形成機構に関する物理化学的検索は画像化するには未だ十分ではなく、医師の経験に基づくGestaltを求める声が強い。

CKD（慢性腎臓病）と並んで、COPDという頭文字を並べた病名が学会で公認されたのを知った時、これは学問の進歩に逆行する病名ではないかと耳を疑ったのは私一人ではあるまい。日本人はとりわけ分類学が好き、明治開化の時代にドイツ医学・生物学の洗礼を受けて以来、新しい発見があるとそれが分類のどこに当てはまるのかをまず取り上げ、うまく既成の枠に収まらないとなかなか公認してもらえない。[死亡診断書にCOPDの名を安易に使うな]という意見が出たとも聞くが、もっとものように聞こえる。

分類学はスポーツの世界でいうなればトーナメント方式に似ている。甲子園の高校野球が有名で、大衆の興奮を呼び、マスコミ受けには格好の材料だが、結果は個人のもつ実力に加え、色々な環境条件によって支配される。病気も、結核菌とか連鎖球菌毒素といった根本的な原因因子に加えて個体による応答の違い、環境の違いなど多数の複雑な因子が加わって起こる上、治療効果も多様であるため、場合によっては何を基準に評価したらよいかもはっきりせず、診断法が進歩すればするほど分類が困難となる。自己免疫疾患がその典型例であり、一つの臓器、組織だけに病気を特定するいわゆる専門分化では対応できなくなってきた。

止め処もなく細分類が進む中、いかに治療するかを中心に考えて診療を進めていくため、もう一度原点に立ち返って考えようとした結果が、CKDやCOPDの概念のスタートであった。近代医学は専門分化することで、それぞれの構成員は自分の拠り所（巣）をつくり、他の領域との接触を少なくして思考の場を狭めてきた。環境が良くなり、治療法も進む中で寿命は延長し、病気の様相はいよいよ複雑化してきた。病気の進展の過程を実務的に把握するためには、分類の再編と視野・領域を広げて理解することが必要である。

欧米では、泌尿器、生殖器を含めた骨盤臓器の疾患を広く捉えるグループも生まれているし、日本で頸椎損傷の治療に整形外科でなく、脳外科の医師が関与するようになってきた。分化が進む一方で、統合への道も進みつつあり、特に老人医療に関してはそれなしに進歩は期待できない時代に入っている。ここではCOPDを取り上げて総合的思考の必要性を考察する。

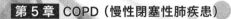

1 慢性閉塞性肺疾患 (chronic obstructive pulmonary disease) とは何か

第5章 COPD (慢性閉塞性肺疾患)

　日本呼吸器学会による解説を読むと、「呼吸器の病気」のB-01の気道閉塞性肺疾患に当たる項目の一つとして（び漫性汎細気管支炎と並んで）COPDが挙げられている（図表42、43）。その概要は「従来、慢性気管支炎や肺気腫と呼ばれてきた病気の総称で、タバコ煙を主とする有害物質を長期に吸入曝露することで生じた肺の炎症性疾患であり、喫煙習慣を背景に中高年に発症する生活習慣病といえる」とあり、確定診断にはスパイロメトリーによる閉塞性障害の検査が必要で、「最初の1分間の【努力性呼出量／努力性肺活量】比が70％未満で、閉塞性障害をきたすその他の疾患を除外した場合にCOPDとする」とある。

　重症例では胸部単純X線で透過性亢進や過膨張所見がみられることがあるが、早期診断には役立たない。高分解能CTでは肺胞の破壊が検出され、早期の気腫病変も発見できるが、COPDの診断には「閉塞性障害の有無」が重要である。こうした記載が「安易にCOPDと診断するな」という警告になって、実地医療でCOPDの診断を与えることへの障害となっているようである。認知症のある（なくても）高齢者ではスパイロメーターの使用は困難なことが多い。

　「COPDのnatural history」を論じた総論[1]によると、COPDにおける呼吸機能の低下は患者の予後を左右する重要な因子であるが、共存する他の疾患（肥満、動脈硬化、糖尿病、炎症性疾患）の存在も大きな予後規定因子となる。また、治療によって症状を押さえ込むことができても、exacerbation（増悪、再燃）がしばしば起こり、患者の日常生活の障害や死亡のリスクに繋がる。COPDをもつ人々を対象とした25年間の追跡研究では、死因のトップは男性で冠動脈疾患、女性でがん、以下、男性ではが

| 図表 42 | 気管支と肺胞 |

気管支は、
肺葉気管支、分節支、小葉気管支梢の3つに分かれており、だんだんと小さくなって行きます。いちばん小さい小葉のなかのさらに細かい部分を肺細葉と呼びます。
肺細葉は、卵型をしているものが集まった呼吸気管支梢と、袋状の肺胞からできています。
肺胞ひとつの大きさはわずか 10 分の 1mm ほどです。
肺胞は毛細血管が網目のようになっています。全身をめぐった血液は、肺胞の袋に二酸化炭素をはき出します。同時に、肺胞の中の酸素が血液のなかに取りこまれます。肺胞は肺に約 3 億から 6 億個あるといわれています。

肺胞の全表面積は 100m² に近い

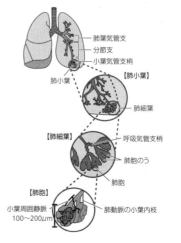

(中外製薬ウェブページ （http://chugai-pharm.info/ptn_index.html)「からだのしくみ」より）

| 図表 43 | COPD の概念（日本呼吸器学会解説、ほか） |

1) 従来、慢性気管支炎や肺気腫とよばれてきた病気の総称で、タバコ煙を主とする有害物質を長期に吸入曝露することで生じた肺の炎症性疾患であり、喫煙習慣を背景に中高年に発症する生活習慣病といえる。主に肺胞の破壊が進行する肺気腫型、主に中枢気道に炎症を起こす気道病変優位型（従来の慢性気管支炎）に分類される。-----（山本私見：タバコに限らず、黄砂、PM2.5 を含む大気汚染は？）

2) 確定診断にはスパイロメトリーによる閉塞性障害の検査が必要で、最初の1分間の努力性呼出量/努力性肺活量が 70%未満で、閉塞性障害をもたらすその他の疾患を除外した場合に COPD とすると記載されている。高分解能 CT では肺胞の破壊が検出され、早期の気腫病変も発見できる。

3) 呼吸機能の低下は予後に影響する重要な因子であるが、共存疾患（肥満、糖尿病、炎症性疾患など）の存在が大きな予後既定因子となる。ウイルス・細菌感染や免疫異常(IRIS)による exacerbation（増悪あるいは再燃）が病状だけでなく、共存疾患を含んで患者の日常生活や死亡のリスクに大きな影響を与える。

歴史：労作時息切れと肺の過膨張が始めて唱えられたのは 1685 年に遡るが、イギリスでは臨床像から慢性気管支炎として強調されたのに対してアメリカでは病理所見から肺気腫が強調された。1986 年にアメリカ胸部外科学会が肺気腫、慢性気管支炎、末梢気道病変の3つを含む非可逆的な気流制限として COPD を記載し、1975 年にアメリカ胸部医師会との合意が成立した。（Wikipedia による）

ん、脳卒中、女性では冠動脈疾患、脳卒中と続き、呼吸器疾患は男女ともに第4位となっている。

再燃を起こす原因のトップは細菌、あるいはウイルス感染で、細菌感染では起炎菌の菌株の交替が重要視されている一方、原因の特定されない場合も多い。COPDを全身性炎症として捉えるべきという見解も示されており、特に高齢者の場合、免疫不全による慢性炎症がしばしばみられることから（先著「経験から科学する老年医療」参照）、COPDの診療には、全身性疾患としての総合的観察が必要である（図表44）。

Wikipediaで歴史を紐解くと、労作時息切れと肺の過膨張が初めて唱えられたのは1685年に遡るが、1950年代に大気汚染と喫煙の増加に伴って患者が急増し、イギリスでは臨床像から慢性気管支炎として強調される一方、アメリカでは病理所見から肺気腫が強調された。1965年、イギリスでCOLD（chronic obstructive lung disease）などいくつかの用語が作られたが、1975年にアメリカ胸部外科学会と胸部医師会が肺気腫・慢性気

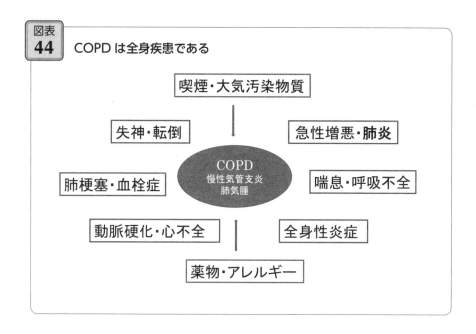

図表44　COPDは全身疾患である

管支炎・末梢気道病変の3つを含む非可逆的な気流制限としてCOPDを記載した。この間、両国を中心として討議が繰り返された結果、1997年にCOPDが世界的に（NHLBI/WHOによって）認知されたのであるが、その陰にはスパイロメーターを用いたCOPDの定義と治療指針の決定があった。

　COPDは、主に肺胞の破壊が進行する肺気腫型と、主に中枢気道に炎症を起こす気道病変優位型（従来の慢性気管支炎）に分類される。それらはCTなどの画像所見によって判断することが2009年の日本呼吸器学会の診療ガイドラインにも記されている。気管支喘息も閉塞性肺疾患の一つであるが、アレルギーを主病因とすること、好発年齢が若く可逆的である、などの点で、COPDとは一応区別される。しかし、喘息も高齢化に伴ってCOPDに移行し、また両者はしばしば合併することも承知されている。

　Wikipediaによれば、2012年に世界で300万人がCOPDで死亡し、死因の6％を占める。2030年には世界3位に達するとWHOは予測している。治療にはステロイド薬と気管支拡張薬の併用が用いられるが、増悪・再燃には感染の存在を考慮して適切な抗菌薬の使用が必要である。市中肺炎はCOPD患者の死亡に必ずしも繋がらないというメタ解析の報告もあるが、筆者の勤務する施設のように、肺炎を繰り返す高齢者の場合には、COPDは脅威である。救急部門におけるCOPD患者の予後に関しての報告では、うっ血性心不全と好中球増加は死亡率に関するリスクファクターとなっている。筆者の経験によれば、COPDをもつある高齢男性で、息切れの憎悪が見られた折、咽頭ぬぐいからESBL大腸菌が検出されたことがある。この患者はプロトンポンプ阻害薬を常用しており、これを止めることによって、息切れは消え、元気が回復するとともに、ESBL大腸菌も消失した。

■参考文献
1) Mannino DM, Watt G, Hole D, Gillis C, Hart C, et al. The natural history of chronic obstructive pulmonary disease. Eur Respir J 2006; 27: 627-643.

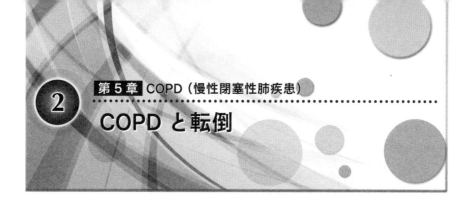

第5章 COPD（慢性閉塞性肺疾患）
2 COPDと転倒

　COPDの人々には高齢者が多く、しかも他疾患との共存のために転倒のリスクが高い。多くの文献を検索した総説[1]によれば、一般的な転倒の原因として下肢筋力の低下、日常生活での活力の減退があり、さらに詳しく見ると歩行時の歩幅やバランスの失調、栄養の低下、認知能の低下、うつ状態、多種類の薬物の使用が挙げられ、これらに関してのしっかりした前向き研究の必要性が訴えられている。その後間もなく発表されたコホート観察研究[2]では、スパイロメトリーでの最初の1秒間の呼出量/肺活量の比率が平均46.4±21.6％の患者101人からの、スタート時と6カ月後の質問に対する回答から、転倒率は1人・1年当たり1～2回であり、女性では高齢になるほど、また酸素の需要度が高く、他疾患の共存（特に冠動脈疾患の存在）と服用薬の種類が多いほど高い傾向にあった。予測と違った興味ある結果は、息切れの記載が減っている人ほど転倒が多くなっていることで、息切れの症状が転倒予防に働いていた可能性がある。

　最近発表された、前向きコホート研究の途中経過報告[3]によれば、平均年齢71±8、最初の1秒間の呼出量/肺活量比45.1±16.2の51人についての1年間観察の結果、転倒率は先の論文とほぼ同じの1.17回/年・人であり、喫煙量とはあまり高い相関はなく（RR 1.02）、共存する病気との相関が高かった（RR 2.02）。そのほかの因子としては、薬の数、転倒歴、高齢が挙げられている。これらの調査では、呼吸能の検査が診断のための必須項目になっているため、中等度以上の認知症のある人は対象となっていないようである。

■ 参考文献
1) Roig M, Eng JJ, Road JD, Reid WD. Falls in patients with chronic obstructive pulmonary disease: a call for further research. Respir Med 2009; 103: 1257-1269.
2) Roig M, Eng JJ, MacIntyre DL, Road JD, FitzGerald JM, et al. Falls in people with chronic obstructive pulmonary disease: an observational cohort study. Respir Med 2011; 105: 461-469.
3) Oliveira CC, Lee AL, McGinley J, Thompson M, Irving LB, et al. Falls by individuals with chronic obstructive pulmonary disease: a preliminary 12-month prospective cohort study. Respirology 2015; 20: 1096-1101.

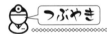

COPDは大気汚染による全身障害のうち、最重要疾患である

　最近、「WHOによると、大気汚染で年700万人が死亡し、世界人口の90％にリスクを与える」という報道が大々的に流された。原因はPM2.5に限らず土壌性ダスト、粒子状汚染物質の広い範囲に及んで小児の呼吸機能を低下させ[1]、脳梗塞による入院と死亡に関連し[2]、急性心筋梗塞発症のリスク要因ともなる[3]。最も重要なのは、基準値未満の大気汚染でも死亡率上昇に繋がる[4]、また、PM2.5の高曝露がストレスホルモンと血圧上昇に繋がるとか[5]、精子の質が低下するといった報告[6]である。筆者は数年前に黄砂で濁った天気の中を大和路散策した翌々日、強い疲労感に見舞われ、その後、空の色がさえない日には鼻・目・咽喉症状と疲労感を味うことになった。インターネットではPM2.5の状況報告は常時見ることができるが、テレビの気象予報でこれが出ないのはどうしてであろうか。勘ぐりかもしれないが、関係者がまだ喫煙から離れられないからかもしれない。そういえば、天気予報で湿度が取り上げられるようになったのもごく最近のことで、しかもまだ不十分である。

■ 参考文献
1) 渡部仁成．第55回日本呼吸器学会学術大会 2015年4月15〜17日．
2) Shah AS, et al. BMJ 2015; 350: h1295.
3) Matsukawa R, et al. Circ Cardiovasc Qual Outcomes 2014; 7: 743-748.
4) Di Q, et al. N Engl J Med 2017; 376: 2513-2522.
5) Li H, et al. Circulation 2017; 136: 618-627.
6) Carré J, et al. Environ Health 2017; 16: 82.

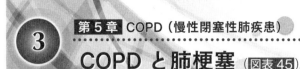

第5章 COPD（慢性閉塞性肺疾患）
3 COPD と肺梗塞 (図表45)

　肺梗塞は診断がつきにくく、しかも死亡率の高い疾患であるが、最近診断法の進歩によって、診断・救命の両面から救急医療の重要な研究対象となっている。一方、COPD は、しばしば再燃（急性増悪：acute exacerbation）を起こし、緊急対応を必要とする。急性増悪の多く（約 30%）は原因不明であり、肺梗塞が息切れ（呼吸苦）や胸痛のような COPD の症状を増悪させていると推測される場合も多いが、共存する疾患の多様性のため、確定診断は困難である[1, 2]。高齢になるほど肺梗塞は重度になり[3]、また機器診断の進歩[4]にもかかわらず、死亡率が一向に減らないことを訴えた論文も発

図表 45　肺梗塞は COPD の死に繋がる重要なステップである

1) 肺梗塞は診断がつきにくく、死亡率の高い疾患であって、診断・救命の両面から救急医療の重要な研究対象となっている。一方、COPD は、非常に多い疾患であるが、しばしば再燃（急性増悪：acute exacerbation）を起こし、緊急対応を必要とする。その多く（約 30%）は原因不明であり、肺梗塞がかなり大きな部分を占めているのではないかと推測されている。

2) 一度 CTPA で肺梗塞が否定されても（SPECT による高度の機器診断を行わない限り）、さらに D ダイマー値を追跡し、CTPA 検査を躊躇なく繰り返す必要がある。こうした診断に、医師としての Gestalt が求められる。

(Pineda LA, Hathwar VS, Grant BJ. Clinical suspicion of fatal pulmonary embolism. Chest 2001; 120: 791-795)

表されている[5]。

　COPD 患者のうち深部静脈血栓の発生は 10 ～ 12％で、そのほとんどは無症状であるとの報告がある一方、剖検例を調べた研究では、COPD 患者の 28 ～ 51％に肺梗塞が見出されるとの報告が見られる[6, 7]。最近の報告で 2,400 もの論文から選ばれた 5 つの文献に含まれる症例をメタ解析した結果によれば[8]、COPD の急性増悪患者（総患者数 550 人）のうち肺梗塞の頻度は 19.9％（95％ CI：6.7 ～ 33.0％；p = 0.014）、入院となった患者では 24.7％（95％ CI：17.9 ～ 31.4％；p = 0.001）であり、救急部門において初めて診断された場合（3.3％）に比べて遥かに高率であった。同様な研究を通覧・吟味した報告によれば[9]、1,650 のレポートから抽出した 22 の論文（7 つの研究、総計患者数 880）についてのメタ解析の結果、肺梗塞が原因不明瞭の COPD 急性増悪の 16.1％（95％ CI：8.3 ～ 25.8％）を占めていた。塞栓は主幹肺動脈、葉、葉間動脈に検出されていて、原因不明瞭の COPD 急性増悪の患者では、胸痛（肋膜痛）と心不全の症状が多く現れており、入院日数が長くて死亡率が高かったが、感染症は少なかったとのことである。ブラジルの 1 病院からの報告もほぼこれらの内容に一致する[10]。

　1991 ～ 1996 年の間の剖検例を通覧して 778 例から 67 例の肺梗塞を拾い上げたバッファロー総合病院のデータによれば[11]、生前に肺梗塞の診断を受けたのは 30 人（45％）であった。深部静脈血栓を伴った場合では生前に肺梗塞と診断された例は剖検で確認した総数の 50％に達するが、COPD や冠動脈疾患と診断された症例で生前に肺梗塞の診断を受けた人は 13％に過ぎず、肺梗塞の疑われた症例 30 例中ヘパリン治療を受けていたのは 14/30（47％）に留まっていた。

　肺梗塞の診断は D-ダイマー値によるスクリーニングと肺動脈造影 CT（CTPA）によって行われる。スクリーニングに用いる D-ダイマー値は cut-off 値を下げるほど感度は上がるが、特異度は下がって、費用のかかる機器検査に無駄を生じさせる。しかし、これに確立された臨床判定基準と医師の経験に基づく判断（gestalt）を働かせることにより、確定診断は

よくなり、無駄は省けるとの現場からの報告は多い[12, 13]。一度肺動脈造影（CTPA）で肺梗塞が否定されても、以後 D-ダイマー値を追跡する必要があり、これが正常範囲を超える場合、CTPA 検査を躊躇なく繰り返す必要があるとの論文も見られる[14]。こうした肺梗塞を扱った総説論文に共通してみられるのが、「COPD や気管支肺炎、肺がんをもつ患者では肺梗塞の診断は極めて困難」との記述である[1, 15]。

Ventillation/perfusion SPECT scintigraphy[16, 17] を使うと診断の精度は CTPA をかなり上回るというが、環境条件や費用の点で実用には程遠く、診断率 100％にも程遠い。肺梗塞に至る前段階の、最小血管内腔の物理化学的変化をつかめる検査法の開発が望まれる。

■ 参考文献

1) Sin DD, Anthonisen NR, Soriano JB, Agusti AG. Mortality in COPD: Role of comorbidities. Eur Respir J 2006; 28: 1245-1257.

2) Hasegawa W, Yamauchi Y, Yasunaga H, Sunohara M, Jo T, et al. Factors affecting mortality following emergency admission for chronic obstructive pulmonary disease. BMC Pulm Med 2014; 14: 151.

3) Keller K, Beule J, Coldewey M, Geyer M, Balzer JO, et al. The risk factor age in normotensive patients with pulmonary embolism, effectiveness of age in predicting submassive pulmonary embolism, cardiac injury, right ventricular dysfunction and elevated systolic pulmonary artery pressure in normotensive pulmonary embolism patients. Exp Gerontol 2015; 69: 116-121.

4) Milne S, King GG. Advanced imaging in COPD: insights into pulmonary pathophysiology. J Thorac Dis 2014; 6: 1570-1585.

5) Burge AJ, Freeman KD, Klapper PJ, Haramati LB. Increased diagnosis of pulmonary embolism without a corresponding decline in mortality during the CT era. Clin Radiol 2008; 63: 381-386.

6) Moua T, Wood K. COPD and PE: a clinical dilemma. Int J Chron Obstruct Pulmon Dis 2008; 3: 277-284.

7) Prescott SM, Richards KL, Tikoff G, Armstrong JD Jr, Shigeoka JW. Venous thromboembolism in decompensated chronic obstructive pulmonary disease. A prospective study. Am Rev Respir Dis 1981; 123: 32-36.

8) Rizkallah J, Man SFP, Sin DD. Prevalence of pulmonary embolism in

acute exacerbations of COPD: a systematic review and metaanalysis. Chest 2009; 135: 786-793.

9) Aleva FE, Voets LW, Simons SO, de Mast Q, van der Ven AJ, et al. Prevalence and localization of pulmonary embolism in unexplained acute exacerbations of COPD: a systematic review and meta-analysis. Chest 2017; 151: 544-554.

10) Akpinar EE, Hosgün D, Akpinar S, Atac GK, Doğanay B, Gülhan M. Incidence of pulmpnary embolism during COPD exacerbation. J Bras Pneumol 2014; 40: 38-45.

11) Pineda LA, Hathwar VS, Grant BJ. Clinical suspicion of fatal pulmonary embolism. Chest 2001; 120: 791-795.

12) Lucassen W, Geersing GJ, Erkens PM, Reitsma JB, Moons KG, et al. Clinical decision rules for excluding pulmonary embolism: a meta-analysis. Ann Intern Med 2011; 155: 448-460.

13) Deonarine P, de Wet C, McGhee A. Computed tomographic pulmonary angiography and pulmonary embolism: predictive value of a d-dimer assay. BMC Res Notes 2012; 5: 104.

14) Hammer MM, Litt HI. Risk of pulmonary embolism after a prior negative CT pulmonary angiogram. Am J Emerg Med. 2016; 34: 1968-1972.

15) Bélohlávek J, Dytrych V, Linhart A. Pulmonary embolism, part I: Epidemiology, risk factors and risk stratification, pathophysiology, clinical presentation, diagnosis and nonthrombotic pulmonary embolism. Exp Clin Cardiol 2013; 18: 129-138.

16) I Ibáñez-Bravo S, Banzo I, Quirce R, Martínez-Rodríguez I, Jiménez-Bonilla J, et al. Ventilation/Perfusion SPECT lung scintigraphy and computed tomography pulmonary angiography in patients with clinical suspicion of pulmonary embolism. Rev Esp Med Nucl Imagen Mol 2016; 35: 215-220.

17) Harris B, Bailey D, Roach P, Bailey E, King G. Fusion imaging of computed tomographic pulmonary angiography and SPECT ventilation/perfusion scintigraphy: initial experience and potential benefit. Eur J Nucl Med Mol Imaging 2007; 34: 135-142.

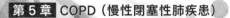

4 施設で起こった事故により、COPDの重要性を改めて認識した話

第5章 COPD（慢性閉塞性肺疾患）

【事件の経過】：某高齢男性が休日の午後、施設の浴場内で転倒したのち嘔吐し、意識不明となり、医療センターに救急受診。呼吸・循環不全に関する諸検査と救急治療が行われたが、約4時間後に死亡した。救急担当医は、D-ダイマー値が100 μg/mLを超える高値を示したことから、肺梗塞を一番に考えたと思われるが、CTPAを含む機器検査からは証拠が得られなかった。一方、転倒による打撲痕が頭部に見られたことから、担当医は異常死として扱い、警察に引き渡して行政解剖が行われた。これに伴い、深夜、施設には警察官が入って転倒と頭部打撲についての原因調査が行われた。結果は7月20日付死体検案書に「直接死因は気管支肺炎による病死及び自然死」と記載された。

【問題】：(i) 警察の関与：病院からの届出ということで、施設への立ち入り調査自体は法に準じた行為であり、当方から苦情を申し立てる理由はない。警察の担当官は初め、施設の管理医師である筆者に「死亡診断書を書いてくれるか」と問い合わせてくれたが、病院で4時間にわたって詳しい検査が行われているので「担当医との対話なしには書けない」と答え、夜遅くになっていたため、また家族の「原因をはっきりさせてほしい」との希望もあって筆者が「死亡診断書」を書くことなしに終わった。問題は、犯罪の可能性が低い上、日常業務で疲れている介護職員に対して深夜、聞き取り調査が行われたことである。噂話によれば、高齢者が急死した場合、家族に厳しい取り調べが行われることが医師会でも話題となっているとのこと。犯罪取り締まりに働く警察官の厳しさはよく理解してはいるが、気遣いの多い割に報酬の少ない職場で働く人々、あるいは介護に疲れている家族への、ほんの少しでもの心遣い（調査結果についての電話連絡と「協力に感謝します」の

一言）があれば、社会の底辺を支える一本の柱になるのではないかとの感じが抱かされた（日本人が「感謝」の言葉を使う習慣に乏しいのも問題）。

（ii）**医師が死亡診断書を書けない（死因を特定することができない）事態について**：この患者には認知症に加えて慢性閉塞性肺疾患（COPD）と多発性大腸憩室があり、病気の重なり合いや向精神薬の投与によって急性の意識障害や呼吸不全が起こる可能性が高かった。機器診断で肺梗塞や神経の軸索変性などの明確な証拠が得られなかったことが、死亡診断書を書けなかった主要な理由のようだが、救急担当医が当方看護師の持参したカルテを通じての、疾患の総合的把握を診断に取り入れなかったことが問題として残されている。精密な診断機器の発達に伴って、医師が不確定な診断名を記入することを躊躇する事態は今後も増える可能性が高い。病態が複雑な場合、医師には全体的な病像から死因を推定する総合的能力が付与されて然るべきではなかろうか。

（iii）**当方の反省点**：当日医師が現場に居合わせず、病院にも出向かなかったことは、休日とはいえ問題であり、対話の手段を考慮する必要があった。また、普段の病状説明が息子さんに対してではなく、お嫁さんを通じて行われていたことにも問題がある。特に後者は、主人が会社の仕事で忙しいこともあって、施設ではしばしば起こる問題であり、看護師も多くは女性であるということから、安易に受け入れられている。今後、施設（医師と看護師）・家族・病院（複数の専門科医師）間の連絡を、緊急時に備えて早期に完結しておく必要がある。

【考察：事件の本質をとらえる】

（1）**意識障害と転倒の問題**：認知症をもつ高齢者が急に意識低下を起こすことはよくみられる現象である。排便前後に起こることが多く、この場合は迷走神経反射（vasovagal syncope）によると考えられているが、便通と関係なしに突然深い眠りに落ち入った状態が2〜3時間続くこともあり、認知症や脳萎縮に伴う神経性失神の機作は明らかでない[1]。

入浴中あるいは湯上りに死亡することもあり、多くは水を飲んでいない、すなわち溺死ではないことは、医師会での監察医務官の講演で伺った。原因

については、わずかな水圧の変化あるいは脱水によるとの推測がなされているが、予測は不可能である。高温での長時間入浴が危険であることは世間の常識ともいえ、施設としても当然これを避けている。

施設入所者が普段の居室生活の間に転倒事故を起こす原因として一番多いのは、風邪などによる体調不良と発熱、そして睡眠薬の不十分な効き方である。高齢者が意識障害から転倒を起こす背景については、認知症、多くの合併症の存在、多種の薬剤（特に向精神薬）の使用が考えられるが、たとえば認知症によく使われるコリンエステラーゼ阻害薬は失神を起こしやすいものの、転倒には繋がらないという報告もある[2]。頸動脈不全症候群の場合も、転倒（めまいあるなし）には繋がっても、失神には繋がらないと報告されている[3]。65歳以上の認知症をもつ人々約300人を対象として一過性意識喪失（失神発作）と転倒事故を調べたUngarらの報告によれば[4]、対象の52.6％が失神発作を、そして44.5％が原因不明の転倒事故を起こしたが、両者の重複は2.9％に過ぎなかった。

上記4編の研究では閉塞性肺疾患（COPD）は調査の対象になっていない。その点、本章の第2項の参考文献1～3）に紹介した研究では、呼吸能を含む病状、共存する疾患、使用薬剤などへの関連が比較的明瞭に示されており、COPDと意識喪失・転倒への関連が十分に考えられる。最近のイタリアからの報告によれば[5]、失神で救急搬送された560人の患者（平均年齢76歳）のうち330人では肺梗塞は否定され、残り230人中97人（42.2％）が肺梗塞と診断された。患者背景因子からの解析では、失神に関して肺梗塞以外のはっきりした原因を見つけることのできた患者の中では肺梗塞の頻度は45/355（12.7％）であったのに対して、原因を辿れない患者では、肺梗塞の頻度は52/205（25.4％）であった。次項に述べるように、肺梗塞の確定診断をつけるのが（特にCOPDの存在する場合）困難なことを考慮すれば、今回の我々の症例のような突然転倒の場合に失神が先行したことは十分推測される。

我々の患者は当方入所当初から、リスペリドン（1mg 1錠×2回/日）とクエチアピン（25mg 1錠夕食後1回）が処方されていた。彼にはかなり

進んだ COPD があり、さらに、大腸憩室があって、そのいずれかによると推測される急性熱発が繰り返し発生し、そのたびに SpO_2 が 80％台に低下して、酸素吸入が必要であった。これらの病気の再燃と向精神薬が原因となって意識低下し、転倒、そして吐物の誤嚥によって症状が増悪した可能性が大きい。すなわち、転倒と意識障害については、施設の介護上の問題よりも、医療上の問題が主体と考えられる。ちなみに、向精神薬のクロルプロマジン、クエチアピン、リスペリドンなどの向精神薬が糖尿病を起こしやすいことはよく知られているが、統合失調症などの精神疾患では初期段階から耐糖能低下やインスリン抵抗性といった前糖尿病のリスクが高く、この素因が向精神薬によって増幅され、全身性の炎症（TNF-α や IL-1β の増加）にも繋がる可能性を示唆した文献もある[6]。

　(2) 呼吸不全の原因について：急激な呼吸困難の原因疾患として、最近特に問題視されているのは「肺梗塞」であり、当施設でも、今回の事件の前 2 年間に 2 人の入所者を肺梗塞の疑いの下に、病院に救急搬送している。今回の血液化学検査の結果では、トロポニンが基準値を下回る 12.8 で心筋梗塞は否定的である一方、D-ダイマー値が $100\,\mu g/mL$ を超え、しかも 2 回の測定で 118 から 160 へと大幅な増加が見られることから、どこかに血栓ができている、当然その場として肺梗塞の可能性が考えられる。そこで、胸部の CT 検査が行われ、さらに造影剤を用いた CTPA も行われたが、肺動脈の塞栓は否定的であった。

　肺梗塞の診断についての文献（第 3 項参照）を考察するに、D-ダイマーが正常範囲内にある場合には 100％肺梗塞は否定されるが、D-ダイマーが正常範囲を超えていても CTPA で肺梗塞と確定診断されるのは 30％程度である。さらに精度の高い（感度・特異度 100％といわれる）放射性元素を使った SPECT ではこの値が 10 数％上積みされるというが、それでも半数が肺梗塞の診断から除外される。「こうした機器診断は高価で無駄が多過ぎる」「診断がよくつくようになっても、死亡率を抑えることができていない」とか、「十分な経験をもった医師の Gestalt（経験の総合性）を重視する必要がある」などの意見が専門雑誌に寄せられている。

第5章　COPD (慢性閉塞性肺疾患)　**145**

　既述（第1項参照）のように、COPD はしばしば再燃を起こす、急性増悪で受診した患者では、同様に複数の疾患を合わせもつ同年齢の対象患者と比べると、やはり D-ダイマー値が正常域を超えているという報告があり、この値は一般な炎症の指標である hCRP と相関するという[7]。

　今回の患者の CT 像から重度の COPD のあることは確かであるが、同時に肺炎を併発していた。嘔吐に伴う吐物の誤嚥も考えられるが、患者がこれまで 38℃を超える発熱のたびに酸素吸入を必要としていたことは既述の通りである。肺は左右のうち片一方あれば呼吸機能は代償されるというが、肺の実質は細かい肺胞に分かれていて、呼吸に関係する肺胞の表面積は 100m^2 に近いといわれる。この肺胞の壁が壊れて大きな袋になったのが肺気腫（COPD の気腫型）であるが、当然換気能は大きく悪化する。市中肺炎の患者約 2,400 人を調べたところ、D-ダイマーの増加した患者が 742 人あり、そのうち 139 人に CTPA 検査を行い、80 人が肺梗塞と診断されたという報告がある[8]。欧米からの報告も同様に肺炎での D-ダイマー値を尊重することもメリットを示しているが[9]、D-ダイマー値が高くて肺梗塞が見つからなくても、COPD が全身的炎症に繋がっていること、そして肺炎が呼吸機能を極度に悪化させることに、十分留意する必要がある。

　COPD に関する日本呼吸器学会のインターネット上の解説には、「全体で死亡原因の9位、男性では7位を占める」と記載されている。また Wikipedia によれば、2030 年には世界3位の死因になるであろうとの WHO の予測も記載されている。しかし日本では COPD の認知は未だに低く、「死亡診断書にはあまり使わないでほしい」という意見があったことも既述の通りである。COPD は、従来の肺気腫と慢性気管支炎を合わせて作られた術語（病名）であり、一部肺がんまで含まれる。高齢に伴って COPD が多くなるが、COPD に関する総説の中には、「一般に 60 ～ 70 歳に多いと書いてあるが、実際は 70 ～ 80 歳である」と断ってあるものもある。こうした病気をもつ高齢者は家庭や施設に多く、病院の医師はあまり関心を払わない。また、呼吸器科の専門医の多くが大学病院を初めとする大病院で肺がんの研究に携わっていて感染症に興味をもたないことも、病名・

死因としての認知の障害となっている。さらに、COPD の原因は「たばこ」だけではない。工業による大気の汚染、すなわち大気中の化学物質も問題であり、さらに高齢化に伴い、心不全と共存する人も多くなっている。

　COPD では再燃（急性増悪）が繰り返して起こり、呼吸困難、咳、喀痰といった症状が日常の変動を超えて急性に悪化する。COPD の呼吸能測定にはオキシメトリーと血液ガス分析が使われるが、高齢者介護施設でそれを行うのは困難で、特に認知症患者に呼吸量の測定を行うことは不可能に近い。しかし、COPD の再燃を疑わせる場合、肺梗塞を診断することも急務である。救急病棟からの報告では、一度再燃を起こした患者は再燃を繰り返すことが多く、予後が悪い[10]、診断と治療にスキルを要する[11] といった論文がある一方で、多くの論文のメタ解析では、COPD の有無で特別な違いはないとする報告もあり[12]、この最尾の論文が医療界での COPD についての一般的な常識といえるかもしれない。

　(3) 死亡診断書作成についての問題点： 以上のように COPD の自然経過について考察を行うと、患者の病歴や病態から、死因として COPD を取り上げ、これに影響を与えたものとして、認知症と服用薬剤、嘔吐に続く誤嚥性肺炎、さらに他の病気として多発性大腸憩室を取り上げるのは至極自然であるように思える。転倒から打撲～嘔吐～誤嚥～肺炎のストーリーは、施設の現場では決して稀な現象ではない。監察医務官の講演で聞いた事例の中に、「狭心症を起こして転落、死亡した場合には、【病死】でなく【不慮の事故】となる」というのがあった。今回の例も COPD に伴う【不慮の事故】といえなくはないが、意識障害や呼吸不全が COPD によることが多く、頭蓋内出血はなかったことから、事故死よりも病死を取り上げて不自然ではない。び漫性軸索損傷は交通事故などよほどの大きい衝撃がないと診断は付かないであろうが、これについては本項の最後に改めて記述する。

　今回の事件で残念に思うのは、診療に当たった救急医に当方から持参したカルテを詳しく読み取ってもらう機会がなかった（服用薬剤だけを付き添い看護師から聞いた）ということである。確かに、施設のカルテには緊急の病態に関しての記録がない、読みにくい手書きの文字で書かれている、病院の

ように検査の記載があまりないなどのこともあろうが、既往歴を十分に知ることは医師にとっての基本である。機器診断が進み、カルテの電子化が行われるようになってから、病院医師はその場その場の対応に追われて病歴に注意を払わず、さらには裁判になる場合の事まで考えて、病態の細々した記述はするな、情報書にも「要らないことは書くな」という指導が行われる病院もあると聞いている。

　今回、施設における主治医である筆者が診察に立ち会っていたら、病歴についての対話をすることで、診察してくれた医師の対応も異なっていたであろう。大きな血栓は死に繋がるが、微小な末梢の血栓は死に繋がらないというのは常識である。しかし、COPD があれば、肺の換気能力は極端に落ちており、微小な血栓はおろか、D-ダイマーの増加によって示される線維素の析出だけでも致命的になる可能性は十分考えられる。先に述べたような「COPD における肺梗塞の診断がなかなか 100％に届かない」という現状は、機器診断ができるまでに、肺組織の中に機能異常を起こす病理化学的変化が蓄積している可能性を物語っている（後の「つぶやき」と［考察］を参照）。最近は、若い医師だけでなく、我々年配の者も、機器診断の結果のみに気を奪われて、その結果を生ずる過程を考えようとしない。それぞれの専門分野に精通した上、経験と知識の総合性（Gestalt）を備えた医師の存在は単なる理想像になっている。今回、家族の理解で病理（行政）解剖が行われたが、大気汚染物質による COPD が増加することが憂慮される中で、今後、COPD の肺病変を組織診断で物理化学的に解明する必要がある。

　今後こうしたケースでは、頭部打撲に伴う「脳の軸索障害」も考慮の必要がある。そこで最近注目されているこの重要な問題を少し論じておきたい。最近、交通事故や、戦場での衝撃、激しくぶつかり合うスポーツ、子供を振り回すことで起こる脳障害と後遺症について、組織レベルでの詳細な病理検索が進み、び漫性軸索損傷の名で注目されるようになった[13〜17]。高次元に発達した MRI による検査法（diffsion tensor imaging）を用いて、その診断と治療効果を判定する研究が始まっており[18, 19]、2008 年頃にアメリカのNIH で推進項目として取り上げられている。こうした情勢も今回の担当医に

148　横断的に見る老年医学 —基礎と臨床の間を流離う—

よって確定診断がつけられず、事故調査に回された原因となっていることは十分考えられる。しかし現状でそれを実用化する場が整っているのであろうか。今回の場合も、病状から、MRI の使用はできなかったとのことである。

■ 参考文献

1) Anpalahan M. Neurally mediated syncope and unexplained or nonaccidental falls in the elderly. Intern Med J 2006; 36: 202-207.
2) Kim DH, Brown RT, Ding EL, Kiel DP, Berry SD. Dementia medications and risk of falls, syncope, and related adverse events: meta-analysis of randomized controlled trials. J Am Geriatr Soc 2011; 59: 1019-1031.
3) Shaw FE, Kenny RA. The overlap between syncope and falls in the elderly. Postgrad Med J 1997; 73: 635-639.
4) Ungar A, Mussi C, Nicosia F, Ceccofiglio A, Belleli G, et al. The "syncope and dementia" study: a prospective, observational, multicenter study of elderly patients with dementia and episodes of "suspected" transient loss of consciousness. Aging Clin Exp Res 2015; 27: 877-882.
5) Prandoni P, Lensing AW, Prins MH, Ciammaichella M, Perlati M, et al. Prevalence of pulmonary embolism among patients hospitalized for syncope. N Engl J Med. 2016; 375: 1524-1531.
6) Perry BI, McIntosh G, Weich S, Singh S, Rees K. The association between first-episode psychosis and abnormal glycaemic control: systematic review and meta-analysis. Lancet Psychiatry. 2016; 3: 1049-1058.
7) Zhang Y, Zhou Q, Zou Y, Song X, Xie S, et al. Risk factors for pulmonary embolism in patients preliminarily diagnosed with community-acquired pneumonia: a prospective cohort study. J Thromb Thrombolysis. 2016; 41: 619-627.
8) Zhang M, Zhang J, Zhang Q, Yang X, Shan H, et al. D-dimer as a potential biomarker for the progression of COPD. Clin Chim Acta 2016; 455: 55-59.
9) Paparoupa M, Spineli L, Framke T, Ho H, Schuppert F, et al. Pulmonary embolism in pneumonia: still a diagnostic challenge？ Results of a case-control study in 100 patients. Dis Markers. 2016; 2016: 8682506.
10) Seneff MG, Wagner DP, Wagner RP, Zimmerman JE, Knaus WA. Hospital and 1-year survival of patients admitted to intensive care units with acute exacerbation of chronic obstructive pulmonary disease. JAMA 1995; 274: 1852-1857.
11) Fromer L, Barnes T, Garvey C, Ortiz G, Saver DF, et al. Innovations to

achieve excellence in COPD diagnosis and treatment in primary care. Postgrad Med 2010; 122: 150-164.
12) Loke YK, Kwok CS, Wong JM, Sankaran P, Myint PK. Chronic obstructive pulmonary disease and mortality from pneumonia: meta-analysis. Int J Clin Pract 2013; 67: 477-487.
13) McGinn MJ, Povlishock JT. Cellular and molecular mechanisms of injury and spontaneous recovery. Handb Clin Neurol 2015; 127: 67-87.
14) Povlishock JT. Traumatically induced axonal injury: pathogenesis and pathobiological implications. Brain Pathol 1992; 2: 1-12.
15) McGinn M, Povlishock JT. Pathophysiology of traumatic brain injury. Neurosurg Clin N Am 2016; 27: 397-407.
16) Sahuquillo J, Poca MA, Amoros S. Current aspects of pathophysiology and cell dysfunction after severe head injury. Curr Pharm Des 2001; 7: 1475-1503.
17) Smith DH, Hicks R, Povlishock JT. Therapy development for diffuse axonal injury. J Neurotrauma 2013; 30: 307-323.
18) Jang SH. Diffusion tensor imaging studies on corticospinal tract injury following traumatic brain injury: a review. NeuroRehabilitation 2011; 29: 339-345.
19) Lee S, Baek HJ, Jung HK, Moon JI, Cho SB, et al. Interpretations of diffusion-weighted MR imaging by radiology residents in the emergency department: is diagnostic performance influenced by the level of residency training? Radiol Med 2017; 122: 35-42.

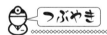

「『死亡診断書が書けない』私の経験」

筆者は前に勤務していた施設で一度「死亡診断書が書けない」で悩んだ経験がある。早朝から軽い腹痛の訴えあり、病院受診して診察室に入った途端意識不明となって死亡、もちろん病院の医師は診断書を書けない。一応警察に連絡して型通りの取り調べの後、「病死」として筆者が診断書を書くことになった。大動脈瘤とすべきか、心筋梗塞とすべきか、「解剖して見なければ推定診断しか書けないのですが」と長女さんに話しているところへ、東京在住の次女さんと連絡が取れて「解剖させてもらう」ことになった。結果は腹部大動脈瘤の破裂で、かなり旧いものだが脊椎の奥に隠れてわからなかったようである。他にも 3 例、突然死あるいはそれに近いもので警察医や病院医師に迷惑をおかけした事例があったが、いずれもパーキンソン病に伴う心臓死と推定された。

考察　血液粘度と血栓形成

　血液（あるいは血漿）粘度と動脈硬化の関係は古くから検討され、下肢の閉塞性動脈硬化症（ASO）に対しては血漿交換が適応とされている。高脂血症で血液粘度が上がることは常識であるが、ASO の場合はこれとは関係がない。しかし、心房細動などのリスクの高い患者に対して新しく開発された抗凝固薬の効果を調べる観察研究は盛んに行われている一方、一般的な血液の易凝固性とそれに対する治療の意義に関する臨床研究は脂質異常の研究の陰に埋もれてきた。

　しかし、最近、糖尿病患者の増加と糖尿病における粥状硬化病巣の治療に対する抵抗性が問題視されるようになって、レオロジーについての臨床研究が見直されてきた。60 ～ 80 歳の高齢者について凝固関連因子と頸動脈の内膜・中膜厚（IMT）の相関を調べた研究報告によれば[1]、男性において血液・血漿の粘度およびフィブリノーゲン値と IMT との間に有意の相関が検出された。同じ著者のその後の論文では[2]、3,861 人の男性についての 20 年間の追跡の結果、60 ～ 64 歳と 75 ～ 79 歳の間で、D-ダイマー（91%、中央値 58 から 90ng/mL に増加）と CRP（57%、中央値 1.27 から 1.76 に増加）に有意の増加が見られた。

　中国（上海）からの報告によれば[3]、閉塞性肺疾患（COPD）の急性増悪を起こした患者を選んで、そのうち呼吸不全に陥った患者と呼吸不全のない患者（いずれも 30 人）のヘモレオロジーに関する因子の値を比較したところ、前者では後者に比べて、フィブリノーゲン、D-ダイマー、血液並びに血漿粘度、ヘマトクリット値が有意に高く、特に D-ダイマーとフィブリノーゲン値は $PaCO_2$ と有意の正相関、PaO_2 と有意の負の相関を示した。治療として適宜に低分子ヘパリンの注射を行った患者では治療効果が高かったとも記載されている。これらの検査値からの判断により、血栓が形成される前に早期治療を行うことによって、重篤な合併症である肺梗塞の予防効果が得られる可能性が示唆されている。

血栓形成（血液凝固）の機序は極めて複雑であり、特に糖尿病では、凝固の各段階で異常が見出されている[4]。糖尿病とCOPDの共存がすべての血管病の予後を悪くしていることを考えると、両者の予防の重要性が良く理解できる。

■ 参考文献
1) Lee AJ, Mowbray PI, Lowe GD, Rumley A, Fowkes FG, Allan PL. Blood viscosity and elevated carotid intima-media thickness in men and women: the Edinburgh Artery Study. Circulation 1998; 97: 1467-1473.
2) Rumley A, Emberson JR, Wannamethee SG, Lennon L, Whincup PH, Lowe GD. Effects of older age on fibrin D-dimer, C-reactive protein, and other hemostatic and inflammatory variables in men aged 60-79 years. J Thromb Haemost 2006; 4: 982-987.
3) Song YJ, Zhou ZH, Liu YK, Rao SM, Huang YJ. Prothrombotic state in senile patients with acute exacerbations of chronic obstructive pulmonary disease combined with respiratory failure. Exp Ther Med 2013; 5: 1184-1188.
4) Kearney K, Tomlinson D, Smith K, Ajjan R. Hypofibrinolysis in diabetes: a therapeutic target for the reduction of cardiovascular risk. Cardiovasc Diabetol 2017; 16: 34.

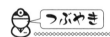

肺表面活性物質の生化学

ガス交換に働く肺胞の表面は、肺胞上皮の細胞膜とは明確に区別される肺胞被覆層で覆われている。この層は非常に表面活性に富む物質を含み、呼吸に伴う肺胞腔弾性の保持に役立っている。表面活性物質の大部分はコリンを含むリン脂質（レシチン）であるが、一般的な細胞表面膜のレシチンが飽和脂肪酸と不飽和脂肪酸を各1分子含むのと違って、肺胞表面活性物質のそれはほぼすべて飽和脂肪酸であるパルミチン酸からなり、これによって空気と水の直接の接触は失われ、表面張力は最小（零）となる。肺胞表面活性物質の欠乏が未熟児の呼吸窮迫による死亡に繋がることも知られている。

■ 参考文献
　　秋野豊明. 生化学 1978 ; 50 : 539-558.

第6章

CKD（慢性腎臓病）：ガイドラインの問題点をつく

1. 50年前頃には、急性糸球体腎炎の発症機序として溶連菌感染に伴って血液中でできる免疫複合体が糸球体に沈着することが明らかになり、さらに、糸球体たんぱく質に対する自己抗体形成や、第3章に述べた好中球の成分に対する抗体（ANCA）形成による特異的反応、また紅斑性狼瘡などにおける自己免疫反応が相次いで明らかになるなど、腎臓病は免疫異常解明のメッカであった。

2. 一方、最近10年来、糖尿病の増加に伴う腎症の増加が著しく、最終的に人工透析に頼らざるを得ない人々が増加の一途をたどり、予防医学的に腎症の早期診断と早期の進展予防を重視するガイドラインが設定された。そこで腎障害の判定手段として、市中の一般医師でも利用しやすいようにと選ばれたのが血中クレアチニン濃度から算出する糸球体濾過率である。

3. しかし、この方法にはいろいろ問題があり、中等度腎障害の段階で以後の進展（重症化）を予測したり、個体差の大きい病態に対する適切な治療を選ぶ基準からほど遠いことが問題となっている。以前から腎生検なしに病態の正しい判断は不可能とされていて、この状態は現在も変わりがない。

4. とりわけ患者の高齢化は、病態の解釈を複雑化し、さらに諸種の薬物の使用は、治療的効果の個体差だけでなく、第2章に解説したように、ウイルスと絡んだ複雑な自己免疫反応の引き金となる。血圧の変動に伴う濾過率の変化も、これまで考えられていたよりも大きい。また細尿管上皮の機能は極めて複雑であり、カリウムのように重要な電解質の排泄機構でもよくわかっていない。

第6章　CKD（慢性腎臓病）：ガイドラインの問題点をつく　*153*

　CKD という頭文字語（acronym）をはじめて耳にし、それが日本語で「慢性腎臓病」という語彙であることを知った時、なるほどこれがアメリカ流の一般市民に馴染ませる医学であると感心した。多くの病気をもつ高齢者の診療に従事する中で医学・医療の専門分化（細分化）に伴う弊害を痛切に感じ取っていた筆者にとって、極めて魅力あるものに感じられたのである。しかしその後、血中クレアチニン値を基にした重症度分類が広がってくるに伴って、いくつかの新しい文献をよみ、CKD の生まれた由来を考え直すことによって、「大衆性」のもつ危険を感じ取るようになった。

　COPD については既に第5章に述べたように、診断にスパイロメトリー（呼吸量、いわば肺活量の測定）が不可欠とする主張が、これを使えない高齢者の多い現状下に、地域医療界への普及を阻んでいたが、CT の精度の向上に伴って社会的な重要性が認識されるようになりつつある。一方、CKD が急速に普及するようになった底辺には、糖尿病患者の増加と高齢化に伴う糖尿病性腎症の増加がある。欧米でも日本でも、透析や腎移植を必要とする患者が増加した。1997 年にアメリカの National Kidney Foundation から慢性腎臓病の予後改善のためのガイドライン「Kidney Disease Outcomes Quality Initiative（KDOQI）guideline」が発表されたのにはこうした背景がある。

　すべての生活習慣病と同じく、CKD はその初期においては無症状であり、リスクファクターのない人にはスクリーニングは必要とされない。それをできるだけ早い時期に拾い上げ、進行（重症化）を早めにくい止めるようとするのが、KDOQI の本来の目標である。ガイドラインに示される CKD の重症化過程の段階分類が一般医師に使いやすく、素人（一般の人々）にも説明しやすいとあって、臨床研究や疫学調査も数字で明示する段階分類を基にして行われるようになった。しかし、血清クレアチニン濃度に基づいた重症度分類だけでは個々の患者の正確な病態把握に役立たないだけでなく、国際比較でも人種間や社会間の違いの原因解析が十分にできない惧れがあり、段階間のグレーゾーンを、他の因子で埋めたりする改善の必要性が訴えられている。

第6章 CKD（慢性腎臓病）：ガイドラインの問題点をつく

① CKD の定義と段階分類

　CKD はこれまで慢性腎（機能）不全と呼ばれていたものであるが、特に①「慢性」の意味として、「持続的に進行・悪化する」事が必要条件とされるとともに、②基礎となる病態生理学的変化として、ループス腎炎のような特異的な遺伝的・免疫学的病変から、糖尿病のような一般的な病気によるものまでを広く包括する、一般的・総称的（generic）な名称である。

　現行の重症度基準として糸球体濾過率（glomerular filtration rate: GFR）により、Stage 1（slight: GFR ≧ 90）、Stage 2（mild: GFR: 60 ～ 89）、Stage 3（moderate）: 3a（GFR: 45 ～ 59）、3b（GFR: 30 ～ 44）、Stage 4（severe: GFR: 15 ～ 29）、Stage 5（endstage kidney disease: GFR < 15）の 5 段階分類が普及している[1]。重要なことは①これら GFR の変化が 3 カ月以上続いていることと、②腎障害の最重要指標としてのたんぱく尿の存在、すなわち「アルブミンの漏れ出し」についての認識である（**図表46**）。ただし、尿中アルブミンの正確な測定が実地診療の場では厄介なため、一般的には検査スティックによらざるを得ない悩みがある。すなわち、不完全なパラメーターでありながら細かい数値（クレアチニン）と最も重要でありながら定性的に過ぎない表現（アルブミン）という組み合わせになってしまっていて、再考が求められている[2]。

　通常 CKD の発症は血清クレアチニン値の上昇とアルブミン尿の存在によって認められ、病気の進行に伴って、①レニン-アンギオテンシン系を介する血圧の上昇から、重篤になると心不全の発生、②血中尿素値の上昇から、いわゆる尿毒症症状の発生、③ erythropoietin の減少と、鉄欠乏から、重篤になると造血機能の悪化による貧血、④全身性浮腫、心不全、肺水腫の発生、⑤高カリウム血症に伴う不整脈の発生、⑥高燐酸血症と低カルシ

第 6 章　CKD（慢性腎臓病）：ガイドラインの問題点をつく　　*155*

図表 46	CKD の重症度分類

原疾患	たんぱく尿区分		A1	A2	A3
糖尿病	尿アルブミン定量（mg/ 日） 尿アルブミン /Cr 比（mg/gCr）		正常 30 未満	微量アルブミン尿 30 ～ 299	顕性アルブミン尿 300 以上
高血圧 多発性嚢胞腎 移植腎 不明 その他	尿たんぱく定量（g/ 日）腎炎 尿たんぱく /Cr 比（g/gCr）		正常 0.15 未満	軽度たんぱく尿 0.15 ～ 0.49	高度たんぱく尿 0.50 以上
GFR 区分 （mL/ 分 /1.73m²）	G1	正常または高値	≧90	ステージ 1	ステージ 2	ステージ 3
	G2	正常または軽度低下	60 ～ 89	ステージ 1	ステージ 2	ステージ 3
	G3a	軽度～中等度低下	45 ～ 59	ステージ 2	ステージ 3	ステージ 4
	G3b	中等度～高度低下	30 ～ 44	ステージ 3	ステージ 4	ステージ 4
	G4	高度低下	15 ～ 29	ステージ 4	ステージ 4	ステージ 4
	G5	末期腎不全（ESKD）	＜ 15	ステージ 4	ステージ 4	ステージ 4

重症度は原疾患・GFR 区分・尿たんぱく区分を合わせたステージにより評価する.
CKD の重症度は死亡，末期腎不全，心血管死亡発症のリスクをステージ 1 のステージを基準に，
ステージ 2 ⇒ステージ 3 ⇒ステージ 4 の順にステージが上昇するほどリスクは上昇する.

（健康長寿ネットウェブサイトより引用）

ウム血症、低マグネシウム血症などの症状が発現する。④～⑥の電解質異常は重篤なアシドーシスを伴う。最終段階に至ると腎臓移植あるいは毒素を抜き取るための透析療法が必要であるが、抗体や免疫複合体を除去する 2 重膜濾過との組み合わせも行われ、日本における透析患者の寿命は一般人のそれと変わりがない域に達している。

　CKD の原因は細菌・ウイルス感染、動脈硬化、各種免疫異常・自己免疫による糸球体腎症、薬物アレルギーや中毒による尿細管障害あるいは間質性腎炎など多様である。原因の把握と経過（進行）に対する適切な判断と対症療法こそ医師にとっての最重要課題であるが、糖尿性腎症の急速な増加に伴う大衆化の陰に、こうしたクラシカルな研究の重要性は霞んでしまった感がある。

■ 参考文献
1) National Kidney Foundaton. KDIGO 2012 clinical practice guideline for the evaluation and management of chronic kidney disease. Kidney Int 2013; 3 Suppl: 1-150.
2) Delanaye P, Glassock RJ, De Broe ME. Epidemiology of chronic kidney disease: think (at least) twice! Clin Kidney J 2017; 10: 370-374.

② クレアチニン値による
重症度判定の問題点

第6章 CKD（慢性腎臓病）：ガイドラインの問題点をつく

　クレアチニン値による重症度判定の一番の問題点は、①それが病気の原因と関係なく使われることと、②本来3カ月間続く（慢性的な進行があるか、少なくとも2度続けて異常値が見られる）ことが条件であるのに、これが守られていない、③糸球体濾過率の正しい値は、本来、イヌリンによって代表されるように、血漿が濾過された後、尿細管から排出も再吸収もされない物質を用いて、膠質浸透圧の影響を除外した上で、血液と尿中の濃度を比較して求められる。しかし、一般に指標として用いられるクレアチニンは、場合によって尿細管から排出、あるいは再吸収されることがあり、また、個人により、年齢や筋肉量によって生体内で産生される量には大きな違いがある。そのため、理想的な標準物質として適切なものでないことが専門の研究者から報告されている[1]。

　採・蓄尿の余裕のない現場における実用に即するために、GFRは血中／尿中の濃度比率からでなく、多数の人から得られた実測値を基にして作られた計算式を使って、血清中のクレアチニン濃度と体表面積から、あるいは標準的な体表面積当たりとして得られた推定値（estimated GFR：eGFR）として表わされる。2009年のアメリカからの報告[2]では、計算式は白人男女に続いて黒人男女に対する計算式が提示されている（図表47）。しかし人種や男女間の違いが、遺伝的な理由によるのか、栄養・運動・その他の環境によるのかは明らかでない。

　日本の腎臓学会はこうしたアメリカのデータを基にして、日本人（男女）に当てはまる計算式を作成した。この2007年に公表された計算式[3]に対して、実測値との間に大きいずれのあることが問題視され、2009年に発表されたガイドライン[4]には、イヌリンクリアランスを参照した新しい計算

第6章　CKD（慢性腎臓病）：ガイドラインの問題点をつく　　*157*

| 図表47 | 人種と性別に応じた血清クレアチニン値からの糸球体濾過率の推定算出式 |

人種	性別	Serum Creatinine, S_{cr} (mg/dL)	Equation (age in years for ≥ 18)
黒人	女性	≤ 0.7	GFR = 166 × $(S_{cr}/0.7)^{-0.329}$ × $(0.993)^{Age}$
黒人	女性	> 0.7	GFR = 166 × $(S_{cr}/0.7)^{-1.209}$ × $(0.993)^{Age}$
黒人	男性	≤ 0.9	GFR = 163 × $(S_{cr}/0.9)^{-0.411}$ × $(0.993)^{Age}$
黒人	男性	> 0.9	GFR = 163 × $(S_{cr}/0.9)^{-1.209}$ × $(0.993)^{Age}$
白人とその他	女性	≤ 0.7	GFR = 144 × $(S_{cr}/0.7)^{-0.329}$ × $(0.993)^{Age}$
白人とその他	女性	> 0.7	GFR = 144 × $(S_{cr}/0.7)^{-1.209}$ × $(0.993)^{Age}$
白人とその他	男性	≤ 0.9	GFR = 141 × $(S_{cr}/0.9)^{-0.411}$ × $(0.993)^{Age}$
白人とその他	男性	> 0.9	GFR = 141 × $(S_{cr}/0.9)^{-1.209}$ × $(0.993)^{Age}$
日本人（1）	男性（女性）	eGFR (mL/min/1.73m²) = 0.741 × 175 × $Age^{-0.203}$ × $Cr^{-1.154}$ （× 0.742）	
日本人（2）	男性（女性）	eGFR (mL/min/1.73m²) = 194 × $Age^{-0.287}$ × $Cr^{-1.094}$ （× 0.739）	

(アメリカのデータ：文献2)、日本のデータ（1）：文献3)、日本のデータ（2）：文献4, 5) 参照)

式[5]が取り入れられ、これが 2012 年の CKD 診療ガイドラインに受け継がれている。それでもなお、実際計算で得られた推定値と GFR の実測値の違いには大きな個体差のあることが示されており（**図表48**）、こうした違いが毒性の強い抗菌薬や抗がん薬の使用に際して現場の医師・薬剤師にとって問題となることも論じられて来た[6]。一般的な（標準的体表面積当たりの）eGFR から対象患者個人の GFR を算出するにしても、長期臥床がちな高齢者でその値が正しく得られているかどうかも問題である。

　クレアチニンの測定法自体にも大きな問題のあることが専門家によって指摘されている。ただし、発色法では色々な物質による干渉があるが、酵素法ではそうした干渉が少ないといわれる。最近、クレアチニンに代わって、これよりも筋肉量の影響を受けにくい物質（cystatin C）を用いる測定法が試みられている（**図表49**）[7, 8]。高齢者を対象とする場合に両者の併用が有効であるとの報告があり[9]、日本人への適用の結果も報告されている[10]。

　記述した種々の理由によって、2 度の測定によってかなりの違いが生じ、

図表 48 CG式は実測GFRよりも20〜30%高めになる

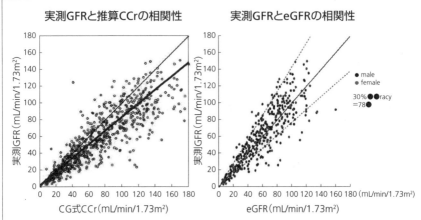

(平田純生，田中章郎，柴田佳菜子　eGFRを含めた腎機能推算式の正しい使い方は？
腎薬ニュース（第10号・2012年3月）より引用)

図表 49 血清シスタチンCと血清クレアチニン濃度の糸球体濾過率（GFR）に対する関連性比較

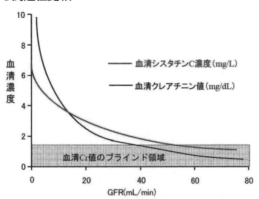

血清Cr値とGFRは反比例の関係にある。血清Cr値が男性で1.5mg/dL以下、女性で1mg/dL以下（年齢・体格によって異なる）はGFRの低下を反映しにくいブラインド領域と呼ばれている。
一方、シスタチンCは軽度腎障害で反応して血清濃度が上昇する。

(平田純生，田中章郎，柴田佳菜子　eGFRを含めた腎機能推算式の正しい使い方は？
腎薬ニュース（第10号・2012年3月）より引用))

第6章　CKD（慢性腎臓病）：ガイドラインの問題点をつく　*159*

一度 GFR ＜ 60 で明らかに異常であったものが、2 週間後にはその中 23％が健康と判定されたとの報告がある[11]。一般的な疫学調査では、若い人々では異常（障害あり）が過小評価され、高齢者では過大評価されると総説に書かれている[前項文献2]。eGFR に一点でのアルブミン/クレアチニン比を組み合わせる方法も試験されているようであるが、アルブミン濃度にも年齢、肥満、血圧、炎症、薬物使用など色々な条件によって変動があり、アルブミン濃度が低い場合には誤った陽性判定に繋がる危険性が高い。日本でも、dipstick 試験紙上で＞ 1 ＋を陽性とした場合、生活習慣の悪化が 1 年続くことによって男性の 3.9％、女性の 2.4％にアルブミン尿が検出されるという報告がある[12]。アルブミンは網膜症と並んで糖尿病性腎障害を示す最も基本的なパラメーターと考えられている[13]。糖尿病性腎症の判定基準としてのアルブミン値を eGFR 値に従属させるのでなく、独立した指標として並列させて病因探索を行うほうが賢明であろう。日本で糖尿病性 CKD 患者の透析療法に預かる専門医の経験によれば、終末期腎障害（endstage renal disease：ESRD）に至る糖尿病患者の予測因子として、dipstick 試験紙によるたんぱく尿（オッズ比 1.90）と、これに加えて肥満と喫煙が挙げられている[14]。

■ 参考文献

1) Perrone RD, Madias NE, Levey AS. Serum creatinine as an index of renal function: new insights into old concepts. Clin Chem 1992; 38: 1933-1953.

2) Levey AS, Stevens LA, Schmid CH, Zhang YL, Castro AF, et al. A new equation to estimate glomerular filtration rate. Ann Intern Med 2009; 150: 604-612.

3) 日本腎臓学会編. CKD 患者診療のエッセンス. CKD 診療ガイド. 東京医学社. 2007. p6-7.

4) 日本腎臓学会編. エビデンスに基づく CKD 診療ガイドライン 2009.

5) Matsuo S, Imai E, Horio M, Yasuda Y, Tomita K, et al. Revised equations for estimated GFR from serum creatinine in Japan. Am J Kidney Dis 2009; 53: 982-992.

6) 平田純生、田中章郎、柴田佳菜子. eGFR を含めた腎機能推算式の正しい使い方は？　腎薬ニュース第 10 号（2012 年 3 月号）

7) Hoek FJ, Kemperman FA, Krediet RT. A comparison between cystatin C, plasma creatinine and the Cockcroft and Gault formula for the estimation of glomerular filtration rate. Nephrol Dial Transplant 2003; 18: 2024-2031.

8) Venetsanos D, Alfredsson J, Segelmark M, Swahn E, Lawesson SS. Glomerular filtration rate (GFR) during and after STEMI: a single-centre, methodological study comparing estimated and measured GFR. BMJ Open 2015; 5: e007835.

9) Lopes MB, Araújo LQ, Passos MT, Nishida SK, Kirsztajn GM, et al. Estimation of glomerular filtration rate from serum creatinine and cystatin C in octogenarians and nonagenarians. BMC Nephrol 2013; 14: 265.

10) Horio M, Imai E, Yasuda Y, Watanabe T, Matsuo S, et al. GFR estimation using standard serum cystatin in Japan. Am J Kidney Dis 2013; 61: 197-203.

11) Coresh J, Astor BC, Greene T, Eknoyan G, Levey AS. Prevalence of chronic kidney disease and decreased kidney function in the adult US population: Third National Health and Nutrition Examination Survey. Am J Kidney Dis 2003; 41: 1-12.

12) Wakasugi M, Kazama J, Narita I, Iseki K, Fujimoto S, et al. Association between overall lifestyle changes and the incidence of proteinuria: a population-based, cohort study. Intern Med 2017; 56: 1475-1484.

13) Moriya T, Tanaka S, Sone H, Ishibashi S, Matsunaga S, et al. Patients with type 2 diabetes having higher glomerular filtration rate showed rapid renal function decline followed by impaired glomerular filtration rate: Japan Diabetes Complications Study. J Diabetes Complications 2017; 31: 473-478.

14) Iseki K. Predictors of diabetic end-stage renal disease in Japan. Nephrology (Carlton) 2005; 10: Suppl S2-6.

第6章 CKD（慢性腎臓病）：ガイドラインの問題点をつく

③ 血圧とクレアチニン/アルブミン

　筆者が経験した85歳女性についての貴重な経験を記述する。アルブミン値（Alb）2.5、血圧200以上でネフローゼ症候群の診断で地域の医療センターに入院、アルブミン、ネスプの注射を受けた結果、尿たんぱく（±）、Alb 3.2、クレアチニン値（Cre）2.05と軽快して我々の施設に入所。初めの頃の血圧は117/67 ～ 170/110であったが、2週間後162/73 ～ 225/99に上昇。顔面浮腫が増悪した。尿たんぱく（4＋）で、Albは2.4に低下したが、Creは1.53に下降（改善？）。降圧薬・利尿薬を追加して血圧が140/60 ～ 180/70に落ち着いた時期、Creは2.07に上昇。その後、血圧が110/52 ～ 172/78に低下した時、Creは3.13と悪化したが、Albは2.9に改善した。このようにESRDではAlbとCreが改善/悪化の相反的な変化をするので、いずれが良いかの判断は困難である（図表50）。他に類似の症例を並んで示しておく（図表51）。

　降圧療法の効果を調べた最近の論文[1]によれば、強力な血圧コントロールによって、6カ月後にeGFRの悪化が見られ、CKDのイベントが3.7％（標準治療群では1％）に発生した。ただし、心血管イベントあるいはそれによる死亡は標準群の7.1％に対して4.9％であり（図表52）、全体でみると、強力な血圧コントロールの方に利益があった。尿中アルブミン/クレアチニン比は少し低下したものの標準群と有意差はなかった。筆者は血圧コントロールによるクレアチニン濃度の増加、eGFRの減少を先に挙げた症例の他にも2例経験しており、高い血圧が高齢者の生命予後にとって有利（先著「経験から学ぶ老年医療」参照）という疫学的データの陰には、腎臓を介する老廃物排泄の増加が有利に働いている可能性の存在が示唆される。

162 横断的に見る老年医学 ―基礎と臨床の間を流離う―

図表 50 【症例 1】CKD（ネフローゼ症候群）患者の治療で得た、血圧コントロールと血清アルブミン並びにクレアチニン値に関する貴重な経験

アルブミン値（Alb）2.5、血圧 200 以上でネフローゼ症候群の診断で入院。 アルブミン、ネスプの注射を受けた結果、尿たんぱく（±）、血清 Alb 3.2、クレアチニン値（Cre）2.05 と軽快して我々の施設に入所。当初血圧は 117/67 ～ 170/110 であったが、2 週間後 162/73 ～ 225/99 に上昇、顔面浮腫が増悪した。尿たんぱく（4＋）で、Alb は 2.4 に低下したが、Cre は 1.53 に下降（改善）。降圧薬・利尿薬を追加して血圧は 140/60 ～ 180/70 に落ち着いたが、Cre は 2.07 に上昇。その後、血圧がさらに（110/52 ～ 172/78 に）低下した時、Cre は 3.13 と悪化したが、Alb は 2.9 に改善した。

【参考文献】Perkins RM, et a. Estimated glomerular filtration rate variability and risk of end-stage renal disease among patients with Stage 3 chronic kidney disease. Clin Nephrol 2013; 80: 256-262.

(第 28 回 全国介護老人保健施設大会 愛媛（2017.07.26-28）)

図表 51 【症例 2】地域の病院で出血性貧血と診断されて輸血を受け、低ナトリウム血と腎不全を持って老健に入所した老齢女性の治療経過

▶ 87 歳女性。脳梗塞を患い、右不全麻痺あり。当方入所の数カ月前に高度貧血（Hb3.5）で入院。痔出血の疑いで輸血を受け、RBC 値 446 万、Hb 値 13.4 に改善して、リハビリ後、当方に転入。入所 1 週後の検査で、血清 TP 5.8、Alb 3.1、Na 125、K 4.0、Cl 93、赤血球 192 万、Hb 5.9、血小板 11.4 万 /μL、NT-ProBNP 値は 6860 であった。低ナトリウム血症は、当方に転入後、それまで服用していたフロセミド（20mg/ 日）を止め、減塩食も中止、Na 摂取 1 日平均 8g にした結果、入所約 2 週間で Na131 に回復。貧血も徐々に改善した。心不全に対しては、スピロノラクトンを使用。
▶ 入所後 1 週間の血圧は 106/52 ～ 135/60 であったが、以後 127/67 ～ 152/71 に上昇。一方、尿クレアチニン値は当方入所 3 カ月前の検査では 1.79 であったが、入所後 1 カ月の検査では 1.65、その後は 1.41 ～ 1.50 に減少。尿中アルブミンは、尿路感染症が治癒したあとスティックで（±）。

(第 28 回 全国介護老人保健施設大会 愛媛（2017.07.26-28）)

第 6 章　CKD（慢性腎臓病）：ガイドラインの問題点をつく　　*163*

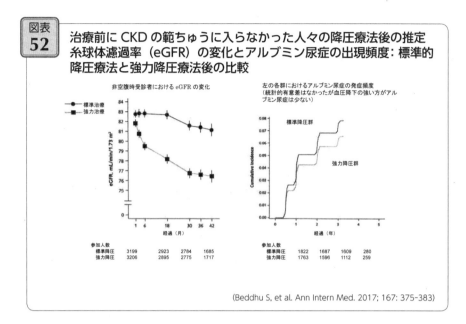

図表52　治療前に CKD の範ちゅうに入らなかった人々の降圧療法後の推定糸球体濾過率（eGFR）の変化とアルブミン尿症の出現頻度：標準的降圧療法と強力降圧療法後の比較

(Beddhu S, et al. Ann Intern Med. 2017; 167: 375-383)

■ 参考文献

1) Beddhu S, Rocco MV, Toto R, Craven TE, Greene T, et al. Effects of intensive systolic blood pressure control on kidney and cardiovascular outcomes in persons without kidney disease: a secondary analysis of a randomized trial. Ann Intern Med 2017; 167: 375-383.

第6章 進化し続ける医療のガイドライン

4 ESKD(endstage kidney disease)における電解質の変化

　ESKD あるいはこれに近い段階の腎障害においては、電解質の変化が最も重視されなければならない。決定的なのは燐酸（リン値）とカリウムであり、カルシウムは燐酸の増加と逆に低下する。心不全治療薬であるスピロノラクトンなどのアルドステロン拮抗薬はカリウムを上げる傾向にあり、急性心不全や左室駆出率（LVEF）が保たれている人々では高カリウムのリスクのほうが大きいので使わないほうが良い。特に ESKD をもつ患者の場合には慎重な投与が必要との意見が一部に浸透していた[1]。しかし最近では、eGFR ＜ 60 の CKD 患者に対してアルドステロン拮抗薬は、カリウム値に関して多少の不利はあっても生命延長効果があったとする論文や[2]、カリウム値に十分注意すれば、急性心不全の患者に対しても死亡率や再入院を減らすのに有効であるとの報告がある[3]。ESKD の患者での使用例を総括した論文で、心機能の保持に関して有利であり、高カリウム血症さえ起こらなければ、対照に比べて 3 年間の死亡率が十分に低かった（6.4 vs 19.7％）との大規模ランダム化比較試験の結果も紹介されている[4]。ただ、透析療法が必要な ESKD でのこの種の薬の有効性については、メタ解析を行うに足る質の高い研究報告は未だないとの論文もあり[5]、今後の大規模な調査が必要である。いずれの降圧薬を使用するにしても、高齢者では高カリウム血症を起こしやすいので、注意は必要であり[6]、患者一人ひとりに合わせた注意深い治療が求められる[7]。

　最近、マグネシウムの低下が CKD のリスクを修飾し[8, 9]、人工透析を受けている患者の死亡率を高めるという論文[10-12]や、低くても高くても認知症の発症と関連があるという論文[13]まで報告されている。またこれに関連して、尿中マグネシウム排泄の少ない人は血圧が高いとか[14]、女性で血清

第6章　CKD（慢性腎臓病）：ガイドラインの問題点をつく　**165**

マグネシウムの低い人は脳梗塞を起こしやすいといった論文[15]もある。

　一方、高マグネシウムの弊害として、便秘に対する酸化マグネシウムの内服により、腎機能の低下した人々、（eGFR値＜30）に、無気力、腱反射低下、発語障害、嘔吐、結腸壊死などの副作用の起こりやすいことが報告されている[16]。10年以上前にマスコミ上でも高齢者に対する酸化マグネシウム使用上の警告が出されたことがあり、以来、治療薬のハンドブックにも血中Mg濃度の測定が必要事項として挙げられている。最近、全国老人保健施設協会の学術集会でもeGFRが20以下に低下していた入所者に意識消失発作が見られたとの報告があった[17]。血清Mgの異常で神経機能障害が起こることに関しては簡潔で要を得た文献があるので紹介しておく[18]。

　抗高脂血症薬（スタチンやフィブラート）による横紋筋融解症も多くの薬剤に共通して見られる。全体としての頻度は高いものではないが、「無視する」のでも「怖がって逃げる」のでもなく、副作用の機作を通じて生理機能についての理解をもっておくことが必要である。

■ 参考文献

1) Tseng WC, Liu JS, Hung SC, Kuo KL, Chen YH, et al. Effect of spironolactone on the risks of mortality and hospitalization for heart failure in pre-dialysis advanced chronic kidney disease: a nationwide population-based study. Int J Cardiol 2017; 238: 72-78.

2) Stubnova V, Os I, Grundtvig M, Atar D, Waldum-Grevbo B. Spironolactone treatment and effect on survival in chronic heart failure patients with reduced renal function: a propensity-matched study. Cardiorenal Med 2017; 7: 128-136.

3) Maisel A, Xue Y, van Veldhuisen DJ, Voors AA, Jaarsma T, et al. Effect of spironolactone on 30-day death and heart failure rehopitalization (from the COACH Study). Am J cardiol 2014; 114: 737-742.

4) Bomback AS. Mineralocorticoid receptor antagonists in end-stage renal disease: efficacy and safety. Blood Purif 2016; 41: 166-170.

5) Quach K, Lvtvyn L, Baigent C, Buetı J, Garg AX, et al. The safety and efficacy of mineralocorticoid receptor antagonists in patients who require dialysis: a systematic review and meta-analysis. Am J Kidney Dis 2016; 68: 591-598.

6) Turgutalp K, Bardak S, Helvacı I, İşgüzar G, Payas E, et al. Community-

acquired hyperkalemia in elderly patients: risk factors and clinical outcomes. Ren Fail 2016; 38: 1405-1412.

7) Ferreira JP, Mentz RJ, Pizard A, Pitt B, Zannad F. Tailoring mineralocorticoid receptor antagonist therapy in heart failure patients: are we moving towards a personalized approach? Eur J Heart Fail 2017; 19: 974-986.

8) Van Laecke S, Nagler EV, Verbeke F, Van Biesen W, Vanholder R. Hypomagnesemia and the risk of death and GFR decline in chronic kidney disease. Am J Med 2013; 126: 825-831.

9) Sakaguchi Y, Iwatani H, Hamano T, Tomida K, Kawabata H, et al. Magnesium modifies the association between serum phosphate and the risk of progression to end-stage kidney disease in patients with non-diabetic chronic kidney disease. Kidney Int 2015; 88: 833-842.

10) Sakaguchi Y, Fujii N, Shoji N, Hayashi T, Rakugi H, Isaka Y. Hypomagnesiemia ia a significant predicter pf cardiovascular and noncardiovascular mortality in patients undergoing hemodialysis. Kidney Int 2014; 5: 174-181.

11) Lacson E Jr, Wang W, Ma L, Passlick-Deetjen J. Serum magnesium and mortality in hemodialysis patients in the United States: a cohort study. Am J Kidney Dis 2015; 66: 1056-1066.

12) Li L, Streja E, Rhee CM, Mehrotra R, Soohoo M, et al. Hypomagnesemia and mortality in incident hemodialysis patients. Am J Kidney Dis 2015; 66: 1047-1055.

13) Kieboom BCT, Licher S, Wolters S, Ikram MK, Hoom EJ, Zietse R, et al. Serum magnesium is associated with the risk of dementia. Neurology 2017; 89: 1716-1722.

14) Joosten MM, Gansevoort RT, Mukamal KJ, Kootstra-Ros JE, Feskens EJ, et al. Urinary magnesium excretion and risk of hypertension: the prevention of renal and vascular end-stage disease study. Hypertension 2013; 61: 1161-1167.

15) Adebamowo SN, Jiménez MC, Chiuve SE, Spiegelman D, Willett WC, et al. Plasma magnesium and risk of ischemic stroke among women. Stroke 2014; 45: 2881-2886.

16) 斉藤　昇. 高齢入院患者の血清マグネシウム値への腎機能障害と酸化マグネシウム投与の影響. 日本老年医学会雑誌 2011; 48: 263-270.

17) 饒波　保. 高マグネシウム血症を考察する ――過性意識喪失の事例を経験して. 全国老人保健施設愛媛大会学術集会　2017 年 7 月 27 日　演題 27 第 15M2-5.

18) 橋詰直孝. マグネシウム代謝異常. 日内会誌 1997; 86: 1857-1861（特集: 水・電解質異常）.

第6章 進化し続ける医療のガイドライン

⑤

慢性腎臓病（CKD）/ 腎不全の再燃（exacerbation）

　本項の書き出しに当たって、COPDと対比させながらCKDの紹介を行ったが、CKDでは「慢性（持続性）」が常に強調されているのと対照的に、COPDではexacerbation（再燃、激化、増悪）という言葉がしきりに使われる。COPDの場合、感染症が引き金になることが常識であるが、腎臓病の場合も、筆者が学生の頃は「溶血性連鎖状球菌」の感染が原因であるとして徹底的な教育を受けた。時代は進んで、細菌感染は少なくなったがウイルスがそれに取って代わり、薬の影響も加わって、自己免疫性疾患の進展に至る場合が増えてきていることは第3、4章に記述した通りである。HCV感染に伴うクリオグロブリン血性血管炎はその端的な例である。動脈硬化症の場合も、徐々に血管腔が狭くなるよりも、どこかの段階で病巣の破綻が起こり、病勢が進行する。CKDの場合も、一定速度で腎機能が悪化するだけでなく、急性炎症の繰り返しによって不可逆的な病理変化が積み重なることを常に念頭におく必要がある。以下に筆者が経験した一症例を紹介する。

　[症例] 肥満・高血圧・高尿酸血の既往あり、くも膜下出血のあと施設入所。降圧薬2種（ニフェジピンとACE）と抗尿酸薬を服用。この他に変形性膝関節症と、手・指関節にも偽痛風様の症状が出没し、ロキソニン（1日2錠常用から、1錠頓服）を使用していた。BNP値52、NT-ProBNP値116。リウマチ因子は1であるが、MMP-3が80と高い。初期のCre値は0.86でCKDのstage 3a、尿所見はたんぱく、潜血白血球とも異常なし。1年半後に右下腿に浮腫出現、1.5cm長の傷ができて縫合したが完治せず。フロセミド20mg投与で一時寛解したがその後浮腫再発。弾性ストッキング使用で皮膚がただれてきたので、フロセミドをアゾセミド30mgに変更。その後降圧薬をブロプレス4mgとスピロノラクトン12.5mgに

変更し、経過中 Cre 値は 1.18 に上昇。某日、寒気を訴えて検査の結果、Cre 1.94、UreaN 68.4、ALP 516、CRP 0.22、WBC 8,280。3 週間後 Cre は 2.40、K も 5.3 に増加したが、以後は下降に転じ、1 カ月後は 1.59（CKD stage 4）となった。経過中、血圧は 95/48 ～ 128/76 であった。

　本症例での再燃は、ALP の上昇からみて、以前からあった胆嚢炎の繰り返しとも推測されるが、あるいは単なる風邪（これが問題！）によるかもしれない。巷でも、本人が気づかぬうちに再燃が起こっていることもしばしばであろう。なお、本症例には糖尿病はなく、CKD の病態を悪化させる要因としては、先に挙げた胆道系以外に、MMP-3 の増加に示される関節炎が挙げられるし、浮腫に対して用いた利尿薬の血圧に対する影響も考慮する必要がある。

　浮腫と血管炎については、腎不全のバイオマーカーとしての NT-proBNP と kidney injury molecule 1 の組み合わせを強調する論文がいくつか発表されている（つぶやき参照）[1-4]。また、レニン・アンギオテンシン系阻害薬よりも β ブロッカーが浮腫を軽減させるという報告もある[5]。高齢者の浮腫への対処がいかに難しいかは、老健の医療従事者のすべてが経験していることであり、色々な基礎分野からの原因の究明が望まれる。

　CKD の進展予防は勿論重要であるが、病勢がある程度進行した段階では、単なる数値でなく、背景にある病態が正しく把握される必要がある。Stage 3 の患者 4,219 人を対象としたコホート研究で、eGFR の違いが臨床上の ESRD と合致しないという結果も報告されている[6]。CKD は色々な原因に根ざす疾患を包含しているので、「原因と病態の正しい評価」こそ「医師や医療従事者をして考えさせるガイドライン」のエッセンスとして挙げられるべきであろう。

■参考文献
1) Savarese G, Musella F, D'Amore C, Vassallo E, Losco T, et al. Changes in natriuretic peptides predict hospital admissions in patients with chronic heart failure: a meta-analysis. JACC Heart Fail 2014; 2: 148-158.

2) Gandhi PU, Szymonifka J, Motiwala SR, Belcher AM, Januzzi JL Jr, et al. Characterization and prediction of adverse events from intensive chronic heart failure management and effect on quality of life: results from the pro-B-type natriuretic peptide outpatient-tailored chronic heart failure therapy (PROTECT) study. J Card Fail 2015; 21: 9-15.
3) Medić B, Rovčanin B, Basta Jovanović G, Radojević-Škodrić S, Prostran M. Kidney injury molecule-1 and cardiovascular diseases: from basic science to clinical practice. Biomed Res Int 2015; 2015: 854070.
4) McMillan R, Skiadopoulos L, Hoppensteadt D, Guler N, Bansal V, et al. Biomarkers of endothelial, renal, and platelet dysfunction in Stage 5 chronic kidney disease hemodialysis patients with heart failure. Clin Appl Thromb Hemost 2018; 24: 235-240.
5) Aggarwal A, Wong J, Campbell DJ. Carvedilol reduces aldosterone release in systolic heart failure. Heart Lung Circ 2006; 15: 306-309.
6) Perkins RM, Kirchner HL, Hartle JE, Bucaloiu ID. Estimated glomerular filtration rate variability and risk of end-stage renal disease among patients with Stage 3 chronic kidney disease. Clin Nephrol 2013; 80: 256-262.

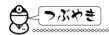

「GFRと並んで尿細管機能障害をCKDのガイドラインに」

　BNPに比べてNT-ProBNP値が異常に高く、血清K値の高い症例が時々みつかる。最近の1例はBNP363、NT-ProBNP 13,900、K 5.4、クレアチニン（CRE）値は1.01、他の例はそれぞれ369、4,630、カリメート2包服用下でのK 5.2、CRE値は0.71であった。CREからみた糸球体濾過率（GFR）はさほど悪くなく、尿細管の機能障害が推定される。文献によればNT-proBNPは腎不全の重要な指標であり[1,2]、KMI-1（Kidney injury molecule 1）[3]と合わせることによって急性腎不全予後予測因子となることが示されている[4]。しかし現在はGFR流行りで、尿細管機能の評価はなおざりになっている。

解説 いつ終点にたどり着くのか、eGFR計算式の発達の軌跡をたどる

　最初に断っておくが、筆者自身はよそ眼に見て、ヘンレループでの物質の再吸収と排泄の機作と障害のほうに興味がある。糸球体濾過率（GFR）は慢性腎障害の診断・治療、また疫学調査の基本的な目安であるからと言って、「算出式にどこまで正確を追求するのか」と考えこんでしまわざるを得ない。

　GFRを評価（概算）するための絶対的なスタンダードとなるのは、濾過後、ヘンレループでの再吸収も分泌もない物質の血中濃度と尿中排泄を調べる方法であり、70年前Homer Smithの教科書によってイヌリンが紹介されたことに始まり、今日ではiohexol、[99m]Tc-DTPAなどの外来性物質が用いられるが、いずれにしても操作が煩雑であり、限られた専門病院でしか行われなかった[1, 2]。しかし1970年代になって内在性の物質であるクレアチニンの血中濃度から、年齢・性別・人種（場合によっては、尿素・アルブミン値）を変数として加えた算出式が提案され、糖尿病性腎症の急速な増加に対応して、市中で一般診療に当たる医師や疫学研究者でも利用することができるようになった。

　初めて作られて一般に利用されたのは1976年に発表されたCockcroft-Gaultの計算式で、[125]I-iothalamateを用いて測定したmGFR値を参照して作られた[3]。その後、クレアチニンが色々な因子によって影響されるので、これを使うことへの批判があったが、1,070人の人々から得られたデータをもとにしたMDRD（modification of diet in renal disease）の数式[4]が2005年にKDOQIによって慢性腎臓病（CKD）の診療ガイドラインに収録されたことで一般に認知されるようになった。ただ、この数式を作るに当たって70歳以上の人はおらず、糖尿病も6%と少なかった。また10の研究から約5,000例をプールした結果に基づく評価では、MDRD数式で得られたeGFR値がmGFR値の30%以内に入る例が84〜81%、特に

第 6 章　CKD（慢性腎臓病）：ガイドラインの問題点をつく　*171*

stage 4 では 72％と低かった[2]。

2009 年に CKD-EPI 数式として発表された算出式[5]の作成では、10 の研究から 65 歳以上 15％、糖尿病 28％を含む 8,354 例の値がプールされている。この新しい算出式については、さらに他の 16 の研究からプールされた 3,896 例からのデータ（例えば、iohexol を用いた実測値との比較）によって外部からの確認作業が行われている。それの結果によれば、65 歳以上の高齢者で eGFR60 ～ 89 の場合、eGFR と mGFR の差が 30％を超える例の比率（バイアス）が MDRD の数式で 4.5％に対して、新しい数式では 0.7％に抑えられていた。

高齢者では血清クレアチニンを指標とした場合、eGFR と mGFR の違い（バイアス）の大きいことが問題とされていて、高齢者ばかりを対象として比較確認を行った研究も行われ、CKD-EPI 式では不十分として、別の数式を提案した論文もみられる（（総説 2）参照）。しかし、クレアチニンでは不十分として、やはり内在性の物質であるシスタチンＣ（cystatin C）の使用を勧める論文が多い[6]。シスタチンＣは色々な組織細胞で作られるたんぱく質分解酵素阻害物質であり、糸球体では自由に濾過されるが、近位細尿管で再吸収され、分解される。シスタチンＣ単独よりもクレアチニンとの併用を挙げる論文もあり[7~9]、すでに CKD-EPI でも取り上げられているが、混ぜこぜにして、背後にある細尿管機能障害の存在を覆い隠すよりは両者の違いを追求するほうが理にかなっている[10]。

腎機能の誤った推測は薬物中毒や出血、骨髄抑制など重篤な副作用発現に繋がりやすい。特に肥満者や臥床がちで痩せた高齢者において十分な注意が必要である[11]。

Beta2-microgloburin や beta-trace-protein の使用も提案されているが[12]、シスタチンＣも含めて、分子量が大きい物質（たんぱく質）を指標にする場合は、分子量の小さい電解質の濾過とは本質的に違った（さらに大きい意味のある）病態を持っていると考えておく必要がある[13]。

■ 参考文献

1) Levey AS, Inker LA, Coresh J. GFR estimation: from physiology to public health. Am J Kidney Dis 2014; 63: 820-834.
2) Raman M, Middleton RJ, Kalra PA, Green D. Estimating renal function in old people: an in-depth review. Int Urol Nephrol 2017; 49: 1979-1988.
3) Cockcroft DW, Gault MH. Prediction of creatinine clearance from serum creatinine. Nephron 1976; 16: 31-41.
4) Levey AS, Bosch JP, Lewis JB, Greene T, Rogers N, et al. A more accurate method to estimate glomerular filtration rate from serum creatinine: a new prediction equation. Modification of Diet in Renal Disease Study Group. Ann Intern Med 1999; 130: 461-470.
5) Levey AS, Stevens LA, Schmid CH, Zhang YL, Castro AF 3rd, et al. A new equation to estimate glomerular filtration rate. Ann Intern Med 2009; 150: 604-612.
6) Fan L, Levey AS, Gudnason V, Eiriksdottir G, Andresdottir MB, et al. Comparing GFR estimating equations using cystatin C and creatinine in elderly individuals. J Am Soc Nephrol 2015; 26: 1982-1989.
7) Chi XH, Li GP, Wang QS, Qi YS, Huang K, et al. CKD-EPI creatinine-cystatin C glomerular filtration rate estimation equation seems more suitable for Chinese patients with chronic kidney disease than other equations. BMC Nephrol 2017; 18: 226.
8) Legrand H, Werner K, Christensson A, Pihlsgård M, Elmståhl S. Prevalence and determinants of differences in cystatin C and creatinine-based estimated glomerular filtration rate in community-dwelling older adults: a cross-sectional study. BMC Nephrol 2017; 18: 350.
9) Björk J, Bäck SE, Ebert N, Evans M, Grubb A, et al. GFR estimation based on standardized creatinine and cystatin C: a European multicenter analysis in older adults. Clin Chem Lab Med 2018; 56: 422-435.
10) 谷澤雅彦. 抗ウイルス薬による尿細管機能障害. 日内会誌 2018; 107: 878-887.
11) 平田純生. 薬剤師と医師の連携による慢性腎臓病の薬剤管理. 日内会誌 2018; 107: 826-833.
12) Inker LA, Tighiouart H, Coresh J, Foster MC, Anderson AH, et al. GFR estimation using β-trace protein and β2-microglobulin in CKD. Am J Kidney Dis 2016; 67: 40-48.
13) Rist PM, Jiménez MC, Rexrode KM. Prospective association between β2-microglobulin levels and ischemic stroke risk among women. Neurology 2017; 88: 2176-2182.

第7章

進化し続ける医療のガイドライン

1. 医学・医療の進歩と専門分化に伴い、即断・即決が求められる現場の医師にとって、簡便で、かつ全体を網羅した正確度の高い手引書が不可欠なものとなった。これに各学会がそれぞれの存在意義をかけた競争、製薬・診断機器メーカーの売り込みが加わり、ガイドラインは自分を守る武器ともなっている。

2. 医療は新しい技術の開発によって常に塗り替えられる。しかし、それらの効果とともにリスクの有無が明確に認識されることで初めて一般に受け入れられるようになり、定着するには時間がかかる。医師には常に「頭を使いながら、また原著を辿りながらガイドラインを身に着ける」ことが求められる。

3. すでに第6章において、ある病態の基礎となる疾患（ここでは糖尿病）の重要性に鑑みて、早期診断と予防を意識したうえで作成された「CKDのガイドライン」についての解説を行ったが、本章ではさらに、普遍的な疾患のリスクファクターとなる代謝異常症のガイドライン作りにおいて、大衆を意識せざるを得なかった経緯についての筆者の経験を記述する。

4. 本章ではさらに、①小児における食品アレルギーの考え方、②SIRS一辺倒から離脱し、多臓器不全として把握する方向に本質的な改訂が行われた敗血症のガイドライン、③PSA値依存から脱却して患者とともに治療方針を考えるように変更された前立腺がんの治療などを例として、ガイドラインの進化を展望する。

174 横断的に見る老年医学 ―基礎と臨床の間を流離う―

　最近どこの世界もガイドライン流行り。医療界でも、各分野の権威者によって、疾患ごとに、診断から治療に至るいくつものガイドラインが作成されている。確かに情報があふれる中、現場を預かる医師としては、教科書や専門書に加えて何らかの手引書（マニュアル）が必要であり、ガイドラインは各専門分野の知識をまとめた手引書として有用である。しかし、我々が一番困ることは、この「ガイドライン」なるものが法律のように遵守しなければならない絶対的存在として受け止められ、特に治療がうまく行かずに訴訟になった場合、医師の下した医療行為が間違っていなかったかどうかという証拠に「ガイドライン」が使われることが多くなっていることである。

　病気の原因は未だ充分には解明されておらず、我々の知識や技術は不十分なものに過ぎない。たとえば、子供の食品アレルギーについて、2017 年 6 月 17 日付の新聞記事に、「日本小児アレルギー学会が、卵アレルギーの疑いがあり、アトピー性皮膚炎に罹った乳児に対して、生後半年から少量の卵を食べることを推奨するとの提言を発表した」ことが報ぜられていた。アメリカでピーナッツアレルギーに対する対処が 180 度転換したのを受けての研究結果によるものである。

　医療の内容は、新しい診断・治療機器と技術の進歩、新薬の開発などによって新しく塗り替えられる。しかし、それらが一般化し、定着するには時間がかかり、さらにそれらによるリスクや副作用も明確に認識されることで、ガイドラインの中に織り込まれるようになるのである。しかし、その時にはすでに個々の内容が古くなって役に立たなくなってしまっていることも多い。前立腺特異抗原（PSA: prostate-specific antigen）が測れるようになって、これを用いた早期診断、早期治療が推奨されたのは、それほど古い昔ではない。今、欧米では、年齢を考慮した上で、個々の症例に合わせて慎重に警戒観察を行うように指針が変わっている。

　抗菌薬についての指針は当然長続きしない。「指針は常に不十分でどこかに間違いがある」といっても、そう極端な表現といえないのが現実である。こうした見地に立って、医師には常に「頭を使いながらガイドラインを読み、真の正しい治療を目指すことが求められる。

第7章 進化し続ける医療のガイドライン

① 敗血症の診断と治療

　敗血症（sepsis）は感染に伴って引き起こされる異常な病態であり、その変化は生理・生化学、病理学の広い範囲にわたって把握されるが、確固たる定義を与えることができないままに今日に至っている。治療に要するコストは、アメリカの 2001 年の統計によれば、約 200 億ドルで、病院での医療費の 5.2％を占めるといわれるが[1]、人口の高齢化、医療の発達、病気の複雑化などによって敗血症の発生がますます増加の傾向にあるとして、世界規模での対策に迫られている。敗血症から生き延びる事ができても、身体的、精神的な障害・認知症（後遺症）が残る人々も多い。そのために医療関係者だけでなく、社会的にも、敗血症を克服するキャンペーン（Saving Sepsis Campaign）が張られるようになった。

　1991 年、アメリカの胸部疾患医学会と救急医学会の合同委員会は敗血症の定義つくりに取り組んだ結果、敗血症を感染に伴う宿主の全身的な炎症反応症候群（Systemic Inflammatory Response Syndrome：SIRS）として捉え（図表53）、臓器障害（organ dysfunction）を合併した場合に重症敗血症、それがさらに進行して適切な補液にかかわらず血圧が下がったまま上昇しない状態を敗血症ショックとして定義した[2]。ただしこれにはアメリカの両学会が敗血症とその関連疾患に起因する重い病態に対する治療薬の効果判定を行うための「対象の選択手段」として考えたのが始まりとの解説も行われている[3]。

　これを元にして、ヨーロッパとアメリカの集中治療と救命救急学会（European Sociaty of Intensive Care Medicine/Society of Critical Care Medicine）の専門委員会は長年にわたって敗血症の診断基準つくりに取り組み、2001 年その内容を世界に向けて発信した[4]。しかしこの委員

会は、SIRS の問題点（限界）を認識しながらもこれに変わる定義を（根拠不十分として）提案しなかったために、「SIRS」（図表 53）は 20 年以上、集中治療の場の基本概念として生き続けた。

　その後、ヨーロッパとアメリカの両学会は、感染症・外科・肺疾患の専門家を集めて特別専門委員会を組織し、敗血症についての色々な資料と関連分野での新しい事実の集積を参照して、2014 年から 2015 年にかけて敗血症の診断を根本から洗い直す作業を行った。その結果、これまでの考えが炎症に集中しすぎ、SIRS を基にした診断が感度と特異性の両面で充分でないこと、敗血症から重症敗血症、そして敗血症性ショックへ進むという考えが間違っていることが確認され（図表 54、55）、SIRS に替えて Sepsis-related Organ Failure Assessment（SOFA）を基準とする新しい診断法を基本とするガイドラインが発表された[5]。端的にいえば、これまで、異常な体温、血圧、脈拍、呼吸数、白血球数といった簡単な検査結果（数値）だけを材料とする（数値だけで済ます）単純な判断から、腎機能、肝機能、心臓機能、

図表 53　SIRS（全身性炎症反応症候群）

- SIRS は元々、アメリカで新薬の臨床試験のために敗血症の選択基準を定義したものである（1991 年）。細菌・ウイルス感染、外傷、熱傷、手術などの種々の侵襲を誘引とする全身性の炎症反応をバイタルサインを中心とする簡便な基準によって幅広く拾い上げ、菌血症プラス SIRS によって敗血症と診断するものである。
- SIRS は、以下の項目のうち 2 項目、またはそれ以上に該当することによって診断する。
    1) 体温：38 度以上、または 36 度以下
    2) 脈拍数：90/ 分以上
    3) 呼吸数：20 回 / 分以上
    4) 血液検査：白血球数 12,000/μL 以上、または 4,000 以下、あるいは未熟顆粒球が 10% 以上。

第 7 章　進化し続ける医療のガイドライン

> **図表 54**　Sepsis 3 による敗血症と敗血症性ショックの定義

敗血症
　【定　義】感染に対する宿主生体反応の調節不全で、生命を脅かす臓器障害
　【診断基準】感染症が疑われ、SOFA スコアが 2 点以上増加したもの。

敗血症性ショック
　【定　義】敗血症の部分集合であり、死亡率を上昇させる重度の循環・細胞・代謝の障害を呈するもの。
　【診断基準】充分な輸液負荷にもかかわらず、平均動脈圧 65mmHg 以上を維持するために血管作動薬を必要とし、かつ血清乳酸値が 2mmol/L を超えるもの。

> **図表 55**　敗血症定義の変化

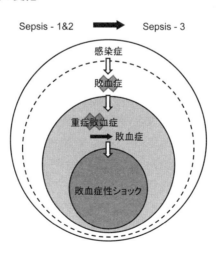

意識状態、さらに血液凝固能、乳酸や呼吸ガス濃度などを含めた「組織的な診断法」に進化したのである。この 20 年間に病原細菌の薬剤耐性も強くなり、抗菌薬の選択にも問題の大きいことが認識された。今回の 20 年ぶりの改訂は、日本でも集中治療医学会などで数年来議論されており、日本版敗血症診療ガイドライン 2016 として発刊されている[6]。

　JAMA に記載された Sepsis-3 の文献[5] を基にして、「考える救急医療」の概要を辿り、本来のガイドラインのあるべき姿（これは決して法律ではない、科学である）を学んでみたい。新しいガイドラインの作成に当たっては、まず、確固とした臨床的判断基準（構造的妥当性）が作られているか、そしてそれらの基準が ICU への入院や死亡といった敗血症に特有の結果に繋がるかどうか（予測的妥当性）が検討された。アメリカ、カナダ、イギリス、フランス、ベルギー、オランダ、オーストラリア・ニュージーランドの各国からの 19 人の委員の関連する施設から得られたデータは、緻密に解析され、特に色々な臓器の機能不全のデータが揃っていない場合、それを一般化することができるかどうか（生態学的妥当性）が議論されている。

　Sepsis-3 では敗血症を一つの病気（illnes）と考え、遺伝性や細胞レベルでの異常までは理解が進んでいないこと、また、妥当な判断基準となる検査法が存在しないことを認めながらも、そのトリガーは感染であると断定している。重要なのは救急病院の外の（市中の開業医を含む）実地医師のレベルでも、放置すれば致命的となる病気を早く掌握するのに役立てることである。SIRS 基準では単なる炎症の過剰な高まりとして捉えられていたが、今回の定義では、敗血症は病原体に対する宿主の内因性反応が多面的に異常に増幅された状態（向・抗両面での炎症反応の異常）として捉えられ、さらに免疫学的な経路だけでなく、循環・神経・代謝・血液凝固など生体反応の調節に預かる多臓器の機能異常が配慮されている。

　今回の委員会の収集したデータから、SIRS 判定基準 4 項目中 2 つは敗血症の正確な理解には全く無益であると判定された。その理由として、これまでの SIRS 基準で敗血症とされた患者の多くがシビアな感染もなく、不幸な結果に陥ることもなかった一方で、多臓器不全で収容された（新しい判定で

敗血症と判定される）患者の 8 人に一人が SIRS の敗血症基準を満たしていなかったことが挙げられている。

SIRS に代わって今回取り上げられた診断基準は Sequential Organ Failure Assessment（SOFA）と呼ばれるものであり（**図表 56**）、PaO_2/FIO_2 であらわされる呼吸能、血小板数であらわされる血液凝固能、ビリルビン値で代表される肝機能、平均血圧と血圧維持に必要なドーパミン量であらわされる循環機能、グラスゴー coma スケールであらわされる中枢神経機能、クレアチニンと尿量であらわされる腎機能が評価対象となっていて、総スコアの値が高いほど、また観察期間中の上昇が大きいほど高い死亡率に繋がることが確認されている。

新しい基準では従来の重症敗血症が取り除かれ、敗血症性ショックの定義として、従来の急性循環不全の概念（血圧の低下と血圧維持のための薬物使用の必要性）に加えて、細胞/代謝の障害に繋がる因子として「補液しても下がらない高乳酸血（> 18mg/dL）」が取り上げられた。高乳酸血は組

図表 56　SOFA スコア

	0 点	1 点	2 点	3 点	4 点
呼吸器 PaO_2/FIO_2 (mmHg)	≧ 400	< 400	< 300	< 200 ＋呼吸補助	< 100 ＋呼吸補助
凝固能 血小板数（× $10^3/\mu L$）	≧ 150	< 150	< 100	< 50	< 20
肝臓 ビリルビン (mg/dL)	< 1.2	1.2 － 1.9	2.0 － 5.9	6.0 － 11.9	> 12
循環器 血圧維持に必要な処置	MAP ≧ 70mmHg	MAP < 70mmHg	DOA < 5 or DOB	DOA 5.1 － 15 or Ad ≦ 0.1 or NOA ≦ 0.1	DOA > 15 or Ad > 0.1 or NOA > 0.1
中枢神経 Glasgow Coma Scale	15	13 － 14	10 － 12	6 － 9	< 6
腎 クレアチニン (mg/dL) 尿量（mL/日）	< 1.2	1.2 － 1.9	2.0 － 3.4	3.5 － 4.9 < 500	> 5.0 < 200

DOA：ドパミン，DOB：ドブタミン，Ad：アドレナリン，NOA：ノルアドレナリン

(Singer M et al: JAMA 2016; 315: 801-810)

織への酸素供給の不足、呼吸障害、好気的解糖の増加、肝臓における乳酸除去能の低下など色々な因子によって引き起こされる。血圧低下、昇圧薬の必要性、高乳酸血3者の存在によって入院後の死亡は40%を超えると記されている。補液と昇圧薬で補正されない低血圧と高乳酸血が見られた場合、> 18mg/dL では入院死亡はリスク補正値で42.3%、> 36mg/dL では49.7% 増加すると記されている。ピッツバーグ大学を中心とする12病院と北カリフォルニアの20病院で調べた結果によれば、高尿酸血と低血圧の両者のある場合、死亡率はそれぞれ54%と35%で、低血圧だけの場合（それぞれ25.2%と18.8%）、高乳酸血だけの場合（それぞれ17.9%と6.8%）に比べて遥かに高かった。

　新しい基準の一つの特徴は、迅速な検査のできない実地医師の使える基準を quick SOFA（**図表57**）として加えたことである。それはグラスゴーcoma score ≤ 13、収縮期血圧 ≤ 100、呼吸数毎分 ≥ 22 とする単純なものであり、ICU内の診断法としてはSOFAに劣るものの、感染症の緊急診療に当たる医師が緊急搬送や注意観察を選ぶ上でのスクリーニングとしては十分に役立つと記されている。

　JAMAに掲載された「敗血症の定義についてのコンセンサス（Sepsis-3）」を読んで感じ取ったことは、欧米の医師が技術だけでなく、

図表 57 qSOFA（Quick SOFA）の判断基準

呼吸数 ≥ 22/min

意識障害

収縮期血圧 ≥ 100 mm Hg

常に「考える医学」を実行していることである。その最後の部分には、「SIRS 基準は感染症の特定になおも有用である」と記載されている。しかし、感染があっても 38℃を超えず、白血球も 1 万を超えない患者、また耐性菌の存在のためにペネムを使用せざるを得ない患者の多い高齢者施設で働いている筆者から見ると、ウイルスと免疫因子についての研究、薬剤耐性菌についての配慮、そして糖尿病の予防への努力なしで敗血症撲滅キャンペーンを達成することは不可能のように思われる。

　先著「老年医療を通じて知る老化の予防」にも引用した論文によれば、年間 1,000 万人に近い糖尿病患者が救急受診し、その 10％が感染症によるもので、さらにそのうち 30％が尿路感染症であるという[7]。また別の論文によると、1979 ～ 2003 年の入院患者 9.3 億件のうち 1,250 万件が敗血症の状態にあり、その 17％が糖尿病をもっていた。これら糖尿病患者では尿路生殖器疾患が、臓器不全としては腎不全が多かったとある[8]。こうしたデータから考えられることは、我々、一般内科医（あるいは家庭医）として総合医療に当たるものは、病気の比較的軽いうちにこれを治して再発を防ぎ、免疫力を長く保持させることによって、医療経済、ひいては国家経済に貢献できるということである。

　最近の、某 ICU からの報告によれば、副腎皮質ホルモン製剤（hydrocortisone）、並びに VC と VB_1 の静脈注射を 7 カ月にわたって受け続けた敗血症、または敗血症性ショックの患者は、薬剤の注射を受けなかった対照群に比べて、臓器不全の進展が少なく、血管作動薬からの離脱も早く、死亡率が優位に低かった（4/47 ＝ 8.5％ vs 19/47 ＝ 40.4％）[9]。余りにも良すぎる結果に不信感をもつ読者も多いと思うが、高齢者では副腎機能不全が多いことから考えて、案外こうしたありきたりの治療が馬鹿にならないと著者は読み取っている。

■ 参考文献

1) Torio CM, Andrews RM. National inpatient hospital costs: the most expensive conditions by payer, 2011: Statistical Brief #160. Healthcare

Cost and Utilization Project (HCUP) Statistical Briefs. Agency for Healthcare Research and Quality (US); 2006-2013 Aug.

2) American College of Chest Physicians/Society of Critical Care Medicine Consensus Conference: definitions for sepsis and organ failure and guidelines for the use of innovative therapies in sepsis. Crit Care Med 1992; 20: 864-874.

3) 相川直樹, 浅山圭也. 救急患者における SIRS の natural history. 医学のあゆみ. 1997; 181: 8-11.

4) Levy MM, Fink MP, Marshall JC, Abraham E, Angus D, et al. 2001 SCCM/ESICM/ACCP/ATS/SIS International; Sepsis Definitions Conference. Intensive Care Med 2003; 29: 530-538.

5) Singer M, Deutschman CS, Seymour CW, Shankar-Hari M, Annane D, et al. The Third International Consensus Definitions for sepsis and septic Shock (Sepsis-3). JAMA 2016; 315: 801-810.

6) 日本版敗血症診療ガイドライン 2016 (J-SSCG 2016) ダイジェスト版. 日本集中治療医学会・日本救急医学会 日本版敗血症診療ガイドライン 2016 作成特別委員会. 真興交易医書出版部. 2017.

7) Korbel L, Spencer JD. Diabetes mellitus and infection: an evaluation of hospital utilization and management costs in the United States. J Diabetes Complications 2015; 29: 192-195.

8) Esper AM, Moss M, Martin GS. The effect of diabetes mellitus on organ dysfunction with sepsis: an epidemiological study. Crit Care 2009; 13: R18.

9) Marik PE, Khangoora V, Rivera R, Hooper MH, Catravas J. Hydrocortisone, vitamin C, and thiamine for the treatment of severe sepsis and septic shock: a retrospective before-after study. Chest 2017; 151: 1229-1238.

「新定義 Sepsis-3 による院内死亡予測能の評価」

感染症の疑いで救急受診した患者に quickSOFA を用いた新しい診断基準を適用して院内死亡の予測に関しての精度を調査したところ、院内死亡に関する ROC 曲線化の面積で 0.80、Hazard 比で 6.2 と、従来の SIRS ＋乳酸高値（それぞれ 0.65、3.5）に比べて充分に高い精度が得られたという報告が発表されている[1]。しかし小児の場合は quickSOFA は年齢相応の SOFA の使用に比べて生命予後判定の精度が劣るという報告も見られる[2]。

1) Raith EP, et al. JAMA 2017; 317: 290-300.
2) Schlapbach LJ, et al. Intensive Care Med 2018; 44: 179-188.

第7章 進化し続ける医療のガイドライン

② 生活習慣病：治療ガイドラインに盛り込まれていない裏話

1 太れるものは幸いなり

　筆者が学生の頃に読んだ教科書に「太っている人は周りに豊かさの感じを与え、痩せている人はぎすぎすした感じを与える」と書いてあったのを今でもよく思い出す。肥満学会で「太れるものは幸いなり」と発言して顰蹙を買ったこともある。筆者はもともと太れない体質で、大学卒業直後は70kgあった体重が、医局に入って夜遅くまで忙しく働くようになってからは63.4kgとなり、以後太れない。少し太ると上腹部に脂が溜まって体調が悪くなり、食欲が低下する、すなわち悪性肥満の症状が早く現れるのである。お陰で家系には糖尿病の素因があるにもかかわらず、糖尿病にはならずに済んでいる。その代わりに、血圧の素因はきっちり遺伝していて、降圧薬は離せず、今も定期的に服用する薬（ARBと利尿降圧薬）に加えて、上がったときに服用する薬2種（βとαブロッカー）を手放せないでいる。

　「太れるものは幸いなり」は、ここでは口語調の「太れる」と、文語調の「幸いなり」を混ぜて使ったのが悪かった。正しくは「太ることができる人は幸いです」とすべきで、太れない自分が、太ることができる人とをうらやましく思う表現であった。今でも、太ることができて、ある程度以上太らずにいる人が一番元気に長生きできると筆者は信じている。「加齢に従ってゆっくり体重を減らせた人が長生き」の論文は、筆者が肥満外来を始めた頃に、2〜3編読んだ。低体重で生まれてきた人々は、成人して動脈硬化などの病気になりやすいことが知られており、日本人が欧米人に比べて糖尿病になりやすく、太れないことも周知の事実である。筆者がひいきにしているお相撲さんが、太りすぎて糖尿病になり、大関から横綱になかなか上がれずに

いるのを、歯がゆく思ったことが何度もある。

　阪大から循環器病センター研究所にかけての筆者の仕事のテーマは、血清脂質代謝と粥状動脈硬化であり、さらに絞り込むと、遺伝的な高脂血症（脂質異常症）であった。たまたま遠藤章博士によるスタチンの発見と日本の繊維メーカー3社（当時のアサヒ、クラレとカネカ）によるアフェレーシス機器の開発に出会えて、診断から治療まで進めることができたのは幸いであった。その当時、虚血性心疾患の人々を調べると多くの人に肥満と高血圧があったが、脂質レベルは欧米に比べて程度は低く、HDL-コレステロールの低下が一番信頼度の高いマーカーであり、加えて糖尿病をもつ人が圧倒的に多かった。一方、心筋梗塞を起こした人々では肥満者はそれほど多くなかったが、この傾向は今でも続いていて、これからみるとまさに、「太れるものは幸い」である。すなわち、心筋梗塞の発症には精神的な影響が大きく、おおらかな性格の人は恵まれている。食事を摂ると血圧が下がる影響もあり、少量のアルコールも血圧を下げる。ただ、アルコール摂取は一旦下がった血圧が後から（翌日には）上がってくるので多量の摂取は避けるに越したことはない。

2　LDL コレステロールと HDL コレステロール

　家族性高コレステロール血症のヘテロの素因をもつ人ではコレステロール値は 300mg/dL を超え、35 歳を超えると多くの人が心筋梗塞に罹るが、適度に飲酒する人はしない人に比べてリスクが低い。田舎から大阪に出てきて暮らしておられる兄弟5人がすべて 33 歳前後で心筋梗塞に罹った家族例を経験したことがあるが、彼らはいずれも喫煙していた。文献を調べていて、喫煙習慣も遺伝するというのを見つけたことがあるが、最近では肥満も epigenetic（後生的）に遺伝するとの報告もあり、遺伝素因の重なりの恐ろしさがわかる。

　LDL コレステロール（LDL-Ch）と動脈硬化性疾患のリスクの関連をみると、リスクは指数関数的にカーブを描いて上昇する[1]。したがって基準値

第 7 章　進化し続ける医療のガイドライン　**185**

を作る場合、どの値を正常値の限界として選ぶかは難しい。疫学的な調査
によって得られた結果にも、高 Ch 血に晒されていた期間（時期）の影響
もあり（若い時から高 Ch 血が続く家族性高コレステロール血症の場合は
成人してから Ch が高くなる場合よりリスクが遥かに高い）、また同じ程度
に LDL-Ch が高くても HDL-Ch が高い人では低い人に比べて健康上有利
である。阪大当時のグループが市中の一般病院で調べた結果によると、心筋
梗塞患者では総 Ch は一般健常者と比べてほとんど変わらず、HDL-Ch が
低くて LDL-Ch/HDL-Ch 比が高く、IDL という LDL にトリグリセライド
（TG）が加わったリポたんぱく粒子が増加していた[2]。今でも地方へ行くと
このような傾向が残っているはずである。ちなみに、喫煙者を非喫煙者と比
べてみると、前者は痩せていても TG レベルが高く、HDL-Ch レベルが低
い。おそらく末梢血管の血流が低下し、機能が悪くなったためと考えられ
る。

　阪大から循環器病センター時代、親友の鵜山医師の地元の新庄町（奈良県
北葛城郡：今では当麻市との合併で葛城市となっている）で 3 つの小学校と
1 つの中学校の生徒を対象にして、生活習慣病のリスクファクターの調査を
毎年行い、40 年にわたって続けた。1965 年頃からの生活習慣の変化に伴っ
て、新庄町の子供のデータはアメリカの子供と比べて、総 Ch 値はほとんど
変わらなくなったが、最近まで、TG レベルは低く、HDL-C レベルの高い
状態が続いていた。当時の 3 つの小学校のうち 1 つは、経済発展に伴う大
阪近郊での人口増加に伴って新しく創られたもので、子供たちは放課後運動
することなく、家にこもって菓子を食べながら TV を見て過ごすことが多
かった。そのためであろうか他の 2 校に比べて肥満児が多く見出された。
この結果を知った学校の先生方が発奮して、生徒に運動を奨励することにな
り、毎朝朝礼のあと、全校生徒に、それぞれの年齢（学年）に応じた距離
（1km 前後）のランニングをさせることになった。2 年後、新庄北小学校の
肥満児は前回の 6％から 1％に減少（**図表 58**）、脂質パラメーターでは TG
と LDL-Ch が減少、HDL-Ch が上昇し、HDL-Ch/ 血清総 Ch の比率はそ
の後も長く、他の 2 校より高い値が持続した[3]。

186 横断的に見る老年医学 —基礎と臨床の間を流離う—

図表 58

運動による血清脂質の低下（HDL は上昇）：早朝のランニングの効果
（新庄町３校のうち、肥満児の多かった新庄北小学校での成果　1984）

		Boys				Girls			
		N	Cholesterol	HDL-C [a]	Triglycerides	N	Cholesterol	HDL-C [a]	Triglycerides
7-9	Shinjyo	180	169±28 [b]	68±14	63±19	218	168±28	66±13	67±22
	Shinjyo-kita	96	155±24	71±14	60±18	63	158±25	67±14	64±20
	Ohshimi	116	158±27	67±15	53±12	99	160±28	66±12	60±19
10-12	Shinjyo	222	173±26	70±14	70±26	253	170±25	66±13	75±22
	Shinjyo-kita	118	175±28	75±14	62±20	91	171±25	69±13	69±27
	Ohshimi	112	167±23	71±15	57±16	133	167±26	63±13	69±29

[a] High-density lipoprotein cholesterol
[b] Average ± standard deviation (mg/100 mL).
* P <0.01

　アメリカにおける６～19歳の若者の調査成績[4]と新庄町スタディの2010年前後のデータ[5]を基にして日米の比較を行ってみると、葛城市の中学生の値は男子169、女子174mg/dLで、アメリカの12～15歳の男子153、女子157mg/dLよりも高くなっている一方、葛城市のTGの幾何平均値は男女それぞれ54、64mg/dLでアメリカの69、67mg/dLよりも、特に男子で、かなり低いレベルにある。これに対応して、HDLコレステロール値は葛城市男子で60.5（アメリカでは51.2）、葛城市女子で61.8（アメリカでは52.4 ）とかなり大きい開きが見られる。

3　本当の悪者はトリグリセライド

　この半世紀の間アメリカ成人の血清総コレステロール値は男女とも下がり続け、日本人のそれに近づいている（図表59）[6-8]。成人だけでなく６～19歳の若年者についても傾向は同様で[4]、総コレステロール値に関する限

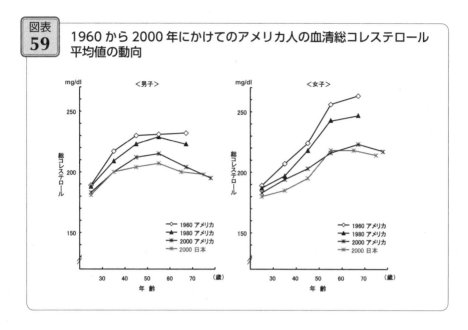

図表59 1960から2000年にかけてのアメリカ人の血清総コレステロール平均値の動向

り、Framingham risk scoreの改善傾向[9]と矛盾することはない。しかし、トリグリセライド値は減ってきているとはいえ、まだまだ日本人のそれより高く（図表60）、それに相応してHDLコレステロール値は低い状態にある（図表61）。1960〜2000年の間のアメリカ成人のトリグリセライド値の著明な増加は、Flegalらの報告した肥満の増加[10]とよく相関している（図表60）。当時のFramingham studyの報告によれば、糖尿病を発症した人々の、発症以前（10、20、30年前）の血圧、血清脂質、肥満のデータを年齢にマッチした非糖尿病者と比較したところ、肥満（Odds比で3.3）、血圧（2.2）、LDLコレステロール（1.5）、トリグリセライド（1.7）、低HDLコレステロール（Odds比1.7）のいずれもが有意に高かった。

血清総コレステロール値とトリグリセライド値からHDLコレステロール値を求める計算式【HDL-C = (3000/TG + 20) × TC/200】がある[11,12]。これを使い葛城市中学生男子（TC: 160、TG: 54）とアメリカのデータ（TC: 153、TG: 69）を当てはめてみると、HDL-C値は葛城市60とア

188　横断的に見る老年医学 —基礎と臨床の間を流離う—

図表 60　1960 から 2000 年にかけてのアメリカ人のトリグリセライド (TG) 値の動向: 2000 年の日本人の値とも比較
（このグラフは幾何平均値で示され、算術平均よりも低い値になっている）

図表 61　1980 と 2000 年のアメリカ人と日本人の年齢別 HDL コレステロール平均値の動向比較

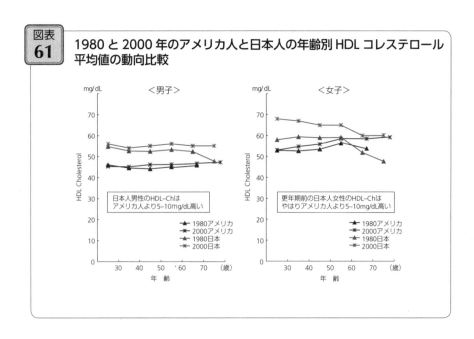

メリカ 49 となり、実測値それぞれ 60.5、51.2 に近い値で日米の差が得られる。また、アメリカのデータでは、TG ≧ 130mg/dL の頻度が 1988 ～ 1994 年で約 17%、2007 ～ 2010 年でも約 12% であるのに対し、葛城町中学生の場合は TG ≧ 130 の頻度が男子で 1.7%、女子で 4.5% であり、この数値からもトリグリセライド値には日米間にまだまだ大きい違いがある。

この違いが将来、成人してからの状態にどのような影響を与えるかに興味がもたれる。ここで注目したいのは、アメリカでの調査（たとえば Bogalusa study）では TG に注意があまり払われていないことである[13]。1999 年にデンマークから報告された成績によれば、18 ～ 32 歳の若い成人（白人）に糖負荷試験を行ってインスリン感受性指数を求め、13 年前の血清脂質データとの相関を調べたところ、低 HDL コレステロール、高トリグリセライド、高 BMI との間に相関が見られた（図表 62）[14]。

筆者が国際動脈硬化学会の理事を勤めていたころ、アメリカの脂質に関

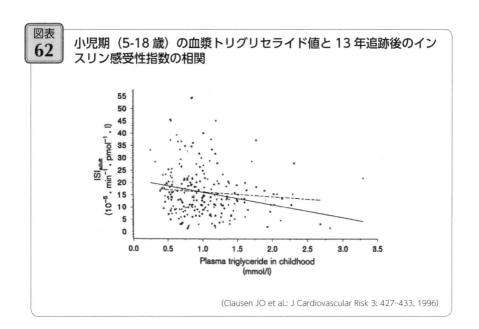

図表 62　小児期（5-18 歳）の血漿トリグリセライド値と 13 年追跡後のインスリン感受性指数の相関

(Clausen JO et al.: J Cardiovascular Risk 3: 427-433, 1996)

するガイドライン（National cholesterol education program）を改定する動きがあり[15]、特にトリグリセライドの値を 400mg/dL から 200mg/dL に下げる話が出て、「日本並みの 150 にしたら」と提案した時、会長の Gotto 教授（アメリカ）が「そんなことをしたらアメリカ人の大半が病人になってしまう」と、顔を真っ赤にして反論したことを今でも覚えている。事実、このときの改定（Adult Treatment Panel Ⅱ）では基準値の上限が 199mg/dL になったものの、200 ～ 399 がボーダーライン高値、400 から高値と決められ、2003 年の改定（Panel Ⅲ）になってようやく基準値上限が 150、そして 200mg/dL 以上高値の設定が受け入れられたのである[16]。Panel Ⅲの改定では、さらに脂質異常のパラメーターとして non-HDL コレステロールが加えられ、またメタボリックシンドロームと糖尿病の重要性が一般に知らされるようになった。

　ACC/AHA から発表された脂質異常症治療ガイドライン[17] に対して、① LDL コレステロールに対するスタチン療法、特にランダム化比較試験のデータばかりが強調される一方、リスクの高い患者に対する低下目標値が明瞭でないとか[18]、②ヨーロッパや他の国々との違いや不一致が強調されていて、長期的にみてのガイドラインの有効性が疑われるという批判が寄せられている[19]。「太っているアメリカ人」は、いまやアメリカだけのものではなくなり、世界中に広がってきている。ここで特に注意を喚起しておきたいのは、TG 値の高いことだけではリスクはそう高いものでなく、糖尿病（あるいは耐糖能低下）に伴う場合にリスクが飛躍的に高くなるということである（図表63）。日本人は糖尿病になりやすい。筆者が研究生活で現役時代、我々の仲間は国際動脈硬化学会や肥満・糖尿病学会の機会あるごとに、欧米の研究者に対してこの違いを説明するのに大きい努力を費やしてきた。30 年の月日が流れた今も理解の隔たりは続いている。

　動脈硬化の原因と進展機序に関しては、脂質異常や後に述べる血圧以外の因子も数多く関連している。この点、MRFIT: multiple（multivariate）risk factor intervention tria: によって代表されるコホート研究や Honolulu Heart study のような人種間比較研究が極めて大きい意義をもっ

第7章　進化し続ける医療のガイドライン　*191*

| 図表 63 | 虚血性心疾患におけるリスクファクターの頻度
国立循環器病研究センター　昭和55年 | | | |

		心筋梗塞 患者	一般人口	
			肥満者	非肥満者
(1)	BMI＞25	4.4%	9.7%	
(2)	高脂血症	45.2%	23.9%	3.8%
	高コレステロール血症	23.8%	31.5%	15.4%
	高トリグリセライド血症	69.0%	30.3%	15.4%
(3)	耐糖能異常、糖尿病	45.2%	23.9%	3.8%
	リスクファクター1つのみ	28.6%	31.6%	34.6%
	リスクファクター複数個	66.6%	31.6%	3.8%
	何らかのリスクファクター を持つ人	95.2%	63.2%	38.4%

ていることはよく理解できる。しかし費用が1980年当時の金で1億ドル以上かかることが問題で、もっと効率よい調査法が模索されている[20]。さらに厄介なのは、未だ十分に把握されていない糖尿病関連の現象、とりわけ炎症反応に関係するサイトカインの放出や血栓形成と溶解に関する局所の解析困難な病理反応が余りにも多いことである[21]。解れば解るほど解らなくなる現状をどう乗り越えるか、まさにブラックホールといえる状態を脱却する智恵が今の人類に与えられているのだろうか。

4　血圧は揺れ動く

　コレステロール値は食事による変動が少なく、感情による動きもない。これに対して血圧は時々刻々変動する。血圧の基準としてできれば120/80以下、高くても140/90以下という基準が設けられている。著者の祖父の時代はこの基準は160/100であり、叔父（いずれも医師）の時代は

150/90 と聞いていた。もし、祖父の時代に今の基準が使われていたら、祖父も母も脳卒中から免れていただろうか。いやそうではないだろう。彼らは働きすぎていたし、良い降圧薬もなかった。

最近、人間ドック学会が高血圧の基準値として、高血圧学会よりも 10 高い 150/90 という値を提唱したのを契機にして問題が勃発した。高血圧学会[22] と人間ドック学会[23] の出した基準の違いに関しての基本的な問題は、両者が全く違った視点から至適血圧値を判断していることである。前者は地域住民を対象とした世代を超える長年の前向き調査（典型的な例はアメリカの Framingham study、日本では久山町 study）や、人口分布に合わせて各地域から拾い上げた人々についての健康調査から国全体としての健康を定期的に調べる調査（Nippon study）、ある程度のリスクをもっていて医療の対象となる人々を対象として 10 年以上にわたる追跡を行い（欧米の Multiple（Multivarite）Risk Factor Intervention Trial）、脳卒中や心筋梗塞などの致死的、あるいは大きく健康を損なう病気の発症率や寿命を若いときの血圧の関数と見て相関を調べたデータを基にし、さらに高血圧の人々に降圧療法を行い、病気なしに生きられる期間のもっとも長い血圧値を参考資料としている。これに対し、人間ドック学会では 150 万人に及ぶ多数の人間ドック受診者から健康診断のデータを集積し、その中から、元気に働いている人々の健康状態に関連する色々なパラメータ（血圧、血糖、血清脂質、肥満度など）を解析し、一番長く健康に働ける血圧値を求めたものである。選択に当たっては、悪性腫瘍、肝・腎など慢性の臓器疾患、喫煙、過剰の飲酒、直近 1 カ月前までの入院のないことを条件として基準個体を選び、各検査項目ごとに年代別に無作為抽出し、統計解析して基準値が算出されている。ちなみに、人間ドック学会の報告書には、上記の選択条件に、BMI > 25、血圧 > 130/85 を除外条件として健康基準個体を選んだところ、その数は、全受診者 150 万人中 34 万人であったとのことである。

筆者自身の経験から見ると、収縮期血圧の基準値は 140 であろうと、150 であろうと大きな問題ではなく、むしろ、どのくらい変動するかが問題である。先著「経験から学ぶ老年医療」（中外医学社 2010 年）に記し

たように、筆者の血圧は慣れた仕事をあわてずにこなしている時は 130 ～
150 の間だが、ストレスで時には＞ 200 以上に上昇し、ゆっくりしての飲
酒・食事によって 100 ＞に下がる。老健に入所する人々の中で、若くして
ストレスの多い事業所長の職を与えられたり、定年退職後にコンピュータの
管理を任されたりして脳卒中になった方のことをよく記憶している。血圧は
一番忙しい時に測るのが一番であろう。地方で開業しておられる医師の話と
して、「高血圧は腹囲と関係ない」と聞いたこともある。これには、先に述
べた「心筋梗塞になった人々では肥満は多くない」という話と関係がありそ
うである。「ストレスを解消し、生活を楽しむこと」と「薬を最低限にうま
く使う」個の医療こそ最善の薬ではなかろうか。

　血圧には精神的なストレスが一番のリスクファクターである。巷に流布し
ているアメリカのルーズベルト大統領の血圧を示す（**図表 64**）。第二次世
界大戦（太平洋戦争）の締めくくりとなったヤルタ会談や選挙が重なった挙
句、彼の血圧は水銀柱の目一杯まで上昇し、彼は帰らぬ人となった。ついで

図表 64	車椅子大統領の高血圧 F・D・ルーズベルト　1882-1945

年	収縮期血圧／拡張期血圧 (mmHg)	
1933年	136/ 78	第32代大統領就任時
1937年	162/ 98	
1941年	188/105	
1944年4月	200/108	（心肥大で心尖拍動が左前腋窩線に位置する。 咳が続き、蛋白尿(+)～鬱血性心不全）
1944年11月	260/160	選挙　（蛋白尿++）
1945年	300/190	ヤルタ会議
1962年		78歳で逝去

（公益財団法人日本心臓財団　耳寄りな心臓の話（第 26 話）より）

PM2.5が10μg/m³増加するごとの血圧とホルモン濃度の変化率

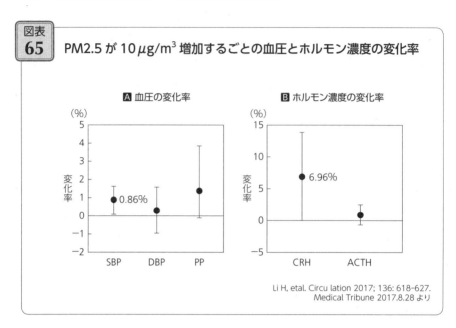

Li H, etal. Circulation 2017; 136: 618-627.
Medical Tribune 2017.8.28 より

に、じわじわと締め付けるリスクファクターとして、環境の悪化（PM2.5）の影響を示した記事をメディカルトリビューン紙に見つけたのでその図も引用しておく（図表65）[24]。

■参考文献
1) 日本動脈硬化学会編：高脂血症診療ガイドライン検討委員会報告．高脂血症診療ガイドライン．動脈硬化 1997; 25: 1-34.
2) Kameda K, Matsuzawa Y, Kubo M, Ishikawa K, Yamamoto A, et al. Increased frequency of lipoprotein disorders similar to type III hyperlipoproteinemia in survivors of myocardial infarction in Japan. Atherosclerosis 1984; 51: 241-249.
3) Yamamoto A, Horibe H, Sawada S, Uyama M, Matsuzawa Y, et al. Serum lipid levels in elementary and junior high school children and their relationship to relative weight. Prev Med 1988; 17: 93-108.
4) Kit BK, Carroll MD, Lacher DA, Sorlie PD, DeJesus JM, et al. Trends in serum lipids among US youths aged 6 to 19 years, 1988-2010. JAMA 2012; 308: 591-600.

5) 鵜山光仁、山本　章、山村　卓．新庄町（現在葛城市）における学童・生徒の
生活習慣病予防検診 40 年の総括．（2013 年）

6) 山本　章．血清脂質値の年次推移－日本とアメリカの比較（コレステロール、
HDL コレステロール、トリグリセライド）．「コレステロールを下げる」山本章
著、中外医学社．付録 pp.177-183．2008．

7) Carroll MD, Lacher DA, Sorlie PD, Cleeman JI, Gordon DJ, et al. Trends
in serum lipids and lipoproteins of adults, 1960-2002. JAMA 2005; 294:
1773-1781.

8) Arnett DK, Jacobs DR Jr, Luepker RV, Blackburn H, Armstrong C, et al.
Twenty-year trends in serum cholesterol, hypercholesterolemia, and
cholesterol medication use: the Minnesota Heart Survey, 1980-1982 to
2000-2002. Circulation 2005; 112: 3884-3891.

9) Ford ES. Trends in predicted 10-year risk of coronary heart disease and
cardiovascular disease among US adults from 1999 to 2010. J Am Coll
Cardiol 2013; 61: 2249-2252.

10) Flegal KM, Carroll MD, Ogden CL, Johnson CL. Prevalence and trends
in obesity among US adults, 1999-2000. JAMA 2002; 288: 1723-1727.

11) 山本　章．トリグリセライド、HDL コレステロールと動脈硬化．同名の単行
本．山本　章編．フジメディカル出版．2001．pp55-73．

12) 山本　章（日本人における高脂血症調査研究班）．日本人の血清脂質（HDL）．
動脈硬化 1985; 12: 1345-1349．

13) Li S, Chen W, Srinivasan SR, Bond MG, Tang R, et al. Childhood
cardiovascular risk factors and carotid vascular changes in adulthood:
the Bogalusa Heart Study. JAMA 2003; 290: 2271-2276.

14) Clausen JO, Ibsen H, Ibsen KK, Borch-Johnsen K. Association of body
mass index, blood pressure and serum levels of triglycerides and high-
density lipoprotein cholesterol in childhood with the insulin sensitivity
index in young adulthood: a 13-year follow-up. J Cardiovasc Risk 1996;
3: 427-433.

15) Expert Panel on Detection, Evaluation, and Treatment of High Blood
Cholesterol in Adults. Summary of the second report of the Netional
Cholestreol Education Program (NCEP) expert panel on detection,
evaluation, and treatment on hgh blood cholesterol in adults (Adult
Treatment Panel Ⅱ) JAMA 1993; 269: 3015-3023.

16) Third Report of the National Cholesterol Education Program (NCEP)
Expert Panel on Detection, Evaluation, and Treatment of High blood
Cholesterol in Adults (Adult Treatmnt Panel Ⅲ) final report. Circulation
2002; 106: 3143-3421.

17) Stone NJ, Robinson JG, Lichtenstein AH, Bairey Merz CN, Blum CS, et
al. 2013 ACC/AHA guideline on the treatment of blood cholesterol to

reduce atherosclerotic cardiovascular risk in adults. J Am Coll Cardiol 2014; 63: 2889-2934.
18) Ray KK, Kastelein JJ, Boekholdt SM, Nicholls SJ, Khaw KT, et al. The ACC/AHA2013 guideline on the treatment of blood cholesterol to reduce atherosclerotic cardiovascular disease risk in adults: the good the bad and the uncertain: a comparison with ESC/EAS guidelines for the management of dyslipidaemias 2011. Eur Heart J 2014; 35: 960-968.
19) Saraf S, Ray KK. Guidelines in the USA, a viewpoint contrary to those guidelines in Europe, Canada, Britain and the International Atherosclerosis Society. Curr Opin Lipidol 2014; 25: 413-417.
20) 野間久史．ケースコホート研究の理論と統計手法．統計数理 2013; 62: 25-44.
21) Kearney K, Tomlinson D, Smith K, Ajjan R. Hypofibrinolysis in diabetes: a therapeutic target for the reduction of cardiovascular risk. Cardiovasc Diabetol 2017; 16: 34.
22) 日本高血圧学会高血圧治療ガイドライン作成委員会編集．高血圧治療ガイドライン2004年．日本高血圧学会行．2004; 12: 20.
23) 日本人間ドック学会・健康保険組合連合会．検査基準値及び有用性に関する調査研究小委員会（実行委員長 渡辺清規）．新たな検診の基本範囲：人間ドック学会と健保連による150万人のメガスタディー．インターネットより．
24) Li H, Cai J, Chen R, Zhao Z, Ying Z, et al. Particulate matter exposure and stress hormone levels: a randomized double-blind, crossover trial of air purification. Circulation 2017; 136: 618-627.

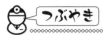

健康格差と経済格差

　新聞紙面に「健康格差と経済格差の連動」と題する経済論説（辻一郎教授：東北大学公衆衛生学）を見つけた[1]。肥満や喫煙が男女ともに低所得所帯に多く，生活習慣の悪さが血管障害など諸々の病気の増加に繋がっていると考えられること，そして貧しいものが不健康になるという格差の広がりを是正するために社会環境を重視すべきというWHOのオタワ憲章に基づいて，「誰もが知らず知らずに健康になれる社会」を目指すべきと書いておられる．長らく生活習慣病の研究にかかわってきた経験から私見を加えさせてもらうと，一番重要なのは，初等・中等教育である．安易なストレス発散に走らず，自己規制のできる教育を与えてこそ義務教育といえるのではなかろうか．

1) 辻　一郎．健康格差を考える（下）生活習慣改善社会で誘導．2018;1月30日付．日本経済新聞：経済教室欄．

第7章 進化し続ける医療のガイドライン

3 「遵守させるガイドライン」から「医師にも患者にも考えさせる診療指針」への転換：食物アレルギーとPSAによる前立腺がん診断を見本にして

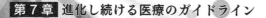

「ガイドライン（指針）はあくまで指針であって、法律ではない」と、ガイドライン作りに関係した医師は言う。しかし、一方では、弁護士が裁判の資料としてガイドラインを利用する状況下に、防衛のために（あたかも大学受験の手引きのように）ガイドラインの勉強に励む医師も多い。しかし、現実は、医学のすさまじい進歩にガイドラインが十分について行くことができず、内容が多岐にわたって、膨大なものになっている。また、ガイドラインを守っておれば、それがしばりになって新しい（場合によっては、「正しい」）診断や治療に挑戦することができないことにもなる。最悪の事態は、関係者が意図的にしたものでなくても、製薬・医療機器関連会社が診断薬や治療薬（機器）を売り込むための便宜を与えることにもなりかねない。前章3項の終わりの部分に紹介したACC/AHAの新しい脂質異常症治療ガイドラインに対する批評もこうしたことに対する配慮から出たものであろう。

前項（生活習慣病）が適例であるが、その基礎には高血圧、肥満、糖尿病、脂質異常症など、数多くの病気（リスクター）があり、それに合わせていくつもの学会が予防と治療のためのガイドラインなるものを作成している。筆者も長く動脈硬化学会に加入し、理事も務めていたが、当時はまだガイドラインなるものは流行していなかった時代である。最近送られてきた「動脈硬化性疾患予防ガイドライン2017年版」を読んでみたが、分野の違う医師・研究者には全部読みこなせるものではなく、また高血圧や糖尿病の専門家なら、ざっと見て、「ああこんなものか」で終わってしまうであろう。専門分化しすぎた今の医学・医療界には、生活習慣病について総合的に見る、そして一般の人々に解説する努力が求められている。ガイドラインとしては生活習慣病として一つあれば充分であり、更なる勉強のためには、

「Current Opinion on …」的な読み物が必要である。

　医療が常に進歩し、変化し続けている貴重な一例として、本章のはじめに引用した「食物アレルギー」を少し詳しく調べて見よう。小児科領域では、かつては、アレルギー疾患の家族歴のあるハイリスクの家系では、卵、牛乳、ピーナッツ、魚などを、母親の妊娠中から授乳期にかけて除去することが推奨されていた（イギリス 1998 年、アメリカ 2000 年）。しかし、それにも関わらず食物アレルギーは増え続け、逆に、生後の早い時期から与えたほうが良いのではないかという意見に基づいた比較試験が行われた結果、ピーナッツに関しては 5 歳児のアレルギー反応（スキンプリックテストで膨疹出現）が摂取群の子供では非摂取群に比べて有意に少なかった（10.6% vs 30.3%）[1, 2]。その後の研究で卵についても離乳食の早期導入によるアレルギーの予防効果が認められており[3]、日本でも追試の結果が報告されている[4]。筆者にも卵アレルギーの孫がいたが、少しづつ食べさせているうちにアレルギーは消えた。20 年以上前のことである。当時は危険な食品を子供に与えないという指針が強調され始めていた時代で、これに逆らう対処法を伝えた小児科医は実は「正しかった」のである。ついでながら、こうした食物アレルギーについての新しい知見は、「皮膚のバリアー機能の破綻がアトピー性皮膚炎に止まらず、喘息や昆虫刺傷を含めた『アレルギーマーチ』のリスクに繋がる」という思考の拡散を生むに至った。

　ガイドラインは、病気の診断や治療に関する、その時代の「標準的な医療」を示すものである。有力な検査法の出現に伴って、病気の診断が簡便に得られるようになったのは良いが、その代わりに過剰な評価（診断と治療）が行われて患者に甚大な迷惑をかけることも起こりうる。余りにも進歩が早すぎるのと、専門分化の進展によって、「自分の領域の都合だけを考えた」ガイドラインが次々に作られ、視野を広げて総合的に診る・考えることが困難になりつつある。しかし、一方では、「患者に、医師とともに考えてもらうガイドライン」作りも行われている。その適例として「前立腺癌に対するPSA test」を取り上げてみたい。

　PSA（prostate-specific antigen）は、前立腺細胞で作られる糖たん

ぱくの1種で、射精とともに放出され、精液を液状にして精子が泳ぎやすい状態に保つとともに子宮頸管に詰まった粘液を溶かして精子の子宮内への侵入を助ける作用をもつと考えられている。またの名をgamma-seminoprotein、あるいはkallikrein-3とも呼ばれる。当然、正常男子の精液にはある程度の濃度に含まれ、血液中にもごく僅かに検出される。前立腺がんの場合にがんの進行に伴って著明に増加するので、1986年FDAによって前立腺がんの診断を受けた患者でがんの進行をモニターするテストとして認可された（図表66）。1994年には経直腸用手指診断法（digital rectal exam:DRE）との組み合わせが、無症状の段階での前立腺がんの初期診断法として認可されるに至り[5]、40歳を過ぎた男性は定期的に血液のPSA testによるスクリーニングを受け、3ng/mLを超えると、医師から前立腺のバイオプシーを奨められるようになった[6]。

　しかし、PSAの増加を起こすのはがんだけではなく、良性の前立腺肥大や炎症でも増加し、加齢によっても増加する（図表67）。また医師が「見

図表 66　PSAの意味するものは？

血中PSA値	バイオプシーによる前立腺がん検出率
＜ 2.0 ng/mL	7.1%
2.0 〜 3.9 ng/mL	18.7%
4.0 〜 5.9 ng/mL	21.3%
6.0 〜 7.9 ng/mL	28.6%
8.0 〜 9.9 ng/mL	31.7%
10.0 ng/mL ≦	56.5%

European Randomized Study of Screening for Prostate Cancer（ERSPC）研究に参加したロッテルダム住人男性2267人についてのデータ解析.

(© 2017・SWOP-The Prostate Cancer Research Foundation, Rotterdam)

| 図表 67 | 年齢別のがん保有の有無による血中 PSA 値の分布 |

Age	<50		50 · 59		60 · 69		>70		(years)
	Cancer (+)	Cancer (−)	Cancer (+)	Cancer (−)	Cancer (+)	Cancer (−)	Cancer (+)	Cancer (−)	
5th percentile	0.4	0.3	1.2	0.3	1.7	0.3	2.3	0.4	
95th percentile	163.0	2.5	372.5	4.7	253.2	8.3	613.2	17.8	(ng/mL)

(https://en.wikipedia.org/wiki/Prostatespecific_antigen より)

落とし」を恐れることによって、PSA の数値から過剰診断、さらに過剰治療に至るケースが急速に増加した。加えて前立腺がんには「長寿がん」とも呼ばれるケースが多い、すなわち、がんと診断されても「がんをもったまま長生きする」ことが多い。そのため、正確な診断が却って患者に大きな精神的不安を与え、性行為ができなくなることの影響が大きいことも危惧された。こうしたことを背景に、欧米で、スクリーニングテストによって死亡を減らせるかの大規模な治験が行われた。

　他のいくつかの「がん」と同時に行われた Prostate、lung、colorectal、and ovarian cancer（PLCO）screening trial[7] では、確かに前立腺がんと診断されたケースはスクリーニングテストを受けた群では対照群よりも多かったが、がんによる死亡には変りがなかった。すなわち、スクリーニングを受けた人々は、余計な不安や治療に晒されたことになる。一方、ヨーロッパで行われた治験（European Randomized Study of Screening for Prostate Cancer: ERSPC）[8] では、スクリーニングを受けた人々のほうががんによる死亡は少なかった。アメリカの国立がん研究所がこれらの他にいくつかの臨床研究データを加えて解析した結果、55 ～ 69 歳の 1,000 人の人々が 1 ～ 4 年に一度、10 ～ 15 年間スクリーニングを受けた結果、①1,000 人中 1 人でがんによる死亡を免れる利益はあるものの、②120 人が

必要のないバイオプシーを受け、バイオプシーによる厄介な副作用を受けた（false-positive diagnosis or treatment）、③ 100 人ががんの診断を受け、うち 80 人が外科あるいは放射線治療を受けたが、そのうち少なくとも60 人が重篤な副作用を受けたり、排尿障害や勃起不全に悩まされたとの評価を下した。

　この結果アメリカでは、PSA test によるスクリーニングの推奨を取りやめ、医師は自覚症状のある人々やスクリーニングを希望する人々に対して、十分な説明を行った上、選択（あるいは決断）させることを奨めている[8]。もちろん、がんが見つかった後の治療の各段階について的確な評価を行い、同様に理解を求めるのがルールである。日本では、厚生労働省がこうした欧米の評価を受け入れて強制的なスクリーニングを止めることにしたが、泌尿器学会はスクリーニングの価値を評価したままとなっているようである。もちろん、医療の社会的、あるいは技術的な違いや、とりわけ性行為に関する考え方と積極性の違い（先著「老年医療を通じて知る老化の予防（第 6 章）老化の予防は営みで」参照）があることへの配慮は必要であるが、そうしたことよりも、「指針：ガイドライン、あるいはマニュアル」というと絶対的なもの（間違いのないもの、従わねばならないもの、金科玉条）とする日本社会からの脱却のために参考になる重要な資料と考えられる。

　PSA の free/total 比 の 低 さ、超 音 波 診 断 で 得 ら れ た 前 立 腺 のtransitional zone 当たりの PSA 値（PSA density）、他のマーカー（たとえば PCA3）との組み合わせを基準として用いることで診断の確実性（accuracy）を上げることも行われ（図表 68）[9]、さらには MRI のような進歩した機器によって、できる限りバイオプシーの負担を軽くする努力も行われている。こうした努力は現行のガイドラインを超越することによって医療の進歩に大きく寄与するものである。

　病気の実態が解明されるとともに、診断と治療に対する参考資料が膨大化してゆく現状下に、ガイドラインの必要性は否定すべくもない。しかし、法律が妥協の中で成立し、成立した以上は遵守されねばならぬものであるのに対して、医療のガイドラインはその基礎となるデータに対する激しい議論の

202 横断的に見る老年医学 —基礎と臨床の間を流離う—

図表 68

血中 PSA 値、PSA 分布密度（PSAD）、経直腸エコー検査（TRUS）を用いた前立腺がん診断の陽性率

	陽性率 （%）	精度 （%）	感度 （%）	特異度 （%）
PSA（10ng/mL）	11.5	69	27	74
PSAD（0.15）	33	52	73	49
TRUS	13	66	36	70
TRUS[a]	33	85	36	91
TRUS[a] and PSAD	50	89	27	96

a) 0.2mL 以下の低エコー領域を除外

(Tarcan T. et al. Int J Urol 1997; 4: 362-367)

末に作られ、その後も批判にさらされる。その過程を知ることこそが医学者や医療従事者にとって重要である。たまたま、国立循環器病研究センター（国循）のかつての同僚（心臓内科部長、現在静岡県立総合病院集中治療センター長）の野々木　宏氏が、大阪ハートクラブに寄稿された「ちょっと背伸びすることの効用」と題する随筆[10] を入手した。本章の内容にぴったりの話題なのなので早速紹介したい。

　野々木氏は国循に移籍以来、CCU に搬送された心筋梗塞患者の死亡率を限りなく 0 に近づけるため、地域ぐるみのネットワークの形成に努力してこられたが、2000 年発刊の、国際蘇生連絡委員会によるガイドラインを読んでその質の高さに驚き、同志とともに蘇生に関するインストラクターの資格を得るために初心に立ち返っての努力を傾けたとのこと。その後、アメリカの NIH の主催する蘇生科学の国際ワークショップに参加したものの、発表するにも日本からは新しいデータが全くなく、聴講一方の悔しい思い。さらに、2010 年のガイドライン改訂に向けての会合にも背伸びして押しか

け、国内でのガイドライン作成では到底得られない貴重な経験をし、会長からも日本の存在を認知してもらえたとのこと。彼がその随筆の最後に締めくくっているのが、「英語力、ディベート力、プレゼン力、レビュー力が必要」との言葉である。

筆者があえてこの随筆の締めくくりに追加するならば、英語力は最後でよい。まず日本語で、後の3項目を実行することである。日本人はとかく引きこもりがち、「出過ぎる杭は叩かれる」のを怖がり「謙譲の美徳」の皮を被るため、進歩がスローペースである。先に「日本ではガイドラインを法律のごとく遵守するものとしてとらえる」と書いた。しかし「法律は遵守されなければならない」というものの、多くの法律は企画から成立までの過程で、時の政権や有力者によってゆがめられている。「命令遵守はその社会にとって不利な結果を招く。戦場では命令違反の行動によって多くの命が守られた例が沢山ある」ことを書いた本が出版され、共感を集めている[11]。こうしたことは戦場に限らず、一般社会でもありうることである。

医師会や学会でガイドラインについての弁護士さんの話をきいていると、「ガイドラインを絶対守ったほうがよい（裁判の資料として重要）」とする人もいるが、客観的な解析をしてみて「ガイドラインに適合している事例では有罪判決はごく僅かしかない」のは確かだが、「ガイドラインが遵守されていない例」でも「半数は無罪」になっている。この解離は、個々のケースに合わせることでの治療の複雑化による。実際、有罪となるのは、子供や妊婦、稼ぎ手が重度の障害を受けたことに対する経済的、精神的な苦痛が元になっていることが多く、これはガイドラインで済ませるような問題ではない。当然のことだが、医療のシステム化の中で、医療関係者全体がこうした事件を極力減らす努力をすること以外に積極的解決策はない。

明治維新直後、外人教師として来日したベルツが記した日記に、「日本人は西洋文明のでき上がった成果をそのまま取り込んで文化を発展させてきたが、西洋で科学の発展した過程を学ぼうとしない」という記述がある。我々の世代でベルツの日記から学んだ研究者は多いが、現実の社会は未だ「でき上がったものをすんなり取り入れた明治時代」から大きくは進歩していな

い。

　最近、携帯やスマホが普及したためか、人々、特に若者の文章力が極端に落ちているとの指摘が TV から流れていた。もともと、日本人はディスカッションが苦手、というより、ディスカッションする訓練を受けていない。古い国語教育者が、ディスカッションをたっぷり取り入れた英語教育によって、太平の眠りから覚まされて約 30 年、せっかく初・中等教育にもディベートが組み込まれるようになったのに、スマホのためにまた「だんまり」に陥ってしまう。ガイドラインは個々の治療への一応の標準として認めながら、底辺に潜む本質をまず理解するように若い医師に自分で考える教育を施すべきではなかろうか。

■ 参考文献

1) Anagnostou K, Islam S, King Y, Foley L, Pasea L, et al. Assessing the efficacy of oral immunotherapy for the desensitisation of peanut allergy in children (Stop II): a phase 2 randomised controlled trial. Lancet 2014; 383: 1297-1304.

2) Du Toit G, Roberts G, Sayre PH, Bahnson HT, Radulovic S, et al. Randomized trial of peanuts consumption in infants at risk for peanut allergy. N Eng J Med 2015; 372: 803-813.

3) Perkin MR, Logan K, Tseng A, Raji B, Ayis S, et al. Randomized trial of introduction of allergenic foods in breast-fed infants. N Engl J Med 2016; 374: 1733-1743.

4) Natsume O, Kabashima S, Nakazato J, Yamamoto-Hanada K, Narita M, et al. Two-step egg introduction for prevention of egg allergy in high-risk infants with eczema (PETIT): a randomised, double-blind, placebo-controlled trial. Lancet 2017; 389: 276-286.

5) Thompson IM, Pauler DK, Goodman PJ, Tangen CM, Lucia MS, et al. Prevalence of prostate cancer among men with a prostate-specific antigen level < or = 4.0 ng per milliliter. N Engl J Med 2004; 350: 2239-2246.

6) Tarcan T, Ozveri H, Biren T, Türkeri L, Akdas A. Evaluation of prostate specific antigen density and transrectal ultrasonography-guided biopsies in 100 consecutive patients with negative digital rectal examination and intermediate serum specific antigen levels. Int J Urol 1997; 4: 362-367.

7) Pinsky PF, Prorok PC, Yu K, Kramer BS, Black A, et al. Extended

mortality results for prostate cancer screening in the PLCO trial with median follow-up of 15 years. Cancer 2017; 123: 592-599.
8) Schröder FH, Hugosson J, Roobol MJ, Tammela TL, Zappa M, et al. Screening and prostate cancer mortality: Results of the European Randomised Study of Screening for Prostate Cancer (ERSPC) at 13 years of follow-up. Lancet 2014; 384: 2027-2035.
9) Tarcan T, Ozveri H, Biren T, Türken L, Akdas A. Evaluation of prostate specific antigen density and transrectal ultrasonography-guided biopsies in 100 consecutive patients with a negative digital rectal examination and intermediate serum prostate specific antigen levels. Int J Urol 1997; 4: 362-367.
10) 野々木　宏. ちょっと背伸びすることの効用. 大阪ハートクラブ 2017; 1-3.
11) 菊澤研宗.「命令違反」が組織を伸ばす. 光文社新書 2007.

「言葉を鍛える」

　この４半世紀の間、「接遇」とか「おもてなし」が強調され、医療行為でも「informed consent」をはじめ、医師患者間の意思疎通を果たすスキルが求められるようになった。しかし多くの場合、その内容は「言葉遣い」や「話術」に陥りがちで、「skill」の意味する真実からはかけ離れている。本当に必要なのはこれまでの自身の経験と科学的に立証されたデータを通して真実をわかりやすく患者や家族に伝えることであり、そのためにはまず自分の頭の中でデータが整理され、言葉としての表現が行われなければならない。これは一朝一夕になるものでなく、絶えず頭の中で話しながら（言語中枢を広く使いながら）記憶を整理する習慣（書くのもその手段の一つ）、平素から考えながら行い、行った結果を内省する習慣（reflection）が必要である。「朴訥であっても重みがあり、説得力のある言葉」を感じ取ることもあり、雄弁がすべてではない。
　最近、梅田悟司氏の「『言葉のできる』は武器になる」という本（日本経済新聞社発刊）を読んだ。この本は、「内なる言葉」という表現をもち込んだことで、上に述べた私の考えを超えている。筋書きを短縮すると、無意識に感じていた「内なる言葉」を引き出して「正しく考えを深める思考サイクル」にもち込み、「役に立つ言葉」としてアウトプットすることとなろうが、医者が書いた通俗的な「スキル・話術本」とは全く違い価値のある書籍である。

［症例に学ぶ］高齢者における「急性下肢動脈閉塞」への対応

高血圧・糖尿病・認知症・心不全でかなり長く施設に入所中の 95 歳の女性：数カ月前の CT 像で、両肺に炎症性変化（間質性肺炎の疑い）あり、右肺の含気量低下に加えてがんを否定できない 1cm 大の円形陰影が見られていた。10 日前から風邪症状あり、SpO$_2$ やや低下して時々笛吹き音が聞かれたので、CT 再検査の予定であった。

その 2 日前の深夜、右足のピリピリ感あり（初発症状）、翌朝右下肢痛と右足の厥冷が認められ、同側の足背動脈拍動が弱いか、触知できず、膝窩動脈も触れ難いが布団で温めたり下肢を動かしたりすると触れる、呼吸促迫が断続しているとのこと。以前 1 度経験した傍腫瘍症候群としてのレイノー現象の可能性もあると考えたが、心電図で心房細動がみられたので医療センターの救急受付に電話したところ、休日のため専門医の診察は受けられない可能性ありとのことで経過観察とした。翌朝、足の状態悪化、膝窩動脈触れたり触れなかったり。予定していた CT 検査を受けたところ、肺野の異常所見や含気量は改善しており、右肺の異常陰影も消失していた。クレアチニンキナーゼの上昇があったので、翌日、地域の医療センター受診、血管造影検査の結果「浅大腿動脈の閉塞」と診断。循環器科医師は Fogarty カテーテルによる血栓除去術を奨めたが、家族は高齢などを理由に保存的療法を希望したとのこと。

血栓溶解術を受けるべく、早期に国立循環器病センターを受診させることも考えられたが、ガイドラインにあるように発症当日の 3 ～ 6 時間以内というのは事実上不可能であった。しかし、文献を探していると、急性下肢閉塞症（acute limb ischemia）の文献は少ないながら、よい論文が 3 点見つかった。そのうちの一つは 2011 年発刊の韓国の家庭医向けの英文誌で、発症 6 日後に「一過性心房細動による血栓」と診断、直ちに血管外科医による手術を受けたことで、ほぼ完全に回復したという 69 歳女性の症例報告とともに、一般家庭医向けの簡潔な総説が加えられていた[1]。第 2 の論文は 2015 年発刊の日本語雑誌に掲載された一宮市立市民病院血管外科からのも

のである[2]。急性と慢性の閉塞性病変を合わせた 13 人（16 肢）を対象としたもので、発症後 1 日以内の急性例 5 例（心原性塞栓症 2 例、血栓症 3 例）、2 日以上 1 カ月以内の亜急性 4 例（塞栓症 1 例、血栓症 3 例）、1 カ月以降の慢性例 4 例（塞栓症 2 例、血栓症 2 例）が含まれている。急性の 1 例以外は外科手術によって大腿動脈を露出した後 Fogarty カテーテルによる血栓除去、さらに血管拡張とステント挿入術を行っている。結果は急性期と慢性期の各 1 例のうまく行かなかったもの以外はすべて成功であった。

　最後の一つ（2010 年の総説）は 2005 年から 2007 年にかけての約 3 年間の発表論文を吟味論評したもので、3 日以内のカテーテルによる血栓溶解療法は極めて有効であり、初期の開存率は 12 カ月で 50.1％、24 カ月で 37.7％、30 日以内の死亡は 6％（すべて女性）、3 年生存率は 85％であった。発症 3 日を過ぎて行われた場合、下肢切断の必要性は増加、高齢になるほど（HR 1.71/10 年）、また女性は男性に比べて（HR 6.29）、さらに COPD の存在は（HR 3.18）予後を悪くすると記されている[3]。注目されるのは、治療技術の急速な進歩に伴って下肢切断という痛ましいイベントが年々減少の傾向にあり[4]、統計解析に足る症例数をもつ論文が減ってきていることもあって、最近の治療効果が過少評価される可能性があるとのこと[5]。

　急性期における最も侵襲の少ない治療法は動脈内血栓溶解療法である。スウェーデンの 2 つの血管センターにおける 2001 ～ 2012 年の 10 年間にわたる研究報告を通覧した論文によれば[6]、バイパスやステントでない自然の動脈に発生した閉塞（塞栓、血栓）での治療成功率は 73％で、副作用としての大出血は案外少なく、また別の新しい（2017 年の）総説によれば[7]、急性期に限らず、亜急期、血管侵襲術後の場合でも、結果は変わらないとしている。急性期（acute）の時間については、脳梗塞の場合は初め 3 時間といわれ、後には 6 時間、さらには 12 時間に延長されている。日本循環器学会など 13 学会による合同研究班の報告書「末梢閉塞性動脈疾患の治療ガイドライン（2015 年改訂版）」によれば、ゴールデンタイムは 6 時間とされてはいるが、「新しい技術の進歩に伴って、選択肢も広がっている」との断り書きが付いている。

Rutherford class IIa を中心とする急性四肢動脈閉塞症 254 例を対象として、特殊なカテーテルを用いて加圧下に tPA を押し込む治療（PMT）と標準的なカテーテルを用いた血栓溶解術を比較した研究では[8]、成功率は PMT 群で少し高い程度、両者とも 90％近い高率で、後に補助的な血管形成術が必要であった。この研究では PMT の使用は、比較的新しい血栓に対して多く使用されていたが、「新しい」の期間は「2 週以内」となっている。同じグループからの報告で、血管内の（カテーテルを用いた）処置と外科手術で血行再建を図った場合とで予後を比較した成績によれば[9]、死亡も下肢切断も、術後 2 年まではカテーテルによる血栓溶解術が勝っていたが、3 年目ではほぼ同じであった。カテーテルによる血栓の処置後に必要に応じて外科手術を加えた血行再建術を行うことを推奨している別の論文でも、対象患者の半数以上は症状発現後 24 時間以上を経過している[10]。

以上の論文検証結果は、下肢動脈の閉塞に対しては発症からの時間の長短を問わずカテーテルによる血栓溶解・除去術を行い、その後の経過をみてさらに適切と思われる処置を加えることで、生命予後の改善が可能なことを示している。しかし、虚血の程度に加えて、年齢、がん、COPD、冠状動脈疾患、腎不全の存在は生命予後の短縮や下肢切断のリスクを増加させる[3, 9]。先に挙げた総説[5] にも記されているように、患者が高齢化し、糖尿病とその影響が年々増えつつある現在、また敢えて重症の患者に手術を行うことで、治療成績にどのような影響が出るか、予測はつかない。

「平穏の死」の著者で有名な石飛幸三先生がインターネットの医療維新欄に、血管外科医としての苦渋の経験から悟られた一文「老いは自然の摂理、最後は治せなくなる。治そうとすること自体が死を招くこともある」を寄せておられる。高齢での発症が増加しつつある現在、家族にとっても苦渋の選択を迫られる機会が多くなることを、理解しなければならない。

■参考文献
1) Paik W, Oh MK, Ki JH, Kim HG, Cheong SS. Paroxysmal atrial fibrillation presenting as acute lower limb ischemia. Korean J Fam Med

2011; 32: 423-427.
2) 松下昌裕、森前博文、高橋範子、川井陽平．急性動脈閉塞症に対する外科的血栓除去術と血管内治療併用の有用性．日本脈管学会雑誌 2015; 55: 79-84.
3) Kashyap VS, Gilani R, Bena JF, Bannazadeh M, Sarac TP. Endovascular therapy for acute limb ischemia. J Vasc Surg 2011; 53: 340-346.
4) Lo RC, Bensley RP, Dahlberg SE, Matyal R, Hamdan AD, et al. Presentation, treatment, and outcome differences between men and women undergoing revascularization or amputation for lower extremity peripheral arteriial disease. J Vasc Surg 2014; 59: 409-418. e3.
5) Benoit E, O'Donnell TF Jr, Kitsios GD, Iafrati MD. Improved amputation-free survival in unreconstructable critical limb ischemia and its implications for clinical trial design and quality measurement. J Vasc Surg 2012; 55: 781-789.
6) Acosta S, Kuoppala M. Update on intra-arterial thrombolysis in patients with lower limb ischemia. J Cardiovasc Surg (Torino) 2015; 56: 317-324.
7) Lukasiewicz A, Flisinski P, Lichota W. Catheter directed thrombolysis is not limited to acute limb ischemia treatment- the experience from vascular surgery division. J Cardiovasc Surg (Torino) 2017; Aug 29. [Epub ahead of print]
8) Byrne RM, Taha AG, Avgerinos E, Marone LK, Makaroun MS, et al. Contemporary outcomes of endovascular interventions for acute limb ischemia. J Vasc Surg 2014; 59: 988-995.
9) Taha AG, Byrne RM, Avgerinos ED, Marone LK, Makaroun MS, et al. Comparative effectiveness of endovascular versus surgical revascularization for acute lower extremity ischemia. J Vasc Surg 2015; 61: 147-154.
10) de Donato G, Setacci F, Sirignano P, Galzerano G, Massaroni R, et al. The combination of surgical embolectomy and endovascular techniques may improve outcomes of patients with acute lower limb ischemia. J Vasc Surg 2014; 59: 729-736.

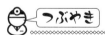

最後に、繰り返しになるようだが、日本では専門分化が進んで、入試の点数主義のような割り切った（「narative」を否定した）ガイドラインをたよりにする医師が多いが、我々専門外の家庭医にとっては、今回引用したような3種の論文を添付してもらえれば、実際の患者を前にして、理解を助け、処置の選択や、家族への説明に大いに役立つような気がする。

第8章

医療における情報交換

1. 総合的な医療が求められる現在、多職種にわたる医療従事者間の連携・チームワークと並んで、医師と患者、そして医師間の情報と意見の交換が不可欠となった。情報伝達の最も基本となる手段は、「話し」て「聞き」、そして「討論し」、記録を通じて「頭を整理」した上「実行に移す」ことである。

2. 欧米の医学教育では、医学知識と並んで「コミュニケーションスキル」を身に着けることが要求されている。日本では江戸時代に「読み書き算盤」の寺子屋教育が定着し、初等教育で実績を上げてきたが、今でも「読んで覚える」教育から脱却できず、国際基準に見合った「言葉の教育改革」に迫られている。

3. 有識者から「科学者・医師の書く論文数の少ない」ことを憂いる声がメディアに寄せられている。体系化された社会構造の中で、そして特に医師は、明治時代に導入した体系学的教育の中で、「自由に考える」姿勢を失ってしまった。いま一度、ベルツの日記に書かれた言葉を読み返す必要がある。

4. 前章に述べた医療のガイドラインにしても、その作成に当たって欧米の医師・研究者がどれだけ時間をかけて激しい議論をしているかを知らず、でき上がったものをそのまま受け入れて遵守することで頭が一杯では医学・医療の進歩は望めない。科学はでき上がった結果でなく、その過程を知ることである。

第8章　医療における情報交換の必要性　*211*

　前章でガイドラインにまつわるいくつかの問題を取り上げ、医療における
ガイドラインが切れ目なしに進化し続けている点を強調した。以前は、一人
一人の医師が、自分で得た経験を基にして、自分の頭で考え、文献検索を行
い、時には先輩や同僚の意見を聞き、新しい情報を取り入れ、診断と治療方
針を立てて、適切と考えられる診療を施したものである。進歩の遅い時代に
は、一人一人の医師の知識の基本をなすものは、学生の時に教わった教科書
であった。しかし、医学・医療の進歩はすさまじく、一人の医師がすべての
病気に対応することは困難となり、専門分化が進んで、一つ一つの分野で深
く知識と技術を習得した医師が高く評価されるようになる一方、多くの医師
が自分の狭い診療分野から抜け出して自由・奔放に診療することが困難に
なった。そこで分野ごとに、学会が委員会を作って、対応する病気や診療技
術ごとにできる限りの文献検索を行い、それぞれの内容を詳しく読み、意見
を交換して評価した上で、「現時点で最も良い」と判断される診療内容を取
りまとめたものをガイドラインとして発刊し、広く実地診療にかかわる医師
の手引き書として提供するようになった。このようなものは以前からマニュ
アルとか、手引書という形で存在し、特に「技術を伝える」点で大いに役
立っていたのだが、診療全体を広くカバーするように発展したのである。
　しかし、これまで本著に記してきたように、病気の本態は極めて複雑であ
り、また診断機器、生化学・病理学的検査、細胞レベルや遺伝子レベルでの
検査などを含めた診断技術の進歩と、新しい薬物療法の開発と副作用の検出
に伴って、現時点で最善と考えられるものでも、短期間の間でその地位を
失ったり、社会の変化や経済的理由のために医療従事者だけの判断では決め
られない場合も見られるようになった。さらに大きな問題は、一つ一つの技
術の評価に長期間の、しかも広範囲な調査を必要とする場合も多いことであ
る。こうした事態に対応するためにガイドラインはしばしば改訂され、治療
法が根本的に変わってしまうという現象も見られる。そのため、ガイドライ
ンの解釈・説明には、「決して強制されるもの（命令）ではない」とか「標
準となるもの」と記されてはいるが、一方では「最善の診療を提供するた
め」とも書かれ、この表現を見れば「従ったほうがよい」と受け取らざるを

得なくなる。本当は「作成された現時点で最善と考えられた診療」と書くべきところが、「作成された現時点で」が抜けていることに問題がある。法律でも似たことがあるのだが、社会の秩序を護るためにやむを得ないと皆が考えるため、不満を押し殺す中で成り立っている。本章では、まず「ガイドラインとは何か」について前章のまとめを行った後、医療の将来のあるべき姿の中で、特に今後の「開かれた医療」に必要な「情報交換」について論じることにしたい。

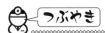

「質問しない国は滅びる：考えること教えねば」
　最近の日経新聞に、やまびこ教室で有名な無着成恭先生の「今の日本の教育を憂いる」記事が掲載されていた。先生は私より5歳年上、禅宗の僧侶であり、また田舎の小学校で教鞭をとっておられた。太平洋戦争の終戦後間もなくの頃、教え子供たちはいつも『なぜ？』という問いかけをして、返答に困ったことがしばしばであった。しかし、時代とともに質問は減り、今の子供はパソコンやスマートフォンをいじくればすぐに答えが返ってくると思っている。子供が家庭で労働を通じて自ら体験することが無くなったためか、大人が大事なことを教えられなくなったからなのか、という内容であり、まったく同感である。
　今、日本の発展に求められるのは、「読み書き」から「会話と討論して考える」への国語教育の完全な転換である。開かれた医療もこれをベースにして作られる。

第8章 医療における情報交換の必要性

１ 情報交換に基本的な役割をもつガイドライン

1 ガイドラインとは何か

　これをはっきりさせるためには、運命共同体（国家）としてまとめられている一般社会での、人々の行動を律する規範を参照するのが一番の早道である。インターネット上でSustainable Japanの記すところによれば、法令-基準-ガイドライン-ガイダンスと底辺に向かって広がる山（図表69）の頂点に「法令」があり、国会で成立した法律を元にして行政機関が制定した命令（政令、省令、条例）とセットになって、国民はすべてそれに従わなけ

図表69　法令、基準、ガイドライン、ガイダンスの違い

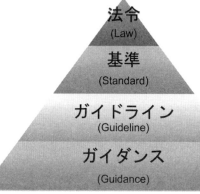

(Sustainable Japan より)

ればならない義務が課せられる。これに続く「基準（standard）」は、通常
は「法令に基づく形で定められて、法令と同様な強制力をもつ、最低限満た
すべき義務的ルール」とされる。我々が普段使っている「スタンダード」か
らは考えられないことだが、これを理解するためには、産業界で用いられ
ている国際規格を思い浮かべるのがよい。International Organization for
Standardization（ISO: 国際標準化機構）というのがあって、これに外れ
ると如何に性能が良い機械でも国際的に売れなくなってしまう。日本製の自
動洗濯機の蓋の閉まり方が安全性の面で不十分と指摘されてメーカーが困っ
た事件は、そう昔の話ではない。

　これらと比べて「ガイドライン」は、自主的に遵守することが推奨される
ルールで、「指針」あるいは「行動規範」と訳されているが、後者は倫理、
社会的責任などの概念から派生した言葉である。このうち、内容がかなり大
まかなものは framework と呼ばれることがある。底辺の「ガイダンス」は
日本語では「手びき」と訳される。「山登り」に際して自身の命を守るため
のルールや地形による居住域の制約など、場合に応じてどこまで義務化する
か（制約を加えるか）社会情勢によっていろいろ問題が起こり、事故が起こ
るごとにメディアが騒ぎ、そのうちに泡のごとく消えることも多い。

　前置きが長くなったが、医療のガイドライン（診療指針、Medical
guideline）とはどういうものなのか。朝日新聞掲載の「キーワード」解説
によれば、「病院や医師ごとにばらつきがあった治療法を標準化するため、
学会の権威による経験則ではなく、論文発表された研究成果など科学的な
データを基に作られた、病気ごとの診断基準や治療法を示すもの」とされて
いる。国立国語研究所が編集した本「病院の言葉をわかりやすく：工夫の提
案」によれば、「治療に関して適切な判断を下せるように、病気になった人
に対する治療の実績や、学会での研究を踏まえて作られた診療の目安です。
最新の治療法を含め、多くの情報から有効性、安全性などを整理して、診療
の指針を示してあります」とある。

　この本によれば、「『診療指針』、あるいは『標準治療』が医療の『ガイド
ライン』の意味をわかりやすく言い換えた言葉である。さらに、「注意すべ

第8章 医療における情報交換の必要性 **215**

きこと」として、「医療以外の分野では、さまざまな場面で『ガイドライン』という言葉が使われている…。『指針』と大まかに訳されているが、目安から罰則を伴うものまでさまざまである。医療者が使う『ガイドライン』と、患者が思う『ガイドライン』は、言葉は同じでも別のことを示していることがあるので注意したい」と付け加えられていて、患者との対話でこう説明すればよかろうという範例まで挙げられている。一例を挙げると、「ガイドラインは専門医の集まりである学会が検討を重ねて作成したものです。一番新しい信頼のおける研究結果に基づいて、患者さんに最も効果的な診療上の目安が書かれています。この目安を守ることで、医師の学習や経験によるばらつきを解明し、いつでもどこでも標準的な治療を受けられるようになります」。ここで一番大切なのは「学会が検討を重ねて」という一文であるが、これについては後に改めて討論したい。

2 医療におけるガイドラインの特殊性

以前には、政治家・教師・医師は「先生」と呼ばれ、人格的に尊敬される人とされた。その理由は、彼らの成した仕事の結果が現れるのに時間がかかり、評価するのがむつかしいことである。したがって「尊敬できる人格者に社会を、わが子を、そして自身の身体の健康を預ける」のであった。しかし進歩した社会では、こうした「尊敬の念」に疑いをもつ人が多くなった。一つの理由は、社会が「目先の利益」と「裕福」を求めるようになったことであるが、医療に関しては、診断機器や治療薬の発達に伴って、技術的な評価がある程度可能になったことが大きい理由となっている。すなわち、医師は技術者としての性格が大きく前面に出るようになった。ガイドラインはそうした技術面での技師の育成と評価に繋がる大きな資料である。しかし、生命を維持する機構の複雑さは、他の一般的な職業とは大きく隔たっている。最近、新聞紙上に大きく取り上げられている「製品規格に関するデータの改ざん」の問題は、確かに大きな問題ではあり、まかり間違えば会社の運命を左右するものではあるが、医療の場合は、リスクが直接個人の生命に及ぶこ

と、しかも、単純な分析結果や数値で表せないことが大きな違いである。

ガイドラインというのは明確な既知の事実の積み上げに基づくもので、十分なコンセンサスが得られたものでなければ取り込まれない。しかし逆に、「推奨する治療法はあくまでも統計的な手法で効果が示されたもので、絶対的なものではない。さらに、実際の医療現場では人生観を含めたさまざまな要素と医師の経験を総合判断して治療方針が決められる。指針が推奨する治療が当てはまらない患者は数10％いる」とも新聞紙上で述べられている（日経新聞2008.5.18診療ガイドラインの欄で某大学病院司書次長の言葉）。

今日のように進歩の早い時代には、「ガイドラインは常に見直されるべきである」という考えが常識となっている。先見の明のある人が「正しい」と考えたが、その時点のガイドライン上では「まだ公認されていない」、あるいは「正しくない」とされている基準で治療を行ったとしよう。その治療が将来の（次の）改訂によって正しいと認められることがあろうとも、以前のガイドラインに固執する人からは間違った行為として非難され、たまたま患者にとって不幸な結果になったとすると、罪を被ることがあり得る。逆に、本当は正しくない診断・治療であってもガイドラインに沿っていれば、司法の咎めは受けないであろう。この場合、ガイドラインを設定した人々の責任はどうなるであろうか。ガイドラインのもつ意義は重要であるが、作成に携わった委員は、「ガイドラインはあくまでガイドラインです。変えられて当たり前、守らない人が出ても当たり前です」と言わざるを得ない。

もう一つ大切なことは数多くのリスクファクターがあり、遺伝素因と環境因子の絡み合いが複雑、しかも事態が年々変わって行くために、実行可能な標準値をどこに設定するかということである。かつてアメリカの保険会社は「肥満度が高くなると死亡率が上がるが、低くても悪い」という統計結果から、一番長生きできる理想体重という概念を設定した。しかし間もなく、元の理想体重より10％高いほうが長生きということがわかり、理想体重は改訂された。これは初めの統計が間違っていたためではなく、労働条件が緩和されたり、生活環境がよくなり、高血圧の治療が行き届いたことによって、肥満によって増幅される危険因子のウェイトが変わってきたためである。

遺伝子がいかにも簡単に把えられるような印象が一般に伝えられて「テーラーメイドの医療」などという言葉がメディアに流行っているが、病気、特に生活習慣病に関連する遺伝子は数え切れないほどあり、環境因子に応じて発現が調節されるため、それぞれの体質に見合った予防や治療のスケジュールをそう簡単に処方できるものではない。前章に書いたように高トリグリセライド血症は明らかにリスクファクターであり、non-HDL コレステロールはその代弁者である。しかし、スタチンを売る会社がトリグリセライドを大きく取り上げることはない。売る会社としては、自分の有利な点を強調して当然である。また同じ範疇に入る薬が多いことは、薬価を下げるのには役立つであろうが、自分の薬の特徴を売り込む競争が厳しくなって目先のことに捉われ、使う側の的確な判断を難しくしてしまうこともありうる[1]。

喫煙を止めて太る人が多い。それでは喫煙を止めて太った人々と、喫煙を続けてスリムのままでいた人々とどちらが長生きするか、という冗談めいた話がよく聞かれた。飲酒や喫煙はストレスの解消に繋がる。ストレスは諸病の元である。ストレスを解消する方法が他に見つからねば、その人は喫煙を止めても別のハンディを背負うことになろう。しかし、ガイドラインはそこまで責任を負わない（負えない？）。（注釈: 著者は決して喫煙を奨めているのではない。私自身酒は好きだがタバコは吸ったことがない。）

3 目標は標準か最善か

最近一寸した国際的話題になった日本での事件の一つに、鉄道の着発時間の正確さの問題がある。どこかの JR で時刻表に示された時刻より 40 秒早く発車してしまったことに、「ご迷惑をおかけしてすみません」のお詫びのアナウンスが行われ、これに対して世界の各所から「そこまでしなければならないのか？」との意見が出されたとのことである。日本の国鉄（JR）の運行の正確さは世界一を誇っていて、遅延については 2 ～ 3 分遅れただけで「ご迷惑をおかけしてすみません」のアナウンスは当然のこととして受け止められている。ただ筆者を含めて、そこまでしなければならないのか、自動

車のハンドル捌きにみられる「遊び」と同様に、少しの余裕はあって当然ではないか」と考えている人も多いであろう。筆者が若いころ、私鉄で通勤していて、ある時間帯で電車が少し早く発車するのに苦情を言ったところ、駅長室にいた職員から「あれはあくまで標準時間ですから」との返事を返されたことを思い出す。電車が次々に出入りするので、それを緩和するために始発駅を少し早く出して、次の停車駅で調節しているようであった。

　医療の場合には、患者とその家族はもちろん「最善の診断・治療」を求めるであろうが、「物」や「機械」を相手にするのではなく、「生物」、しかも「色々なしがらみと条件のある人間」を相手にするだけに、「最善」を選ぶのは困難、というより、「最善とは何か」を定義することも困難である。そこで勢い「標準的な最善」を選ぶことになってしまう。加えて、経済的な問題が存在する。

　身長・体重・血圧、あるいはコレステロールやクレアチニンなどの検査データは一般的にいって、ある標準的な値を中心に、両側に向かって段々減少する分布曲線を示す。血圧やコレステロールなどの身体的なパラメーターは脳卒中や動脈硬化などの病気に繋がるが、リスクを示す曲線の勾配は、始めは徐々に、そしてそれらの値が更に上がるとともにリスクは放物線上に上ってゆく（図表70）。現在のコレステロールや血圧の分布曲線から見ての標準値がそれらの適正値といえるかどうかはわからない。高コレステロール血症治療薬としてスタチンが使用され出したころ、心臓病予防の対費用効果を調べると、欧米でも日本でも二次予防では明らかに有益で経済的効果が保証されたが、コレステロール値が少しだけ高い（220 ～ 260 といった）領域での一次予防では一人の患者の命を守るために 100 人への投与が必要で、裕福な社会でなければ経済的に引き合わない。一方、製薬会社としては、重症の高コレステロール血症だけを対象にしていては、儲けに繋がらず、開発費も取り戻せない状態である。

　今では、重症の免疫疾患やがんの治療に使う治療薬生物製剤で、こうした経済的問題が大きく取り上げられている。高齢化の時代になって、長期的展望の上に立った経済的効果の判断は色々難しくなっている。したがってガイ

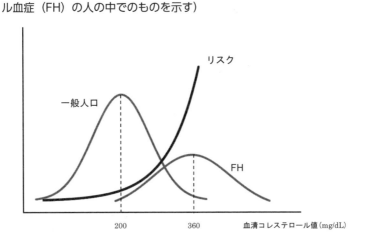

図表 70 血清コレステロール値の分布と動脈硬化のリスク曲線
（コレステロール値の分布は、一般人口中ならびに家族性高コレステロール血症（FH）の人の中でのものを示す）

ドラインの作成に当たっては、医療関係者だけでなく、生物学的経済統計の研究者が参加することが必要である。これは医療保険に混合診療を認めるかどうかの議論にも関係する。いずれにしても、今後のガイドラインは社会に開かれたものであって当然である。

　目標を「標準的な医療」におくか「最善の医療におくか」いずれにしても、概念と共に具体性を示すことが必要である。英語の Wikipedia で Medical guideline を引くと、病気の予防、診断、予後、治療に関して、最も質が高く、最も広く受け入れられているデータ（most current data）を鑑定し、まとめあげ、そして評価したものと記されているが、その対象として、薬物治療、利益対不利益、費用対効果が挙げられている。さらに、「実地診療上の疑問点をはっきりさせ、考えられるすべての決定的な意見と得られる結果を特定する。場合によっては演算やアルゴリズムを示し、それを通じて実地医師の臨床上の判断と経験に照らしての、それぞれの場合に応じた行動がどうなるかを鑑定することができる」と、先に挙げた日本の国語研究

会の「学会が検討を重ねて」を、極めて細かく記述している。

　英語の記述を日本語に翻訳する場合、日本人は具体的な記述を避け、表向ききれいな概念を優先する傾向がある。かつての大東亜共栄圏やアジアの開放は日本にとっても悲劇的な戦争を招いた。中国の一衣帯水もまた同様の危機をはらんでいる。このような場合、漢字の使用には大きな欠点が潜んでいることも考えておく必要がある。

4　遵守させるガイドラインから考えさせるガイドラインへ

　高齢者に医療を施す場合、特に注意しなければならないのは、個体差が大きいことである。敗血症や CKD、あるいは前立腺がんの診断と治療に関してのガイドライン作りに欧米豪の各国から多くの医学研究者が集まって長い時間をかけての討論が行われたことを前章で述べてきたが、それには各国、各地域間での医療事情によって病態が大きく影響されていることも含まれる。北欧諸国では処方内容がすべて国の中央機関に集積され、効果と副作用の解析が行われるとともに、経済効果も計算される。アメリカではこれに類した作業が保険会社の手によって行われている。しかし、日本では処方箋の集積が困難であり、ようやく最近 DPC の導入によって、その部分だけに治療効果や経済的解析が可能となった。

　日本では脳梗塞が多く、血栓溶解療法が行われることが多いが、この療法が奨められる人ほど、副作用としての出血のリスクが高い。このことは関係者がすべて承知の上で治療しているはずであるが、成功した例だけが表に出がちで、救われずに療養型病院や介護の場に回された患者の追跡は十分には行われていない。高齢の患者が増えるとともに、本人あるいは家族に治療の選択を委ねられるケースが多くなり、医師にも病気のそれまでの経過、治療と予後についての十分な説明が必要である。しかし、医師には自分の専門範囲の医療しか語れない（語らない）場合が多く、これが家族の不満に繋がって裁判にまで至るケースも多いようである。前章の第4項【「遵守させるガイドライン」から「医師にも患者にも考えさせる診療指針」への転換】に書

いたように、病院で働く相談員や弁護士さんにも、個人や社会の経済にも繋がる医療の難しい問題をよく理解してもらうことが必要である。

さて今後のガイドライン設定で問題となる重要なことは、①他の専門領域の医師や総合診療医、さらに素人の人々から見て理解しやすいかどうか、②企業、特に製薬会社から影響を受けないかどうか、③治験で得られた結果を世間に広げた場合、期待した結果が得られる保証があるかどうか、などの事項である。実際、既成のガイドラインに対する評価は必ずしもよいとはいえない[2]（図表71）。製薬会社がスポンサーする治験はもちろんのこと、開かれた条件下の治験であっても、医師がその治験に参加して、まとめの論文を書くことにより（明確な利益を得るのでなくても）精神的な影響を受けることは不可避であろう[3-5]。入手困難による個別データの欠損は「選択バイアス」の元となり、製薬会社や医師が期待したよい結果を得られなかった場合に抱く「報告したくない気持」は「報告・出版バイアス」を生む。こうしたバイアスを無くするために、外部からの批評が入る仕組みが必要である（解

図表 71　ガイドラインの問題点：コレステロールについての経験

1) コレステロールが高いのは栄養がよい（例えば良質の動物性たんぱく質を摂取している）ことを示す指標である。
2) リスクは指数関数的に徐々に上昇する。したがってどこを境に正常域を定めるかが難しい。特に薬物療法など積極的治療が必要な場合、医療経済論的な問題が絡んでくる。
3) 同じくコレステロールといっても、リポたんぱくのどの分画に入っているかによって動脈硬化関連因子としてのウェイトが異なる。Atherogenic lipoprotein として総称されるものの中には、LDL、IDL、cholesterol-rich VLDL、small dense LDL、lipoprotein a などがあり、これらを non-HDL コレステロールとしてまとめる場合の問題点は、各因子の強さが異なるだけでなく、各因子を生む基礎疾患に対する考慮も必要である。
4) 高コレステロール血症の中でも遺伝素因は種々あり、それによって経過、他のリスクファクターとの組み合わせが異なり、高血圧や糖尿病といった他のリスクファクターの存在によって、高脂血症のもつウェイトが左右される。
5) 市販されている薬と、それを販売する製薬会社の意向によって、強調点がゆがめられることがある。特にアメリカでトリグリセライドに対する評価が低かったことには、トリグリセライドの定量性に問題があったことも理由の一つではあるが、それ以上に、スタチンという強力なコレステロール薬があったからであろう。
6) 頻回の改訂は経年的にデータを取って比較する調査研究の妨げになるうえ、世間における信用度の低下を招く。

説参照）。

　ガイドラインが出版されるまでに時間がかかるため、最善の診断・治療が長期間明らかにならず、診療に使えないという苦情が実地診療に当たる医師から湧き出しているのに対応して、British Medical Journal を中心とする医学雑誌の編集者がチームを作り、新しく発表された論文の中から優秀なものを選考し、論文の刊行から半年くらいで読者に知らせるシステムを構築することを決断した[6]。非常にありがたいことではあるが、これが薬剤の効果を早く売り込もうとする製薬業界の競争を煽り、以前に起こった Statin wars[7, 8] のようなものを引き起こす危険のあることが憂慮される。

■ 参考文献

1) Elimimian JU, Gilmore JM, Singletary TJ. Global marketing of cholesterol-lowering drugs as therapy. J Hosp Mark Public Relations 2006; 16: 15-28.
2) 伊藤伸介、森臨太郎、吉田雅博、他. 診療ガイドラインを斬る！　日経メディカル 2008; 4 号: 63-74.
3) Andersen M, Kragstrup J, Søndergaard J. How conducting a clinical trial affects physicians' guideline adherence and drug preferences. JAMA 2006; 295: 2759-2764.
4) Choudhry NK, Stelfox HT, Detsky AS. Relationships between authors of clinical practice guidelines and the pharmaceutical industry. JAMA 2002; 287: 612-617.
5) Glass HE. Do clinical grant payment practices in phase 3 clinical trials influence subsequent clinical investigator prescribing behavior？ Dis Manag 2004; 7: 77-87.
6) Siemieniuk RA, Agoritsas T, Macdonald H, Guyatt GH, Brandt L, et al. Introduction to BMJ Rapid Recommendations. BMJ 2016; 354: j5191.
7) Editorial Lancet. The statin wars: why AstraZeneca must retreat. Lancet 2003; 362: 1341.
8) Meyboom RH, Edwards IR. Rosuvastatin and the statin wars-the way to peace. Lancet 2004; 364: 1997-1999.

第8章　医療における情報交換の必要性　*223*

解説　「ファンネルプロットの非対称性検討の必要性」

　薬剤はもちろん、カテーテルを介しての半侵襲的治療から太極拳を用いての運動療法に至るまで、各種の治療（介入）による病気の予防・治療効果に関する報告が多く出版され、読者も判断に悩むことが多くなっている。こうした事態に対応して、同類の治療法を用いた複数の介入試験（治験）について、対象の選択や結果の解析が適切に行われたかを細かく審査した上で、介入の効果を評価するメタ解析が盛んに行われるようになった。第3者の専門家によって行われ、結果が公式の資料や科学論文として発表されるので、当然信憑性が高く、筆者も著書にしばしば引用している。しかし、最近に至って、こうしたメタ解析自体に不十分な点、改善の余地があることを指摘する声が強くなってきた[1]。

　無作為化試験に関するメタ解析の中にも、信憑性が疑われる「灰色文献」や「入手困難データ」が含まれていることもあり、また「参加者の個別データ」の欠落も「選択バイアス」の元になる。特に問題となるのが「報告（出版）バイアス」である。製薬会社や医師としては、ネガティブな結果を発表したくない。最近、大規模介入試験については、開始時に試験の意図、方法、試験の予定をあらかじめ論文として公表するようになってきているが、小規模の治験に関しては、結果によって論文に掲載されないものが多くて当然である。

　こうした「出版バイアス」をチェックするために用いられるのが funnel plot である。調査の対象となった各個の試験ごとに、横軸に効果を示す Odds 比などの指標、縦軸に標本数（あるいは統計で得られる標準誤差：同様の試験であれば、検体数が多いほど標準誤差の数値は小さくなる）を目盛った図上にプロットすると、報告バイアスがない場合には分布は「じょうご（funnel）」を逆さまにした左右対称の形に分布する（**図表72**）。中国の医学雑誌に多く報告されている漢方医療の成績のメタ解析で得られた「偏った例」が香港の研究者から発表されている[2]。ただし、この論文の図に紹介さ

| 図表 72 | 出版バイアスの評価 |

①視覚的評価
Funnel plotの
非対称性
縦軸：研究精度(nなど)
横軸：効果量

②統計学的検定

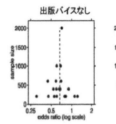
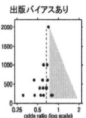

Rank correlation test (Begg, Biometrics, 50, 1088-1101, 1994)

Linear regression test (Egger, BMJ, 315, 629-634, 1997)

※Funnel plotの左右対称性を検定する（有意だと対称ではない）。
研究数が10個以下の場合は行わない。

「メタ・アナリシス」の入門— 研究統合のための統計手法 —
専修大学人間科学部心理学科　国里愛彦（発表当時は、早稲田大学人間科学学術院に所属）
臨床疫学研究における報告の質向上のための統計学の研究会　第7回メタ・アナリシス（2012/8/25）

れている鍼灸治療のように、心理的効果による場合には、いわゆるプラセボ効果と同じで、これを完全に否定し去ることが良いかどうかは別の問題として残される。

■参考文献
1) Ahmed I, Sutton AJ, Riley RD. Assessment of publication bias, selection bias, and unavailable data in meta-analysis using individual participant data: a database survey. BMJ 2012; 344: d7762.
2) Tang JL, Zhan SY, Ernst E. Review of randomized controlled trials of traditional Chinese medicine. BMJ 1999; 319: 160-161.

第8章 医療における情報交換の必要性

② 日本の医学・医療に求められる変革

1 科学では結果よりも、作られる過程（哲学）が重要

　欧米でガイドラインが作成され、あるいは改訂された過程を読んでみると、彼らが如何に慎重で、激しい議論をしながら作ってきたことがよくわかる。作成・改訂の後、必ず、不十分な点についての意見を記した論文も発表されており、将来を見据えた問題点の整理が行われている。しかし、日本では多くの場合、欧米のガイドラインを翻訳し、日本の現状に合うように改変したものを「日本のガイドライン」として発表している。基本的な技術や新しい事実の認識についての論文のほとんどは、欧米のものである。特に、問題となるのは、問題点の掘り下げが不十分で、しかも、「遵守」を前提として作成され、読むほうも「わかりやすく、遵守しやすいもの」を求めることである。裏を返せば、日本独特の「大衆一律主義」と「臭いものには蓋」が働いた表現といえる。

　朝日新聞に掲載された医療のガイドラインの解説には、「作成医は数人から多くて80人ほどで、数年ごとに改訂される」とあるが、問題は、人数よりも、反対意見の存在である。英語の Wikipedia に掲載された医療のガイドラインの解説には、「年が経つと新しい研究結果が出て、それまでに<u>強く奨励</u>とあるものでも、多くが撤回を余儀なくされる」ことがはっきりと書かれている。生命は無数といってよい個体自身の遺伝子と環境因子によって決められており、病気の診断で「100％確実」、治療で「100％有効」はあり得ない。診断法も治療も経験則に基づいている上に、病気の本質がまだ解明されていないことも多いので、前章での食物アレルギーのように、治療が根本的に変わってしまうことはこれまでに何度も起こっている。

いま一つ、非常に重要なことなのに理解が不十分な（あるいはわかっていながらごまかされている）ことは統計処理の問題である。すべての研究はある限られた範囲内での条件下に調査されたものであって、条件の違った対象にそのまま当てはめることは間違いを生む元となる。世界的に薬の治療効果を調べる場合、白人、黒人の多い中に日本人が僅かな比率で入っているようであれば、一括してのデータを日本人にそのまま当てはめることはできない。しかし一般的にみて、「統計的に有義差あり」をみた場合、対象の数や条件に注意を払う人は少ないのが現状である。

明治維新の時代に外人教師として来日、長く東大の教授を務めたベルツ博士が記された「ベルツの日記」に「日本人は欧米で得られた結果をそのまま取り入れて科学技術を発達させてきたが、それを生み出すに至った精神を理解しようとしない」という一文がある。京大の総長を務められた井村先生もよくこの文章のことを話しておられた。我々の世代の医師の多くはこの言葉を記憶しているはずである。しかし、欧米人が長きにわたって培ってきた進歩の精神にはなかなか及ぶものではない。

明治維新に行われた偉大な、そして急速な改革の時代には先生は生徒とともに「学んだ」。日本において、特に細菌学で大きな発見があったのは、実用に迫られたことの影響が大きかったように思われる。それ以上に進展しようとすれば、研究者一人一人の個性豊かな方向決定がなければならない。しかし、軍国主義の専制政治と、戦争による社会の崩壊、そこからの急速な経済発展は、個性を伸ばすことについての大きな障壁となった。最近、新聞紙上にも、国際誌に載る論文が減り、アメリカと中国という二つの巨人に押されているとして、今後の日本を憂いる言葉がしきりに載るようになったが、筆者は大学院生に意欲を与える仕組みに欠けていたのが一番大きい理由ととらえている。次項以下、日本が欧米に劣る点を討論してみることにしたい。

2 議論し、考え、論文にまとめて、さらに考える

最近、医療従事者を対象とした大手の医療ポータルサイトであるm3

に、若い内科医師のボヤキが掲載されていた。それは医局会で医員の集まりが悪く、1時間も待たされたこともあったのでカンファレンスをやめようということになったことに対する反対意見である。僻地の小病院で、数人の医師で100人以上の入院患者を診ていて、休日のコールも多く、厳しい労働環境なので是非もないことのようにも見えるが、筆者の注意を特に引き付けたのは、上司が「連携嫌いの完全主治医制主義者」で、院長にいってもカンファレンスの継続には乗り気でないという一文であった。医員の出身大学もばらばらなようで、「忙しいのでまとめにくいこともあろうが、それならばこそお互いの情報交換が必要なのに」とこの投稿者は嘆いていた。

　筆者は昭和7年生まれ、当時は家でも、世間でも、そして学校でも「男はおしゃべりをするでない」とか「不言実行：自分のことは自分で考えて行え」という風潮が強かった時代である。欧米でも「沈黙は金、雄弁は銀」ということわざがあって、「しゃべるばかりで行わない、会議の結論が出ない」ことは「軽蔑」の対象となっているが、彼らはよく討論する。筆者が家族を連れてアメリカに留学した時、英語が話せず、理解できない筆者の子供に近くの同年輩のアメリカ人や英語のできる子供たちが一生懸命に「say cat, say dog」といって会話を教えてくれたのには驚いた。当時の日本社会では（今でも）考えられないことであった。最近では若い日本の研究者、医師は英語がよく話せるようになっているが、それでも学会などで積極的に討論するのは難しいようである。

　最近、日本からの論文発表が少なくなっていて、将来ノーベル賞をとれなくなっていくのではないかと危惧されているが、厚生政策情報センターからの発表によれば、2011～2013年の臨床医学の論文数は16,646で、世界で5位、ドイツ（20,268）や中国（20,941）にも水をあけられているようである。さらに問題なのは、日米の医師2,732人から得たアンケート結果（m3.com医療維新）で、特に20歳代でアメリカの医師の67.9%が1年間（2016年）に1～3本の論文を書いているのに、日本の医師は1，2本で14.9%しか書いておらず、30歳代ではアメリカ人の75.1%が少なくとも1本書いているのに対して、日本人は42.6%に留まっているという大きな違

いのあることである。

　日本の医師は論文を書かない、研究論文が減っている、その理由として挙げられるものは、①意欲がない、②習慣がない、③時間がない、④文献調べが大変、などいろいろあるだろうが、根本的なことは、①型にはまった初等教育〔読み書きそろばん（単なる技術）〕、②間違いを恐れる、③研究に、「一流のもの、新しいもの、英語で国際誌に発表できるもの」など、高次元のものを求めすぎる、④目上の人に対しての対立意見は傲慢と受け取られる、（謙虚さを求める日本文化）、⑤こまめに文献検索をする習慣がないなど、日本における文化と教育の問題に絞り込むことができよう。ここではノーベル賞のことなど論じる必要は全くない。

　いきなり論文の話になってしまったが、論文は情報伝達の最後の段階であって、一番基本になるのは「聞く、話す（しゃべる）」ことである。動物の脳は耳から入る音、鼻から入る匂い、目から入る画像を基にし、さらに、それを整理して環境の状態を把握し、行動を決定する。人に進化した大きい理由の一つは、話せる器官（喉）の発達である。これに伴って文字が生まれ文化が発達した。いま、我々の行動は、聞く、話すを交えて議論し、考え、そして記録したものを読んで、確認し、考える所作を繰り返すことによって、仕事をこなしている。

　医師には、患者からそれまでの健康状態を含む病歴、家族歴などの情報をできるだけ詳細に聞き取る必要がある。筆者らが大学病院で初期の臨床教育を受けた頃は、アナムネーゼ（病歴）をとってまとめることを徹底的に要求された。しかし、診断機器の発達によって「詳しいことを聞くのは時間と頭の無駄遣い」といえる風潮に流されがちとなり、またコンピューターに向かう時間が長くなって「患者の顔も見ない」ようになった。専門分化の発達はまた、自分の分野を限ることでデータの整理をしやすくする傾向を助長し、一人の医師が他の、特に分野外の医師の意見を聞くことが少なくなった。

　医師同士の意見交換・討論は、①対立点を明らかにし、②複雑な病態を整理し、③書くことによって記憶をまとめる。筆者がアメリカ留学中に、ボスの Rouser さんからよく聞かされたのは「我々にできないことはない、ただ

時間がかかるだけだ」という言葉であった。とかく、日本人には曖昧な日本語を尊ぶ（曖昧な言葉で理念をまとめあげる？）傾向がある。最近産業界で問題となっている「製品の仕上げに関するデータの改ざん」も、その基礎には製品の売り込み時の討論の不足（特に慣れない英語でのディスカッション）に根ざしているのではなかろうか。

　医師には対患者、対コメディカル（看護師、薬剤師、栄養士、各種療法士）の情報連携と共有が必要であるが、これを確立するための重要な媒体はディスカッションである。Learn という語彙（word）を acronym（頭字語）に置き換え、保健に係わる医療従事者へのガイドラインとして医師／保健師と患者間の相互関係を良くするための教育モデルとして活用した論文[1]があることを m3 の「医師の理屈、患者の理屈」に寄せられた投稿文から知った。それは Listen（傾聴）、Explain（説明）、Achnowledge（是認）、Recommend（推奨）、Negotiate（交渉）である。筆者が箕面市立老健で働いていた頃、有能な訪問看護師の一人から、「限られた時間内の決まった仕事の後、一服のお茶を頂きながらの話し合いが大切なのです」という言葉を聞いたことがある。聞き方によっては、「古い」、「業務外の私事」とか「深入りしすぎ」と批判する人もあろうが、医療従事者にとっては、忘れていたことを思い出す、あるいは聞き出す場でもあり、介護に疲れた家族にとってもストレスを除く場（双方にとってゆとりの場、情報交流の場）として有効であろう。

　医学関係の新聞に寄せられた一文には[2]、世界医学教育連盟（WFME）が 2012 年に医学教育に対する国際基準を改定し、日本でもこれに対応した変革が迫られているとし、日本ではまず、専門的な医学教育の土台になる「言葉の教育」の在り方に目を向ける必要があると述べられている。日本では医学教育は「理系」とされ、特に最近は、生化学や工学的知識と技術の発達に伴って、文系の勉学は疎かになりがちである。しかし、欧州の国々では、小学校の頃から言語技術を徹底的に指導されており、「読み」を通じて覚えるだけでなく、情報をどのように分析的・批判的に読み取るか、またその後の議論を通じて分析的・批判的に内容を掘り下げて理解するか、そし

て、その後、考察した内容を小論文にまとめることが徹底的に求められる。

　筆者はアメリカ留学中、子供2人が小学生で、その年頃に見合った本を家に持ち帰り、通読して意見を述べるという、日本では考えられない教育を受けていることに驚いた。大阪外大（現在阪大）の外人教師に確かめたところ、「短く切った文章でいろいろ解析するのは高校から、文法は大学に入ってから」とのこと。最近亡くなられた東大の経済学者の西部邁先生が「道徳教育は小学校では国語の時間に、中学・高校では歴史の時間に、倫理・道徳は大学に入ってからでないと理解できない」と話しておられた。筆者は星空を眺めるのが好きで、それによって心が癒されてきた。そこでいつも思うのは、「天文学者は星空にあこがれてその道に入り」、研究でむつかしい数学や物理を使っていても、「星へのあこがれ」を失わなっていないであろう。理系に進む人ほど、文系の教養が必要である。

　日本は明治維新の折、でき上がった西洋医学を無批判に受け入れ、技術を進化させてきた。西洋では、病める人があって病院ができ、そこに介護する人々が働き、学問の進歩に伴って医者が生まれ、介護士は看護師に発展した。しかし、近代の日本では、医者があり、病院で看護師を雇って患者を診るという構図ができ上がり、医師は病気について患者や家族、そして看護師とも積極的な情報交換をしてこなかった。医師にとっては医師間の情報交換も避けて自分の専門を売りこむほうが便利であった。そして今、高齢社会となって、患者とその家族、そして他の医療従事者との「語り合い」の重要性が盛んに説かれている。

　看護師に対して、今しきりに『考える看護師』『考えこむ』のでなく『なぜ？』をぶっつけられる学習が求められている[3,4]。そのうちに、医師は若い看護師から「よく聞いて、しっかり説明しなさい」と叱られる時代がくるであろう。

3　情報伝達のインフラの整備が必要

　都道府県の医師会雑誌を読んでいると、しばしばこれはと言える良い論

第8章 医療における情報交換の必要性 **231**

文に見当たる。内科学会雑誌の症例報告にも情報交換に必要な、簡潔なレビューをつけた新しい内容のものが多く見つかる。韓国の家庭医向けの英文誌にも、同様な優れた（実地の役に立つ）論文にお目にかかったことがある。ただし、問題は、日本語の雑誌に掲載された中から読みたいものを引き出す作業が大変なことである。医学中央雑誌というのが昔からあるが、時間と費用が掛かることがおびただしい。これは漢字と仮名文字が混ざっている日本語に原因している。語彙を字引で引くにも面倒なことが多い。こうした問題が大学を離れた医師の啓蒙の妨げになっている。

　加えて、日本の一流大学の研究室では、良い内容のものはインパクトファクターの高い一流の国際誌にという指導を受けるが、良い雑誌に載せようとすれば、査読者から色々と注文がついて掲載までに時間がかかり、結局不採用となって悔しい思いをすることもある。これは日本人だけではなく、ヨーロッパの人々、そしてアメリカ人でも、他の有名な研究者にエッセンスを取られたり、引用してもらえなかったり、悔しい思いをすることが多いようである。

　臨床成績、特に感染症関係のものは、速やかに結果が一般の医師にも伝えられることが必要である。また、看護師、その他の医療関係者にも読んでもらうことによって、速やかに予防対策を考えなければならない。感染症の流行はまた、環境によって左右される。地域が異なる、あるいは経験したことのない研究者には内容が的確に把握できるかどうかも問題である。普段使いなれた言葉での速報を通しての連携が求められる。

　優れた先進的な研究成果を競い合う基礎研究ならいざ知らず、複雑な病気についての知識を補完し合いながら、良い診断と治療を目指す臨床の場にあっては、できるだけ多くの医師に読んでもらえることが最重要課題である。思い切って、すべての臨床論文に英語の抄録をつけ、インターネット（できれば PubMed）で引き出せるようにするインフラの構築が望まれる。

　英語で書かれた臨床医学の国際論文は玉石混淆という面もあるが、医療に関しては高度の研究論文と共に、簡単な症例報告が実地医療には重要である。先著「経験から科学する老年医療」にも紹介した症例だが、ある患者

に、以前罹った帯状疱疹と同じ場所に少し淡い帯状疱疹らしい発疹が出現し、ロキソニンで次の日には消失したのを経験したことがあった。PubMedでそのような例がないか調べたところ、あっさりと、英語で書かれた類似症例の論文が見つかった[5]。

最近のアフェレーシス学会で討論された重要課題の一つは、輸入でなく、日本独自のガイドラインを作る必要があるという話であった。アフェレーシスの技術は日本が世界をリードしている。しかし、症例報告が少なく、まとめるのが困難で、関係者は今流行しているガイドラインがアメリカ主導になることを危惧している。しかし、実地診療に多忙な医師にとって、英語の論文を書くのは大変な負担となる。日本語でよい、我々は日本人だから。英文抄録さえつけておけば証拠は十分である。実用面ではむしろそのほうが便利であろう。しかし、こうした論文を総括するインフラがぜひ必要である。将来、日本の技術が世界をリードするために、医師会と政府は惜しみなく補助金を支出すべきである。

今一つ、臨床論文が必要な理由は、「臨床成績を通じて基礎医学者を育てる」ことである。アメリカで基礎生物学が進んだ理由の一つに、多くの基礎研究者が臨床のラボで病気の解明、薬の開発に働いてきたことが挙げられる。日本の臨床研究室では確かに高次元の基礎研究が臨床医師によって行われている。しかし、彼らの多くは数年のうちに一般病院での臨床に移り、大学で得た基礎研究の技術を生かすことなく終わってしまっている。一方アメリカでは、一人の医師が経験する患者数（外科であれば手術数）が日本よりも圧倒的に多い。病気は一人一人顔（状態）が違っていて、物造りでの大量生産のようには行かない。外科では狭い分野でも数をこなすことによって、技術が上がる。内科では、似た経過を辿る病気もあるが、本質的に同じ病気はないといってよいくらい、個体差が大きい。したがって、広く診ることが深く診ることに繋がる。これは本著書を通して読んでいただいた方々にはよく理解していただけているはずである。この点で、臨床医の研究は基礎研究とは大きく異なっている。

先に書いたように、日本の臨床教室は基礎研究者の助力なく、狭い領域に

固執して、広く知識を持たねばならない時期を無駄に費やしていることになる。一方、大切な臨床研究が大学病院に偏って、大切な症例を無駄に残している。新しい専門医制度がこれを解決してくれればよいのだが、若い医師はガイドラインを覚えるだけで、討論の場を縮めているように思える。ガイドラインを覚えるよりも、症例報告を丹念に書き、他の論文を参照して自身の経験を補完し、批判するほうに価値がある。ベートーベンは書いている「人の作品をまねて、いくつもいくつも作品を作りなさい。そのうちに自分のものができますよ」と。進んだ技術を使いながらも、患者を診て身体についての四方山話をするのは、天文学者が星空を仰いで語り合うようなものである。人の情熱を駆り立てるのは自然である。

4 専門分化の価値を上げるには、他分野との情報交換が不可欠である

専門分化は臓器別の分化に始まり、今でも大学病院を始めとする大病院では消化器、循環器という大きな科が勢力を保っている。内科・外科の徹底的な分化は筆者が大学を卒業した頃に始まった。心電図を読む、そして戦争で発達したエコー・ソナーを利用した心臓機能検査で異常を読み取って行く臨床研究が一般内科から循環器科の独立を促し、体外循環を保つ機器の発達は心臓外科を独立させた。当時の大学病院での高血圧外来では、血圧を測り、心電図をとる患者があふれて診察時間が短くなり、症状のない胃がんが長らくにわたって見逃されていたことが医局での若い医者の話のタネになったこともある。間もなく、レントゲン検査と胃カメラによる早期胃がんの発見と、肝炎ウイルスとそれに対する抗体検査、腹腔鏡による腹部臓器の検出は消化器内科の独立に繋がり、一つの大内科でも分化した各グループが実質的に独立して相互の連携はほとんどなくなってしまった。ここでの一つの大事なでき事は、以前は消化器の一分野として見られていた糖尿病が内分泌疾患の中に入れられてしまったことである。

パーキンソン病を主とした神経疾患の診療は神経内科を、内科あるいは精

神科から独立させ、最近になって脳波、CT、MRI などの検査機器や、運動障害の人々を助ける機器の開発、メディアの脳の対する興味によって、医療関係者だけでなく、一般の人々の興味をそそるようになっている。しかし、神経疾患は数多くの難病を抱え、患者数の多い脳卒中は重篤な後遺症を残した人々が多い。循環器や消化器のように儲からない上に、診療にかかる重荷と進行に伴う介護の必要度の大きさが専門医を苦しめている。昔ながらの体を診る診察が一番重きを占め、時間を要するのも神経内科である。

病院で診察を受けて感じるのは、診察料の安さである。血液の化学検査法や診断機器の発達に伴って医療保険でも検査料は高くなるが、それでも診断機器の性能が上がるため、開業医でも病院でもこれに対応するのは大変である。それでも、日本では CT の普及は世界一、それが膵臓がんや胆嚢がんのような発見の困難ながんの偶然の早期診断、ひいては救命に繋がっている。しかし一方では「見落としなしに」という大きな精神的負担を医師に与えている。今、世間の興味を引いている人工頭脳は医師・検査技師の負担の軽減に役立つであろうが、医療保険制度を守ろうとすれば、精密機器や個別化した生物製剤の研究開発費を考えるととてもペイしないであろう。

肺梗塞の診断や、脳梗塞や白質の炎症、あるいは軸索捻転などについての欧米における機器診断の論文を読んでいると、高次の研究は遥かに進んでいるものの、これを一般化するのはとても無理といった感じがする。肺梗塞の章で紹介したように論文の考察には「医師の Gestalt が求められる」という言葉が何度か見つかるが、やはり、「予防、あるいは早期対策がすべて」の印象を受ける。医師は医療機器にもコストの意識をもたねばならい。

免疫研究の進歩は、「色々な臓器と年齢を通じての疾患への対応」の必要性を明らかにした。RS ウイルスの類が呼吸器だけでなく色々な臓器に障害を与え、免疫異常を誘発することを知れば、インフルエンザだけに金をかけて良しとする行政では、予防医学は立ち遅れとなるであろうことが容易に感じ取れる。医学関連の新聞のある 1 面を占めた記述「小児から成人までのシームレスな膠原病・リウマチ診療を目指して、既存の枠組みを脱し、混成チーム診療体制へ」は大学の研究所の仕事が、臨床の縦割り分化の弊害を補

完する重要な役割を担っていることを明確に示している[6]。ただ残念なことに、周りを見渡すと、機器診断には興味を払っても、免疫科学には目をつむって逃げ出す医師が多い。

　高齢化社会はまた、高齢化による老化現象と病気が一体となって健康を蝕んでいることである。しかも前者には個体差が極めて大きく、その陰にはもって生まれた（遺伝子に基づく）脆弱性と、環境から受けた影響の混在がある。我々が症状や検査成績から得られた結果はまさにブラックボックスで、入力（例えばウイルス感染）と出力（心不全）の間にどういうことが起こっているかは不明のままに治療を行っているのである。こうした状況下では、専門分野の違った医師から「一寸意見を頂く」ことが診療を大いに向上させるであろう。

　施設入所中の高齢男性が、ある日突然、片足の外側3本の指が蒼白・厥冷状態となる現象を起こした。閉塞性動脈硬化症か下肢動脈の血栓が飛散して起こった blue toe、あるいは足背動脈が僅かに触れ、症状が動揺するので、レイノー現象も考えられた。週末であったのでとりあえず地域の医療センターに救急連絡し、ドルナーとタダラフィルの内服、プロスタンディンの注射で経過を見たが、好転せず。血管拡張薬で健常部分の皮膚は紅潮するが、蒼白になった部分はかえって悪化する始末。そこで膠原病内科と循環器科宛に紹介状を書いたところ、前者は「当科対象ではなさそう」とし、後者に入院、血管造影を受けたが明確な診断は得られず、そのあと、肺がんの肝臓転移が見つかり、足の厥冷は傍腫瘍症候群と推測された。血管にばかり目が行って、隠れた本態に考えが及ばず診断がなかなかつかなかった典型例であるが、もし初めから全身の CT 画像を撮っていたら、早く診断がついたかもしれない。脳血管障害の後遺症で入所し、1年以内にがん性腹膜炎を起こして、胆嚢がんと診断されたケースもあり、老健に入所する前には必ず頭、胸、腹部の CT 検査を行ってもらうことにしたらどうかという意見も出ている。

　高齢になると腎障害をもっている人が多い。表面に現れている脳血管障害の治療として降圧薬を用いて血圧を下げると、糸球体濾過率（GFR）の

低下（腎不全）が顕性化することが多い。加えて、おそらく尿細管の障害のために、高カリウム血症をもって入所されるケースも多い。BNP は心不全の検査として重要であるが、反対側の断片である NT-ProBNP は腎障害で血清中に増加する。NT-ProBNP と KIM-1 の増加が急性腎障害、特に尿細管の障害を示す重要な指標になることは、第 6 章の CKD の項で説明したが、一般の医師は GFR にばかり気をとられ、尿細管の障害に目を通すことは少ないようである。一般的に見て、心臓の専門家には、腎臓のことを軽くみる人が多い。大病院を受診する患者、特に高齢者にとっては、心臓内科と腎臓内科の両方を受診するのは大変な負担である。研究は心臓か腎臓かどちらかに絞り込んでも、実地診療で一人の医師が両方を診ることはさほど大きい負担ではないのみか、視野を広げることで得ることのほうが大きいであろう。こうした作業を助けるのは、研究専従者の存在と医師同士の語り合い（コンファレンス）である。

　個体差が大きい中で、一つの疾患に関しての診断と治療効果を正確に判断するためには、多くの症例の収集が不可欠である。希少疾患になるほど、情報の共有の必要度は高くなり、色々な条件に分けての解析に十分の数の蓄積が必要になる。最近の新聞に、日本医療研究開発機構がアメリカ国立衛生研究所と研究開発の連携を進めるための覚書を締結したことが載っていた。欧米の国々がガイドライン作成に国々の病院や研究施設から資料を持ち寄って討論し、その結果が日本にも輸入されることはガイドラインの項に記述したが、こうした機構に参加するには、データをまとめることに対する理解と努力が必要である。この点、日本は英語力の差を認めてもなお十分といえない。筆者は外国が日本から導入したスタチンの開発会議に参加したことがあったが、会社で用意された資料をそのまますんなりと受け入れる日本での会議に比べ、資料の内容とその価値や今後の方針に対する熱心さに大きな差があることに感じ入った。

　最近、自己免疫疾患やがんに対する免疫療法に高価な生物製剤が開発されているが、効果がすべての患者に同じでなく、遺伝子解析などで有効性を期待できる個体を選別するための共同研究が盛んに行われるようになった。こ

第8章 医療における情報交換の必要性 **237**

れについて、拠点病院の正確なデータを得るための条件の絶対的な順守が求められるが、日本の臨床医学研究者はこうした共同作業に対する理解がルーズであることが新聞にも報ぜられている。その本質にあるものはやはり徹底的な議論を嫌がる日本人の体質であろうと推測できる。中国人や東南アジアの人々は活発に動き回り、盛んに討論する。医師が国際的な共同研究に参加する機会を増やすことで、日本人的体質の改善を図らなければ、近い将来、日本の医学・医療は中国や東南アジアの国々に追い越されるであろう。

　専門分化が進むほど、遺伝素因や環境因子の解析には個体数の確保が必要となり、また色々な条件に関する検討が要求される。また一つの兆候を元に出発して病因を探るためには広く物事を見渡すことが必要となる。腹痛や頭痛、風邪といった簡単な病気から、すぐに治療を要する危険な状態を引き出すために、個人的な「思い込み」によるエラーを消去するためにも複数の医師による討論が必要である。研修に熱心な東京近郊の有名病院では、外来診療が終わった後、診察者が集まって検討会を開き、見落しの可能性のある患者は呼び返して、もう一度診察を行うということを読んだことがある。ちょっとした話し合い、あるいは他種の（パラメディカルの）医療従事者から、「先生、あれが抜けているのでは」と注意されて大事なことに気づくこともあると、Wikipedia 英語版のガイドラインの説明に一文が加えられていた。

　我々日本人は未だに議論が嫌い、というより小・中学校で訓練を受けていない。もう一つ大切なことは、とかく研究というと、高次元の（ノーベル賞級の）研究を考えがちで、一寸したことを発表するのを怖がり、恥ずかしがる傾向がある（すべてに shy、あるいは人を誹謗したくない？）。あえて severe な議論を簡単に行う習慣をつけなければ、国際化に後れを取っても仕方がない。英語の上手下手は二の次である。根本的な問題は「発達しすぎた敬語」にもある。

■ 参考文献

1) Berlin EA, Fowkes WC Jr. A teaching framework for cross-cultural health care. Application in family practice. West J Med 1983; 139: 934-938.
2) 三森ゆりか. 医学教育に求められる「言葉の教育」. 週刊医学界新聞. 2013年11月4日3050号
3) パトリシア・ベナー, モリー・サットフェン, ヴィクトリア・レオナード, リサ・デイ著, 早野Zito真佐子訳. ナースを育てる. 医学書院. 2011年11月.
4) 阿部幸恵. 教え込むだけが教育ではない. 週刊医学界新聞. 2013年9月23日3044号.
5) Requena L, Kutzner H, Escalonilla P, Ortiz S, Schaller J, et al. Cutaneous reactions at sites of herpes zoster scars: an expanded spectrum. Br J Dermatol 1998; 138: 161-168.
6) 森　雅亮. 診療科の枠組みを越えた免疫難病治療を. 週刊医学界新聞. 2016年9月5日3189号.

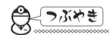

「俊才を海外の一流大学へ：タテ割り社会から脱却」

　これも最近（2018年初15日付）の日経新聞の記事であるが、東大で内科学の教授をしておられた黒川清先生が日本の科学技術研究の国際的な減退傾向が止まらない（優秀な論文数が減っている）ことへの意見を述べておられた。日本では大学講座の中で教授を頂点とした古いヒエラルキーが明治維新から今日まで続いており、若い研究者はこの家元制度に近い、狭い社会に閉じこもって、世界の俊英たちと切磋琢磨する機会をもてないでいる。後進を新しいフロンティアを開拓する独立した研究者として社会に送り出すのが大学の責任であるというのが、その趣旨であり、前つぶやきと同様に、これも全く同感。しかし、教育を根底から変えるのはたやすいことではない。時間と犠牲的な努力が必要である。

第8章 医療における情報交換の必要性

③ 医学・医療の進歩を社会に還元する（大衆に理解してもらう、患者とその家族に病気についての説明をする）ことが大切

1 医学的知識の普及は医療費を抑える

　今年の3月31日付の日経新聞の「私見、卓見」欄に、「医学知識の普及が医療費を抑える」という意見が投稿されていた。東邦大学の消化器外科医の島田英昭教授によるものだが、日本胃癌学会、乳癌学会の患者向けガイドラインや、産婦人科学会による「女性の健康に関する基礎知識の普及を目的とする冊子」を例に挙げ、日常生活で直接役に立つ医学知識の習得が国民の健康維持と医療費抑制に繋がることを強調しておられた。

　ヨーロッパ、特にフランスやドイツでは、初等・中等教育において、ワクチン接種の意義など健康のための予防医学知識の普及が図られている。日本でも大阪茨木市にある国立基盤研究所の所員が市内の中学校に出前教授を行い、保健衛生の教育を行っていると聞いた。しかし一般的には、学校教育は、古代中国の科挙の制度から未だに抜け出せず、読み書き算盤を高度化したカリキュラムをこなすことに精一杯であり、社会を生きるための倫理や道徳、健康を守るための生命科学のエッセンスを、歴史や国語、生物や化学の教育を通じて学ぶ雰囲気が備わっていない。島田先生は漢字検定や英語検定のような特定分野の知識を問う検定試験を医学知識の分野にも導入してはという提言をしておられる。なるほど結構な提案であるが、筆者はまず、若い時代から、すべての人々にエッセンスを理解し、以後、さらに自ら知識を増やして行くような素質を育てることが大切と考えている。「病気にかからないように」というのは子供でもわかるが、「病気になった場合に医療費を抑える」となると、大学教育の段階にならないと理解は不可能であろう。しかし、「若いうちから、予防医学についての知識と、自立性の尊重（自分で病

気について考える）ことが、無駄な医療費を減らすことに繋がる」ことは確かなように思える。

　家族の方々と話していると、最近では、個々の病気に関する知識をもっておられる方が多いのに気づく。したがって医師も、病気の原因、診断、治療に関して、かなり広い知識をもつことが必要であり、現状で対象となる狭い領域の知識だけでは、今後の流れについての可能性を語ることはできない。筆者らが若い頃は、いわゆる「ムンテラ」の必要性について習った。それは主に、その時代の医療の不完全な部分を精神的に補完する目的をもっていた。しかし、今では、医学医療の知識は膨大なものになり、たとえ病気の各段階での把握が十分でなく、治療法がない場合でも、それなりに、病気の筋書きを描き、「完全には治せないにしても、ここまでやってみましょう」という説明と、治療の成功・不成功の確率まである程度話すことができる。

　患者や家族の中には、「難しいことを言われてもわかりませんので、すべてお任せします」という人が今もなお多いが、この半世紀の間に、詳しい説明と知識の開示を求める人は多くなった。「診療ガイドライン」が発達した現在、「この通りにやっています」で済むことも多いが、治療を決めるにあたって患者側の決断を求めざるを得ない場合や、直近の文献が示す新しい研究結果を追試してみようかという場合もある。こうした場合に、医師が考えている内容を、いかに患者や家族にわかりやすく説明するかは、「新しい時代のムンテラ」として、次代に架ける橋をともどもに構築することに繋がっている。

2 コミュニケーションスキルについての学習

　最近、プライマリーケアを目指す若い医師が、ヨーロッパ諸国に留学し、地域医療チームの一員として家庭医としての研修を受けることが多くなった。筆者もプライマリーケア学会に参加して、留学経験者の話を聴講したことがあるが、とかく大病院での専門医上位の雰囲気の強い日本と違って、地域での保健医療を担う若者の意気軒昂たるものを感じた。北海道家庭医療学

センターで研修する三島千明医師のオランダ家庭医の仕事についての解説を読むと[1]、前項に挙げた Learn が実地診療に使われている様子がはっきり伺える。医師は私服で、診察場とは見えない居心地の良い部屋で、医学的なアセスメントとともに、感情・解釈のアセスメントを行い、医師−患者間の共通理解を構築する。予測される状況に対する対応策を説明し、患者の自立性を力づける。そして、高次の専門医療へ向けた門戸を開く役目を果たす…。

　大切なことは、学生時代から、医学知識と並んで「コミュニケーションの取り方」を学ぶことである。また、研修医の受けるプログラムの中には「医学的に説明できない身体症状」や、家庭内暴力や、性的問題など、日本ではともすれば「臭いものには蓋」とされるテーマが組み込まれている。さらには後期研修中あるいはその後で、救急医療や、COPD と喘息、糖尿病などの慢性疾患などの家庭医として付き合わねばならない頻度の高い慢性疾患についての専門分野の任意研修を行う若い医師も多いとのことである。

　ヨーロッパ諸国と対照的に、アメリカでは医師の研修は入院主体で行われ、プライマリーケアに当たる外来診療の訓練が少ないようである。糖尿病や高血圧といったプライマリーケアに必要な病気の知識が少ないことを指摘した論文もある[2]。総合診療に向かう医師が減っていることも新聞紙上で読んだことがある。第2次世界大戦後に社会主義政策の進んだヨーロッパの国々と違って、未だに社会保険制度の確立していないことや、地域が広大で、2日がかりで、有名な大病院を受診する患者が多いといった特殊な医療事情下にあるアメリカから地域医療について学ぶことは少ないであろうが、彼らが「良く討論する」、「よく本を読み、よく書く」ことは学ばねばならない。しかし、今の日本では、機器診断を通じての専門分化を輸入することが精一杯のようである。

　しかしわが国でも、医学教育の初期（一年次）から、臨床現場を見据えた教育を行う大学が増えてきている。かつては自治医大が大都会から離れた過疎地での医療を担っていたが、今では、秋田、福島、千葉などの比較的新しい地方大学が地域における総合医療や家庭医としての医師養成に力を入れている。兵庫県でも、神戸大学が1年次（古い制度のままだと教養の2年次）

のカリキュラムに高齢者施設や開業医の下でチーム医療、介護を経験する時間（現場では3日間）を取り入れていて、筆者の勤務していた施設でもそのお手伝いをしていた。学生は、ロング入所の要介護者だけでなく、デイケアの送迎、家庭でのリハビリにも付き添って、看護師・介護士・療法士・栄養士の仕事を経験したが、できれば、夏休みの1カ月くらいかけて実習するフリーの研修時間を作るように、文部省と厚生省が一緒になって指導すべきであろう。

　日本人がシビアなディスカッションを避ける理由の一つは、リスクとベネフィットの関係について、自信をもって説明できないことである。少し前にイタリアで発生した地震の際、避難指示を出さなかった科学者が法廷で有罪を宣告されたことがあり、それ以来、日本でも頻回に避難指示が報じられるようになった。医療でも緊急の判断を要する場合も多いが、自然災害と違って、ある治療法のリスクとベネフィットを考える余裕のあることのほうがはるかに多い。心房細動に対する抗凝固療法や血栓溶解療法が典型例の一つであるが、高齢に向かうほど判断は難しい。筆者が間接的にかかわったケースでも、忙しいために（あるいは研修医任せで）医師から十分な説明のなかったことが裁判に繋がったような例もある。患者の親族のほうでも、諸種な事情のために治療の全貌をつかめていないことも多い。

　上記のような場合、医師・看護師の間の連携も重要であるが、専門分化した現在、これが昔のようにうまく働いていないことも多いようである。しかし一つには、感情が先に立って、割り切った考え方ができない日本人の性格（欧米人との違い）のあることを考慮しておく必要があろう。アジア16カ国の集中治療医らによる多施設共同調査研究で、欧米に比べてアジアで延命処置の実態や意識に違いがあり、アジアでもシンガポールは欧米に近く、日本・台湾・ベトナムでは延命措置中止は少ないとの報告がある[3]。このような事例ではとかく、死をタブー視する宗教的・文化的な違いとして説明されがちであるが、底辺にあるのは、話し合いや意見の違いに対する討論を避ける風潮ではなかろうか。

　ポリファーマシー（薬剤の過剰投与）が、今、問題となっている。子供

の風邪に対する抗菌薬投与も同様であり、「おもてなし」の気持と表裏一体をなすような感じもするが、年間の総薬剤費8兆円、老人の飲み残し推定500億円となると、考え込まざるを得ない。問題は、その薬の効果を的確に判断する必要性であり、十分な観察、検査、そして看護師や家族との話し合いである。

3 チーム医療とは何か

『「専門医が上位」というヒエラルキーはもう古い』と題した取材文（m3時流ニュース2017年12月12日榊原記念病院長　磯部光章博士に聞く）を読んだ。筆者の地域（尼崎市）でも基幹病院が定期的に地域医師会員を対象にした「開かれた病院」の集まりを行っている。これまで高次医療としての心不全の治療を行っていた「先端をゆく病院の心臓内科」が高齢化の時代に入り、政府の推進する「在宅医療への還元」を実践するに当たって、独居者や老々介護、比較的若い息子・娘も共稼ぎの家庭状況下では、繰り返す心不全の増悪に対応するのは非常に難しい。患者によっては心臓だけでなく、がんを含む色々な病気をもっている。専門医が増えてそれぞれにガイドラインがあり、処方が足し算になる。そこで「病気全体の管理ができる家庭医（かかりつけ医）が必要になる。しかし、家庭医のほうも、病院での高次医療を受けてきた患者をおいそれと受け入れる余裕を十分に備えているとはいいがたい。そこで、「患者情報の共有に基づく、地域に応じた疾病管理」を誰がするのかという問題が生じ、医師だけでなく薬剤師・栄養士・各種療法士を巻き込んだシステムの構築が必要、というのが話の筋書きである。

医師と医師以外の医療・介護スタッフが一体になって行うチーム医療には、緩和ケア、糖尿病などの栄養指導、非経口栄養による栄養サポート、感染制御、呼吸サポート、褥瘡治療から、救急医療、がん治療などが含まれるが、これらをすべてこなせる医師は市中にそう多くはない。事業所をスタートする時には、やはりある程度の若さが必要であろう。複数の医師の協力があれば、それだけ効率が上がることは確かである。しかし、先の著書にも紹

介したイギリスの家庭医学会の大御所の話にも、「医者の集まりは猫を集めたのと同じで、まとまりがない」とある。発達した電子機器を用いた情報伝達システムの確立は今の時代では簡単であろうが、人造りはそう簡単ではなく、何世代にもわたる、若いうちからの訓練が必要である。

　チーム医療の中心として必要なのは看護師の存在である。筆者の経験からしても、新しい挑戦に向かう場合、医師はパラメディカルで一番近い関係にある看護師に問いかけ、力を借りようとすることが多い。しかし、現在の所、看護師が古い医師・看護師の間の則を越えて、医師と1対1で意思表示をすることは少ない。看護師による「診療の補助」を増やすことに対しては、乗り気がない、看護師には看護師としての固有の業務があり、これ以上責任を伴う仕事を増やしたくはないという調査結果も発表されている。老健では医師の当直はなく、夜間、看護師が一人で50～100人の入所者の看護にあたらねばならない。そのため、特に最近10年間老健は看護師不足に悩まされてきた。一寸した技術はともかく、進歩する医学・医療の知識を吸収するのにも限度があり、若い医師同様、努力すればするだけ「燃え尽き現象」も多くなるようである。アメリカのナーシングホームを訪ねた時、管理にあたるシニア看護師が書類の記入・整理に勤務時間の半分以上を費やさねばならないという話を聞いたこともあるが、今や日本でも、主任は勤務表作成や診療加算を取るための項目チェックに追われるようになった。患者や入所者の安全の点検にかける精神的な負担も増大していて、事業を拡げれば広げるほど疲労は募ることになる。

　医者間で情報交換を行い、協力し合うことの難しさはよく聞く話であるし、自分でも経験したことが多いが、今や看護師の中でも、病院専属と、在宅担当の看護師の間の連携が問題となってきている。聖路加国際大学の井部俊子名誉教授が週刊医学界新聞紙上で「ここが今回最も主張したい点」として、「退院する患者を前にして、入院看護と訪問看護という、お互いの領域を侵さないようにするのはもうやめよう」と書いておられるのを読んで、「これこそ医師が学ぶべき言葉」と感じ入った。筆者が以前、病院から在宅への移行の話し合いに出席した折、病院看護師が嚥下状態のX線検査結果

を元に、「臥位から 30 度上体を上げた角度で嚥下させるように」といったのに対して、在宅の看護師が「上体を起こし、顎を引いて食塊を嚥下させたほうが良い」と主張、議論を生んだことがある。前者のほうが重大な誤嚥のリスクは低いが、人間的な生き方とそれを目指すリハビリにはほど遠い。理屈よりも、人生の考え方を医学教育の初歩の段階で討論に取り入れることの必要性を感じさせられる出来事であった。

　高齢者が多くなり、加えて重症度の高い患者が多く入院する地方の基幹病院では、手術や救急診療の後、これら緊急時診療に関わった医師に代わって、病棟全体での一般的な医療の管理やリハビリに当たる包括診療部を設置している病院があることを医学界新聞で知った。済生会熊本病院における状態が詳しく紹介されていて、高齢化社会で多くの病気をもつ患者に対して、それぞれの専門性を生かしながら総合医療を目指す医師が中心になり、多職種によるチーム医療を実践して成果をあげている状況が画かれていた[4]。一応専門分野での経験を積んだ後、比較的若いうちに「総合性を目指す医療」を経験する医師が増えれば、将来、病院の外（老健や小病院、家庭医の開業グループ）に輪を広げることによって、日本の地域医療は大いに活性化されるであろう。

　ここで少し立ち止まって、「専門医とは何か」を問い直してみたい。そもそも、医師として、内科医、外科医という大きな集団があり、それに眼科、耳鼻科などの狭いが特殊技術を要する領域が小分野（Kleinfach）として展開した形が永きにわたって続いてきた。それが第二次大戦後、診療技術の進歩に伴って知識量も増加し、内科・外科共に臓器別の分化が進んだ。それとともに、コンピューターによる画像解析技術の進歩に伴って、医師の働く分野が極端に絞りこまれ、医師はコンピューターを使う単純作業にばかり向かって、患者との対話が少なくなり、患者の健康状態の全貌を見抜くことができなくなってしまった。外科は技術が絶対であるので「分化」は当然の成り行きであるが、内科は、特に高齢化に伴って多臓器が侵されることが多く、薬物頻用の弊害や経済的な問題も加わって、総合医療の必要性が叫ばれるようになった。

246 横断的に見る老年医学 ―基礎と臨床の間を流離う―

　技術の進歩に伴って、専門医の数は大きく膨れ上がって仕事は細分化され、「消化器や循環器のような広い領域の専門医とは何か」が問われるようになった。大学病院によっては、消化器が「上部消化器」、「下部消化器」、「膵臓・肝臓・胆管」に分けられているところもある。さらに、進歩が速いために、年取った医師が若い医師の部分的進歩について行けなくなる状態にもなり、「専門医とは何か」が改めて問われるようになった。「専門」には特殊な技術と並んで、経験に基づく知識の蓄積がある。したがって、経験の深い先達には、これを生かして、「この患者にはどんな治療が適切か」を判断し、指導する仕事が残されている、というよりも、「集積された知恵に基づく総合的判断」がシニア専門医としての一番大事な仕事である。そのため、専門医には、狭い領域にこだわらず、視野を広げて物を見る習慣が養成されていなければならない。「集積された知恵に基づく総合的判断」は脳の回路の組み立てによるものであるから、一朝一夕に造られるものではない。物つくりや商売専門の会社でも、ある領域ででき上がった部長が別の会社に移り、領域を広げて統括しようとすると、トラブルが起こって物にならないこともしばしば話題に上っている。

　総合医療には二つの顔がある。一つは、全身を診ることであり、いま一つは、一つの原因によって複数の臓器が侵されることや、処方した薬が色々な臓器に副作用として悪影響を与えることを念頭に置いて診ることである。最近、テレビで、あて物的な総合診療・診断の番組が視聴者の興味を集めている。「『とりあえず風邪で様子見』はもう古い」という呼吸器・免疫アレルギーの専門家（名古屋市立大学新実彰男教授）の時流解説を読んだが、確かにプライマリーケアの段階で、簡単な症状の陰に重篤な病気の潜んでいることを見抜けるだけの、経験は必要である。的確な診断のためには複数の医師が診察しなければならないことも多い。その際、絶対必要なのは相互連携（単なる紹介状・情報書だけではなく、話し合いと討論）であり、また他職種の医療技術者への連絡がうまく行っているかの確認作業である。こうした連携の繰り返しが、一人の医師の脳（あたま）の中での判断力を養ってくれよう。

しかし、チーム医療を軌道に乗せるのは簡単には行かないようである。m3 の医療維新紙面で見た「チーム医療推進協議会の調査結果」でも、病院に比べて「ほとんど進んでいない」が 40％を占めている。病院では「チーム医療があって当たり前」と思うのだが、それでも十分とは言えないようである。

最後にこの項のまとめとして、15 年前に発表された患者医師間のコミュニケーションの必要性を説いた「相互参加型医療の提案」と題した論説[5]を読み返してみたい。この論文は病院おける慢性疾患患者の増加と、情報の公開を求める患者の声の高まりを背景として、医師対患者関係を論じたものである。今では地域医療に主要な役割を果たしている市中の小医療機関や老健における医療に当てはまるものであり、対象としては医師・患者に加えて家族、ならびに医師以外の医療従事者が加わることを前提として読み替える必要がある。しかし、その原点にある哲学的思想には変わりがない（**図表73**）。

図表73 相互参加型医療とパターナリスティック医療における医師・患者関係

	相互参加型医療	パターナリスティック医療
患者へのアプローチ	患者中心アプローチ	疾患中心アプローチ
医師と患者の関係	協働関係 （相互参加）	主従関係 （能動－受動、支持－服従）
医療の参加者	医師と患者 （two-person medicine）	医師 （one-person medicine）
治療の決定	医師と患者がコミュニケーションを通じて共に決定する	疾患の専門家である医師が決める

(池崎澄江 医学教育 2003; 34: 223-228)

古典的な（paternalistic な）医療は、疾患のみをとらえ、その専門家としての医師一人が患者を対象として医療を実践する1対1の医療であったが、新しい医療は患者のもつ心理的・社会的な問題も共有し、医師と患者がパートナーとして、ともに医療を実践する「相互参加型医療」でなければならない。患者は医師からできるだけ多くの情報を求めているのに対して、古い医師は「患者の理解力」を過小評価しがちであり、また悪い結果の情報は患者に悪影響を与えるという2点から、そして最近では"訴えられたら"という疑念も加わって、患者に与える情報を制約してきた。もちろん、患者の中にも、欲しがる情報の詳細度には大きい違いがある。しかし、時間とともに、特に病気の事態が変化するにつれ、欲しがる情報の質・量ともに変わってくるはずである。特に欧米と違って日本では、長年にわたって「無言の心くばり」が良いとされてきた。論説に引用されている「言葉をもった心くばり」に置き換えるべきであるという意見[6] は、確かに共感するところが大きい。この論説の締めくくり部分には、「相互参加型医療」においては、医師は患者に意向を聞き出しながら参加することを促すコミュニケーションが求められる。それは患者の多様性に配慮しつつ十分な情報提供を行い、患者がより具体的な期待や意欲をもてるように対話を重ねて、共通のゴールを認識し、プロセスを共有することである、とある。

4 情報交換のメリットとしての経済効果：【予防】だけは確か

本項の書き出しに当たって、「医学知識の普及は医療費を抑える」という日経新聞への投稿記事のタイトルを上げたが、本当にそうなのか、これを検討して、本項を締めくくることにしたい。

OECD 加盟 35 カ国を中心とした健康に関する世界の統計データ[7] を見ると、1970 年から 2015 年の間に、各国とも平均寿命は著明に伸長し、日本は毎年、最長寿国の地位を争っている。OECD35 カ国の平均を超える長寿国の平均寿命は 80.6 歳で、上記期間中、韓国やトルコでは 20 歳以上（日本では約 11 歳）の寿命延長がみられる。高齢になるほど病気は多くな

るので、急速な高齢化国では医療費の増加があっても致し方ないであろう。実際韓国では 2000 年から 2009 年の間の医療費支出の伸び率は 8.3％、2009 年から 2011 年の間も 6.3％と OECD の中で一番高い。日本の数値を見ると、上記期間中の 1 年当たりの伸び率はそれぞれ＋ 2.8、＋ 4.9％となっていて、ヨーロッパの国々で 2009 ～ 2011 年の伸び率（－ 11.1 ～＋ 2.8％）がそれ以前の値（＋ 1.6 ～ 10.9％）から著明に圧縮されているのに比べて対照的である。ギリシャやアイスランドのように経済が著しく悪化した国では当然であるが、イギリスやデンマークでも支出が絞り込まれているのをみて、経済紙が「日本も何とかせねば」と書くのは当然であろう。

　しかし、実際に医療費支出がどの程度かをみると、OECD35 カ国の平均は GDP の 9％（2016 年）、日本は 10.9％で、ヨーロッパ諸国とほぼ同列に並んでいる。医療費が非常に高い国はアメリカ（17.2％）、低いのはトルコ（4.3％）である。韓国では 2016 年の医療費は GDP の 7.4 であるが、既述のように、2009 ～ 2011 年の医療費の 1 年当たりの伸び率は 6.3％で、2000 ～ 2009 年の間の値 9.3％からかなり圧縮されている。ノルウェーやデンマークでは医療費支出は GDP の 10.5、10.4％で、日本とほぼ同列であるが、全雇用労働者のうち健康で働いている（医者にかからずに済んでいる）人の割合はそれぞれ 20.4％、17.9％で、日本での 12.8％に比べて遥かに高い。

　最近、特に日本と韓国で問題とされているのは病院のベッド数が多く、平均入院日数の長いことである。日本では病床数は 2000 年の人口 1,000 人当たり約 15 から 2015 年 13.2 床に減り、韓国では約 4.5 から増えて 11.5 床となって、OECD の平均 4.7 床よりはるかに高い。また平均入院日数は、日本では 2000 年の約 25 日から 2015 年には 16.5 日 と、かなり減ってはいるが、OECD の平均 7.8 日に比べると遥かに高く、韓国（16.1 日）とともに最上位を占めている。

　ヨーロッパでは第 2 次世界大戦後、社会主義政党（社会党あるいは労働党）が保守党と政権交代しながら、民主主義を育ててきた。イギリスでは大戦中の挙国一致政権を作ってきたチャーチルのあと、1945 年アトリーが首

相となり、彼の率いる労働党政権の下で、ほとんどの人々が窓口での支払いなしで診療を受けられる（税金で賄われる）国営医療制度（NHS）を設立した。以後、政権が保守・労働と交替を繰り返す間、住民は登録した公営の診療所にしかかかれない、病院の専門外来に紹介してもらっても（自由診療に対する高額の医療費を払わない限り）受診・入院できるまで長期間待たされるとか、格差社会の底辺にいる人々は新しい治療を受けられないとか、色々な問題点が挙げられたにもかかわらず、「地域のニーズを的確に把握し、患者にとって何が最善かをよく知る general practitioner（GP：総合診療医、家庭医）が計画を立てれば、最善の医療サービスが提供できる」医療制度に思い切った改革は行われずにきた[8]。

　2011年キャメロン（2010〜2016首相）による保守・自由両党連立政権下に国営の NHS を解体し、地域ごとに民間の Clinical Commisshoning Group（CCGs）を組織する新制度（Health and Social Care Act）が提案され、2014年に法案が成立した。この法案の一番の目的は、600〜800億ポンド（約10兆円）という多額の（国費で賄う）NHS の運営費を一旦キャンセルし、一部を GP、他の大部分を民間会社に委ねることによって、医療費の無駄を省くことにあった。市場原理の導入により医療費節約を考えているこの案に対しては、プライマリーケアにかかわる家庭医の団体（RCGP）が「患者を医療マーケットの商品にしようとしている」として批判したのみならず[8]、自由党や保険会社の経営者で制度の運営にかかわった人々からも、内容の見直しについての意見が多く出されたようである。そのため法案は公聴会や査問会議で討論されたものの、最後はキャメロン首相の一喝によって、2012年3月国王の裁可を得て成立した。Wikipedia によれば、法案が通って CCGs が作られた後に、再び以前の NHS を一部復元する作業が行われているようである。

　医学の発達と高齢化に伴って医療費は伸び続け、先進国の国家財政を圧迫する一因となっている。基礎収支の黒字を守ることに厳しいユーロ圏の国々が、厳しく医療費を抑制していることは既述の通りである。一方、わが国では国債発行残高が1000兆円を超えているにもかかわらず、未だに財政の黒

字化は達成できず、本年も5～6兆円の赤字が見込まれている。国民皆保険制度を守ろうとする中で、免疫チェックポイント阻害薬で代表される高価な生物製剤をどう使うか、これまでコストを問題視せずにきた医療界にとって悩みは大きい。しかし、今、医師と医療経済学者が一緒になって医療費の無駄を省くことに集中しなければ、ギリシャの二の舞になって、欧米諸国からの笑いものになるであろう。

　急性期病院の充実と共に、DPC（Diagnosis Procedure Combination）の制度が導入されてすでに10年になる。しかし高齢で多病を抱える高齢者の場合、これがうまく機能しているか疑問が残る。先の著書に、大腿骨折で手術を受けた患者が、退院直後に肺炎を起こし、その治療が終わって退院した直後に尿路感染症で再再度入院、今度は療養型病院から退院できない状態となった症例を紹介した。初め2回の入院はDPCでペイしたと判断されたはずである。しかし続けて肺炎の治療を行い、その入院中に総合診療に当たる内科医が尿の検査をして、大腸菌の薬剤耐性の検査をしておれば、全体としての医療費は少なくて済み、本人も早く介護施設に移ることができたであろう。日経新聞の経済教室欄でも、診療費報酬改定の論点として、医療の質の評価を反映させ、高機能病棟の削減を進めるべきという意見が述べられている（2017年11月23日国際医療福祉大学池田俊也教授）。しかし、高度に深化した専門化の中で、ごくありふれた総合医療の意味が理解できない内科医の多い大病院では、総合医療によって医療費の無駄を省くことは極めて時間のかかる仕事であろう。

　予防が医療費抑制に繋がることはいうまでもない。感染症に対するワクチンの使用と薬剤耐性菌の検出の徹底化が適例であるが、生活習慣病も予防の経済的価値が大きい。東京医科大学の山科章教授（循環器内科）が日本心臓財団ワークショップで、「超高齢社会が頂点に達する2025年には予防医療を達成していなければならない。まず、基本的な生活習慣の見直しが重要であるが、疾病の早期発見、治療継続と多面的な方策の実施によって、健康で働ける寿命の延長が得られる」と述べておられる。少し以前の（2015年9月18日付）日経新聞に「医出づる国」と題する欄があり、「治療から予防

へ: 社員の健康が生産性を高める」という見出しで、予防と重症化の防止事業で医療費を年1.2兆円削減できるという試算が掲載されていた。個人が長生きするだけでは人類の「種」としての存続理由はない。健康に働くことで社会に貢献することが重要であり、医療経済はそれを追求しなければならない。経済界が医療界とともに何が最善の医療なのかを論じ、医療をよい方向へ牽引してくれることを期待したい。

　最近の（2017年12月25日付）日経新聞に「老衰の診断が多い地域ほど医療費は少ない」という素晴らしい記事が掲載されていた。1位を占めた茅ヶ崎市は湘南地区にあり、先の著書「老化の予防」で紹介した、良い栄養摂取を奨励している小金井市と同様にいわゆるインテリ地区のように見受けられる。おそらく、栄養が良い、無理をしないなど、予防医学の基本を行く町であろう。先に挙げた国営医療制度の国イギリスでは、「風邪ひきにはレモンジュースを飲んで寝ていなさい」というのが普通であるが、筆者もこれが「正しい医療」の基本と考えている。

　予防医学についていまひとつ付け加えたいことは、現在の医療の縦割り専門分化を補うものとして、遺伝と環境、免疫など横断的な病因の究明を進めること、そしてそれに関係する医学、医療研究を医師以外の生物学研究者に広く開放することである。「医者はいらない」とまではいわないが、臨床医学の分野に医者以外の研究者を増やすことで、研究を長続きさせるメリットのあることを理解してほしい。医師には医師としてしなければならないことがまだまだ沢山ある。

■参考文献

1) 三島千明. オランダ家庭医のアイデンティテイと家庭医を支える仕組み. 週刊医学界新聞. 2015年3月9日第3116号.

2) Sisson SD, Dalal D. Internal medicine residency training on topics in ambulatory care: a status report. Am J Med 2011; 124: 86-90.

3) Phau J, Joynt GM, Nishimura M, Deng Y, Myatra SN, et al. Withhoulding and withdrawal of life-sustaining treatments in low-middle-income vesus high-income Asian countries and regions. Intensive Care Medicine 2016; 42: 1118-1127.

4）園田幸生．包括診療医の役割とは．週刊医学界新聞．2017年12月18日第3253号．
5）池崎澄江．患者医師間コミュニケーションを重視する"相互参加型医療"の提唱．医学教育 2003; 34: 223-228.
6）吉松和哉．（13）日本的特性について．医師と患者．岩波書店．1999; p236-259.
7）OECD. Health at aglance 2017-OECD Indicators. 2017; Nov 10.
8）武田裕子．格差社会で行動する英国の一般医．週刊医学界新聞．2012年4月2日第2972号．

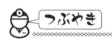

「病院から家庭や介護施設へ移る時も討論が必要」

　筆者が箕面老健に勤務していた時、病院を退院する患者の引継ぎに関しての討論会を聴講したことがある。嚥下障害があり、病院側はX線検査の結果をもとに、安全のために臥位から30度上体を上げた姿勢での食事を勧めたのに対して、在宅側の看護師は、椅子に座った位置で食塊を作れるような食事を与えるべきと主張して、激しい討論になった。「生がいのある生活を」という点では在宅の方が進んでいた。聖路加大学の井部俊子先生が2017年5月29日付の週刊医学界新聞（看護のアジェンダ第149回）に、病院と訪問（在宅）看護師の間の垣根を取り払い、「お互いの領域を犯さないようにしているこれまでの習慣」を止めねばならない」と書いておられるのを読んだ折、先に書いた箕面での経験が脳裏によみがえった。

第8章 医療における情報交換の必要性

4 総合医療は可能か：考える内科医、考える看護師を育てる

1 総合医療とは何か

　総合医療とは何か、プライマリーケア連合学会でそれは長く議論され、今も議論され続けている。「家庭医は総合医として市民の普段の健康管理に当たり、強い症状が出て家庭医として処理できる範囲を超えれば病院に紹介し、病院医師が適切な専門医療（診断と治療）を施す」といえば簡単だが、病気はそう簡単に線引きできる（割り切れる）ものではない。一つの病気は次の病気を誘う、あるいは基礎になる（隠れた）病気を顕わにする。老健のような施設では、咳が出て、初め単なる風邪と考えていたら、浮腫が強くなり夜間に喘鳴が出て、心不全の増悪として入院を依頼しなければならないケースがしばしば見られる。単に風邪といっても、その年々によって、特徴のある（厄介な）風邪が流行る。熱が長引く、粘稠な喀痰が気管支に詰まって頻回の吸引や酸素吸入が必要になるしつこい風邪、縦隔リンパ節の腫脹とリンパ球の極端な減少、単純疱疹や帯状疱疹の出現や、糖尿病の悪化を伴う風邪の当たり年も経験した。ワクチンが奏効している限りインフルエンザは怖くなく、諸臓器のアレルギー反応や免疫障害を起こすRSウイルスの類の方が施設や家庭医にとって脅威であり[1]、対応を願える病院とともに、感染症・免疫研究所の整備が強く求められる。後者は、かつての保健所の、装いを新たにしての再現であり、ここでの医師の重要な役割は、すべての臓器を通してみる総合診療である。

　総合医療は家庭医の仕事と割り切ることはできない。不定症状が重なり合い、重要なポイント（局所臓器・組織）を見抜くことが難しい場合、病院の総合診療科の重要な役割の一つである。ティアリー先生で有名になり[2]、テ

レビでもちょっとした人気番組となっているが、決して単なる「あてもの診断」ではなく、担当する医師には、臓器別（縦割り）の診断とともに、がん、生活習慣・遺伝病、感染・免疫に関する（横割りの）広い知識が必要である。総合医療を討議するに当たって混乱を防ぐためには、「病院の総合医療が家庭医のそれとは本質的に異なっている」ことを念頭に置く必要がある。

　上記の総合医療と全く異質の総合医療は、「救急医療」である。先著「老年医療を通じて知る老化の予防」に「敗血症の治療こそ究極の総合医療：血液浄化～感染の制御まで」という事項を取り挙げたが（同著書 87 頁 **図表 38**）、敗血症に限らず救急医療は、大なり小なり、すべての臓器に目を通しながら、あらゆる医療技術を駆使し、時間と戦いながら治療を行う点で、家庭医とともに総合医療の両極端をなすものである。m3.com ニュース（2015 年 2 月 3 日医療維新）で「総合診療の失われた 30 年を取り戻せ」と題する有賀徹日本専門医機構副理事長（昭和大学救急医学教授・現在病院長）の御意見を読んだ。1985 年に家庭医に関する懇談会が設置され、1987 年にその報告書が出された時と同じ議論が繰り返された上、高齢者の増加という社会的事情が加わって、今回ようやく総合診療専門医の制度の実現の目鼻がついたという話であるが、筆者がその記事を読んで一番重要と感じとった話の内容は、①「総合診療医」が「各領域の専門医」と混ざり合い、知識を補い合うことでパワフルになるというチーム医療の考え方と、②既存の診療領域の知識や技術を切り張りする形で総合医療専門医の姿を具現するのではなく、地域に見合った形で発揮できる自分の能力を言葉で表す、の 2 点であった。

　我々日本人はともすれば、トーナメントのような二次元分類学方式で頭（記憶）の整理をしようとする。トーナメント方式には色々な条件を考慮する余地はない。加えて、最近の「受験のための学び」は脳の働きの flexibility を失わせてしまっているようである。トーナメント方式には他所から別種の因子が入り込む余地はない。一部の優秀な研修病院では、外来診療が終わった後、診察を行った医師が集まって討論し、情報を共有した後、

大切な資料が脱落している患者は病院に呼び返して診察をし直すという話を読んだことがある[3]。この例のように情勢は少しずつでも変わってきているようであるが、学校教育で討論の大切さを教えてこなかった弊害と厳格な主治医制度が、今医療にも大きい影を落としていることには間違いがない。総合診療医制度がこれまでの専門分化の弊害を取り除いてくれることを切望する次第である。

2 総合診療医の地域医療での役割について

　2010年に日本プライマリ・ケア、日本家庭医療、日本総合医療の3学会が合併して日本プライマリ・ケア連合学会が発足した頃、1次医療の場で総合診療医が目指す医療の質として協調されたのは、一般的な病気（common disease）に幅広く通じ、臓器や年齢・性別を超えた包括的な診療ができることと、外来診療技能に優れ、患者の思いや要望を理解するコミュニケーション能力に秀でていることであった（山田隆司家庭医療学会代表理事：メディカル・トリビューン 2009年10月15日号）。なお、同じ紙面の中で、助言者を務めた高久史麿自治医大学長が、現在日本の医学教育に欠けている「基礎的な臨床能力を磨く臨床推論」をプライマリ・ケアの中心に据えるべき」という見解を述べておられる。この意見は高次過ぎるような感じも抱かせるものではあるが、医療を若い医師の医学的探求心に繋ぐ極めて重要なことであって、後にまた引用することにしたい。

　2015年、先に紹介した有賀徹日本専門医機構副理事長は、「総合診療医は『広くて浅い』といわれることがあるが、実際は『深い』ものである」とし、①人間中心のケア、②包括的統合アプローチ、③連携重視のマネジメント、④地域志向アプローチ、⑤公益に資する職業規範、⑥診療の場の多様性、の各項目にまとめた「6つのコアコンピテンシー」を専門研修カリキュラムとして挙げている（m3.com：2015年4月6日記事）。総合診療医の一人一人の知識・能力は深くなくても、上記の core competency（中核となる技倆）、特に③の「連携重視のマネジメント」によって深化すると解釈

第8章　医療における情報交換の必要性　**257**

してよい。ただし、自らの専門とする分野でのたゆまない勉学が相互の進歩のために必要であり、医師会が進めている自立性の下での生涯教育の有意義なことはいうまでもない。

2012年9月開催の第3回日本プライマリーケア連合学会での講演で、元イギリス家庭医学会会長 Roger Neighbour 博士が総合診療医の役割として挙げておられたのは、①保健衛生に係わる、②専門医への門戸を示す、③最も興味ある分野では専門医として診療に当たる、④臨床的複雑さ、不確実さ、重複する病気の診療をうまくこなす、⑤単なる生物学的な視点を越え、心理・感情・家族・社会的な脈絡を含めて、広い視野から病気の患者への影響を捉える、⑥まず一般的な病気を考える。特殊なケースを見落としても、恥や罪にならない、ということであった。そして専門家が詳細を close-up するのに対して、総合診療医は wide angle をもった zoom lens で見ることを強調しておられた。

大学病院での総合診療の教育と、大学病院が中心病院の一つになっての地域包括医療の推進はもちろん重要であり、大学自身の特性と地域の特性の応じた対応によって、困難な中での成果がぼつぼつに上がってきているようである。内科と総合医療科とどう違うか、といった疑念が出されているが、内科医がその場その場で狭い領域での技術を生かして診療に当たっていても、常に、外には広い世界が広がっていることを認識し、対話する手間を省かなければそれでよい。要するに、①医療の場での自分の場を狭くするか、②少しでも広げて知識を吸収し、自身の場を広げながら深くするか、その時々のそれぞれの立場によって一人一人が決めればよい問題ではなかろうか。

3 総合医療は僻地医療のためだけではない、市民への医学・健康についての啓蒙の場である

最近、総合診療科を専門にしたいと希望する若い医師が増え、地域の基幹病院でもそうした場が作られつつある。老健施設でリウマチに悩む高齢女性が病院を受診して生物製剤での治療を受けた時の話。2度まで治療はうまく

いったが３度目には白血球が減って回復が遅れたために、少し間を開けた後に施行、さて次をどうするか、膝の手術も行うかで、考えが二分した。家族を前にして、リウマチの専門医と総合診療科の医師がそれぞれ対立意見を陳述。娘さん２人の意見も分かれ、結局、本人の判断で、それ以上積極的医療は進めないことで決着したとのこと。老健の医師としての筆者は、高齢者を多く見てきた経験から、止めたほうが良いように思ったが、専門外のこととて家族には意見は述べず。その後、本人は、娘さんらが自分のことをよく考えてくれているということがわかったこともあってか、以前に比べて明るくなり、以後経過は良好であった。医師間の対立意見は患者の心を惑わせるとして、これを避けようとする見解もあるかもしれないが、「わからないことはわからない」で、これを一般の人々に理解してもらうことこそ医師の務めであろう。

　日本では学問・研究といえば何か高尚で近づきがたいもののように考え、レベルを落として人々に教える傾向がある。最近では新聞記者の医学、医療に関する知識レベルも高くなり、新聞記事の内容も高くなってきた。ただ、すべての人がそうしたレベルの高い記事を読むわけでなく、知識を入れる暇のない人々も多い。そうした中で、医者にかかった時が、医学医療に触れる限られた貴重な時間となる。専門分野を修行中の若い医師も患者と家族への医師としての接遇を正しく行うことが、将来の自分にまた返ってくることを意識しながら行う必要がある。

　しかし、総合医療を提供する家庭医をもつことについての、一般の人々の理解は未だ十分に進んではいない。こんなことがあった。あるショートステイ利用者の、いわゆる「かかりつけ医」は地域の某中小病院の、非常勤の泌尿器科医師であった。長らく微熱が続いているようなので、在宅診療をしてもらえる医師を探してはと家族に示唆したところ、その「かかりつけ医」が紹介したのは、知り合いの泌尿器科医師であった。しばらくして後、その医師が「心臓のほうは自分では診れない」といって、初めて在宅診療専門でチーム医療を行っている総合内科のクリニックにたどり着くことができた。ここに至るまでに１年以上かかったが、一般市民の「かかりつけ医」に対

する考え方はこうしたものであろう。しかし今、医師会も「総合診療を行えるかかりつけ医」についての医師の研修を進めている。

　生活習慣病専門の医師が「私は高血圧が専門ですから、糖尿病や脂質異常症は別の専門医に診てもらってください」と言ったら、インテリの患者から「なぜ？」と不審がられるであろう。しかし、大病院ではこうしたことが日常起こっているようである。「知識を育て、生かして使う」には「文献を読む」だけでは不十分で、「人と話す：学会へ出席して広く聴講し、討論する」、「論文を書く」ことが必要である。「見落とし」と「思い込み」は誰にでもあり、これをなくするには、複数の（できれば性格の違った）医師が診るのでなければ、ゼロにはならない。問題は、大病院で、こうした医師間の意見の交換、情報の共有が行われているかどうかということである。

4　総合医療は一人ではできない、「専門」の意義を考え直そう

　神戸大学の岩田健太郎教授（感染症治療学）が週刊医学界新聞に連載執筆しておられる The Genecialist Manifestono の欄に、非常に愉快な文章を書いておられた[4]。気に入った要点を挙げると、①ジェネラルの目線をもつためには自分のフレームワークを認識し、それを超えたり壊したりする練習をせねばならない。手っ取り早い方法は色々な国へ行って、色々な人に会うことである、②有名な経済学者の言葉に、「I'd rather be vaguely right than precisely wrong」というのがある、重箱の隅突きに躍起になって、グランドピクチャーを見失うといけない（ついでながら、後期研修医のほとんどがケインズの名を知らなかった）、③地域医療の専門家が時として狭量になるのは、地域のことしか考えず、地域の話しかしなくなっている時だ、④ジェネラリストが真の意味でジェネラルでなくなっているのは「ジェネラリストと呼ばれるスペシャリスト」になっているからだ。まさに至言である。

　しかし、同じ次元で専門の間の障壁を取っ払って自由に行き来することは、ベルリンの壁や万里の長城と同じで、極めて困難である。これを乗り越

260　横断的に見る老年医学 ―基礎と臨床の間を流離う―

図表 74　**総合医療を育てる環境作り**

1) 病気の本態に迫る気持ちが総合医療を育てる。

2) 特定の分野に興味と意欲を持つ医療従事者の間でこそ、総合診療は育つ。

3) 総合医療には「言葉を持った心配り」が必要である。

4) 医療の不確実性を認識し、臨床推論の価値を認める医師・医学研究者は総合診療を通じて基礎的な臨床能力を磨くことができる。

5) 根気の良い文献検索から進歩は生まれる。

図表 75　**総合医療を育てる環境作り**

6) 必要に応じて、慣れない分野でも文献を読む、あるいは学会に出席し、知識を吸収する。

7) すべてにきっちり覚え、実行するよりも、漠然とした中で記憶を整理するように努める。

8) 見極めをつけた処できっぱりと限界を悟る能力の涵養。

9) 世なれた患者処理で、専門家に委ねるな。事後のreflection（振り返り考えるゆとり）が必要である。

10) ジェネラリストと呼ばれるスペシャリストになるな。

えるには、違った次元の専門の間で融通するのが遥かに楽で、しかも効率的であろう。たんぱく質のレベルになると、違った臓器の間で同じような（あるいは類似の）生理作用を示すものがある。最近では抗体やサイトカインのレベルで組織間や細胞間の繋がりが見つかることが多いであろう。循環器の医者と消化器の医者が、互いに目を背けあっていても、もし一方が研究者として免疫の面で、あるいは代謝面で、他の領域に興味をもったとすれば、そこに新しい連携ができて不思議ではない。

　本項第2節で紹介した高久史麿自治医大学長の「日本の医学教育に欠けている『基礎的な臨床能力を磨く臨床推論』をプライマリ・ケアの中心に据えるべき」という見解が、ここで生かされる。多くの病気の大元になる原因は未だわかっていない。しかし、医師が自身のもつ基礎的知識を元に臨床推論を行うことによって、診断・治療・そして予防への道を開くことは可能である（図表74、75）。筆者は高久教授の見解に対して、「医療を若い医師の医学的探求心に繋ぐ極めて重要なこと」と評したが、ここに改めて、縦割り臓器別専門の弊害をなくし、総合医療への道を進めるための重要な手段として、医師がある分野でのリーダーを根ざして研修する場合、免疫・病原菌・代謝に関する基礎知識、あるいは診断技術や医療経済など、医療の基礎となる分野の研修を行うことを提案したい。この場合、微に入り、細に入ってのこれまでの日本式教育（知識の供給）はやめるべきである。ここでも討論が頭の整理に役立てられるべきである。総合医療は一人ではできない。まずなすべきは「パートナーを作る」ことである。

■ 参考文献
1）Eisenhut M. Extrapulmonary manifestations of severe respiratory syncytial virus infection – a systematic review. Crit Care 2006; 10: R107.
2）ローレンス・ティアニー、松村正巳. ティアニー先生の臨床入門. 医学書院. 2010.
3）前野哲博、松村真司. 帰してはいけない外来患者. 医学書院. 2012.
4）岩田健太郎. ジェネシャリスト宣言【第52回】"ジェネラルとスペシャル"再々考― フレームワークを壊せるか？. 週刊医学界新聞 2017年10月16日第3244号.

考察　医者・患者関係に見られる日本的特性

　吉松先生が彼の著書「医者と患者」に書いておられる内容を私なりに整理してみると、①日本の医療は江戸時代の町医者から出発しており、医者と患者の間に地域を同じくするものとしての信頼関係ができ上がっていた上に、明治時代に入ってから大学病院を象徴とする権威構造が形成され、医療の両極構造が作られたという歴史的な問題や、②日本では契約という概念が弱く、儒教的倫理が支配的であり、医者・患者が互いに相手の心を傷つけることを恐れるという対人的配慮が、病気や治療に対する本質的な討論と理解の妨げとなってきたという文化的な問題、③患者を弱者に見立て、幼児化することによって、医師や看護師には「よい医療・看護を与えることができる」という錯覚を起こさせ、患者にも退行現象を起こさせて甘えに陥らせるという「日本独特の甘えの構造」、④欧米の個人主義に対する集団主義的な配慮、など多くの内容が盛られている。

　その中に、今後の医師が最も考えねばならないことを一つ取り上げておきたい。北欧帰りの中年女性から、「日本では他の医者にかかりたい時になかなか紹介状（診療情報書）を書いてくれない」という苦情を聞いたということである。北欧では患者に関するデータはすべて生かされて、次の医者による治療に使われるという。日本でも大病院から退院する場合、プリントとして次の医者に渡されることが多いが、電子化による共有は未だ「道遠し」である。

　電子化そのものには色々問題があるので、今議論の対象として取り上げるつもりはない。重要なのは、正確で要領を得た情報伝達が、患者にとっての大きいサービスになるということである。データを受ける医者としては、時間が限られるので、入院中の検査データや治療内容は適当に整理した上、A4の1～2枚の文章にして経過を記して欲しいところである。しかし実際、そうした手間のいる作業をしてくれる医師は少ない。多くの患者を受け持って、しかも少ない報酬に時間をかけたくないという心理は一応理解でき

る。しかし、こうした丁寧な整理は、患者に対する今後の医療にとって重要であるだけでなく、受持医にとっても頭の整理に役立つ重要な作業である。

　吉松先生が書いておられるように、日本の医者は、その折々に起こったこと以外に詳しくデータを付けて他の医者に紹介することは余り行わない。特別な事件が発生した場合以外に、普段、患者を他の医者に診てもらう、あるいは相談することを潔よしとしない面がある。技術と知識の進歩の著しい今日、医者同士が意見を闘わせることほど重要なことはない。

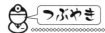

　筆者の祖父は、父方、母方共に田舎で開業医をしていたが、明治時代のこととて、そう簡単に母校の教室を訪れることはできない。特に父方の家は渥美半島の先の伊良湖岬に近いところで、東京へ出るのは一日がかりで大変であったが、祖父はわからぬことがあるごとにしばしば母校の教室を訪ねていたらしい。叔母から聞いた話では、祖母はしばしば、「学問もよいが、一寸は儲けのことも考えてくれたら」とこぼしていたそうな。今では、電話やインターネットでいつでも情報が得られる有り難い世の中になったが、それだけに、別の気苦労や出費に耐えなければならない。

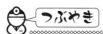

「多職種共同作業にはあ・うんの呼吸はあり得ない」
　血液浄化療法には医師もいろいろな領域の疾患を取り扱わねばならない上に、それぞれの領域・場合によって使用する機器が違ってくる。アフェレーシス学会のシンポジウムで聴いた話の一つに「チーム医療の実績を上げるため、機器メーカーの技術者を含めて多職種間での情報共有、コミュニケーションの促進が必要である。ここでは『阿吽（あ・うん）の呼吸』はあり得ない。正確な言葉（表現）によるやり取りによってこそ情報は正しく伝わる」という講演があった（北野病院塚本達雄；第36回（2018年）日本アフェレーシス学会関西地方会シンポジウム血液浄化の適応と開始/終了基準－医療安全の観点から－）。日本のアフェレーシス・血液浄化技術は世界の先端を走っているだけに、業界と医用工学技士、看護師、まとめ役としての医師の連携が欠かせない。

謝辞

　自立困難の高齢者のリハビリ、介護、医療でともに携わってきた箕面市立介護老人保健施設、尼崎老人保健施設ブルーベリーの同僚医師、看護師、介護士、各種療法士、栄養士、ケアマネージャー、事務長と事務職員、並びに施設のメンテナンスにかかわる業務員の皆様方のご尽力が、この本を生む大きな原動力となっていたことについて、改めて高い評価と感謝の意を表明いたします。

　また、この本を含む一連の著書の発刊に協力していただいた中外医学社の皆様方、並びに秘書の天羽仁美氏のご助力に感謝します。

索　引

■あ

アシドーシス	155
アフタ性口内炎	98
アポ E4 素因	38
アミノ多糖類	36
アミロイドーシス	17
アミロイド A	10
アミロイド B	10
アミロイド β （Aβ）	38
アミロイド形成	36
アミロイド原線維	35, 36
アミロイドの沈着を抑える薬物	19
アメリカ国立衛生研究所	236
アメリカ人の血清総コレステロール平均値の動向	187
アメリカで基礎生物学が進んだ理由	232
アルドステロン拮抗薬	164
アルブミン尿	154
アンモニアと尿路結石	105

■い

医学知識の習得が医療費抑制	239
医学知識の普及は医療費を抑える	248
医学的探求心	261
医師・看護師の間の連携	242, 244
医師間の対立意見	255, 258
意識障害	142
意識喪失・転倒	143
医師同士の語り合い	236, 255
医師としての接遇	258

医師による討論	237
医師の Gestalt	144, 234
医師の学習や経験	215
医師の経験に基づく判断	138
医者・患者関係に見られる日本的特性	262
遺伝性 TTR アミロイドーシス	24
イヌリン	136, 170
医療経済	251, 252
医療のガイドライン	173, 201
医療費伸び	250
医療保険	219
インスリン感受性指数	189

■う

ウイルス抗原	52 ～ 55, 89, 90
ウルソデオキシコール酸	120, 125
運動軸索型ニューロパチー	70

■え

炎症性大腸疾患尿酸結石	100
炎症性腸疾患	81
延命処置の実態や意識	242

■か

ガイドライン	213, 214, 216
ガイドライン作成の苦労	203
ガイドラインと弁護士	203
ガイドラインの目標は標準か最善か	217
核形成（nucleation）	122
過酸化物質と結石	123

266 索 引

家族性 TTR アミロイドーシス	25
家庭医（かかりつけ医）	243
家庭医は総合医	254
考える医学	181, 261
考える看護師	230
肝吸虫	121
看護師の間の連携	244
患者情報	243
患者の理解力	248
乾癬	46, 56
完全経静脈栄養胆泥・胆石	119
完全主治医制主義者	227
乾癬様瘙痒性皮疹	56
肝内結石	120, 121
肝内胆石	120

■き

聞く、話す（しゃべる）	228
基礎的な臨床能力を磨く臨床推論	261
喫煙・大気汚染物質	133
気道病変優位型と肺気腫型	134
機能を喪失した HDL	16
救急医療	255
急性炎症性脱髄性多発ニューロパチー	
	70
急性下肢閉塞症	206
急性期たんぱく質	13
急性期反応性たんぱく質	12
急性下肢動脈閉塞症	206
急性増悪・COPD	137
急性増悪・肺炎・COPD	133
凝固関連因子と頸動脈の内膜・中膜厚	
（IMT）	150
胸痛と心不全	138
局所性アミロイド	38

虚血性心疾患における	
リスクファクター	191
拒絶反応のマーカー SAA	17
ギラン・バレ症候群	71
筋萎縮性側索硬化症	74

■く

クエン酸と VC	125
クエン酸濃度と尿路結石	103
クエン酸の結石防止効果	109
グッドパスチャー症候群	79
グラスゴー coma score	180
グラスゴー coma スケール	179
クリーゼ・重症筋無力症	68
グルタミン酸脱カルボキシラーゼ	85
クレアチニンと eGFR	157
クレアチニン値の問題点	156, 161

■け

経験と知識の総合性（Gestalt）を	
備えた医師	147
経験に基づく知識の蓄積	246
経済効果・医療	220
頸動脈不全症候群と転倒	143
血圧	193
血圧低下・SOFA スコア	180
血圧は揺れ動く	191
血液・血漿の粘度および	
フィブリノーゲン値と IMT	150
血管作動薬からの離脱	181
血管性リスクファクター	38
血漿トリグリセライド値	189
血清アミロイド A	10
血清アミロイドたんぱく（SAA）	2
血清クレアチニン	154, 158
血清シスタチン C	158

結石形成機作	101
血栓溶解術のゴールデンタイム	207, 208
研究開発の国際連携	236
健康格差と経済格差	196
研修医の受けるプログラム	241

■こ

抗 amphiphysin 抗体	85
抗 CRMP5（collapsing response mediator protein 5）抗体	86
抗 La/SSA	81
抗 Musk 抗体	68
抗 myeloperoxidase（抗 MPO）抗体	78
抗 N-methyl-D-aspartate（NMDA） receptor 抗体	86
抗 NMDA receptor 脳炎	86
抗 PR3 抗体	78
抗 Ro/SSA	81
抗核抗体	81
高カリウム血症	164, 168, 169
抗ガングリオシド抗体	71, 72
高血圧学会	192
抗原提示細胞	90
抗好中球抗体	78
抗糸球体基底膜抗体病	79
高次元の研究	237
抗体病	79
抗デスモグレン（DSG-1）抗体	7
高乳酸血	179, 180
高マグネシウム血	165
高燐酸血症と低カルシウム血症	154
高齢化国では医療費の増加	249
高齢化による老化現象と病気	235
高齢者意識障害と転倒	143

高齢者個体差	220
国際標準化機構	214
個人的な「思い込み」	237
言葉の教育	205, 229
コミュニケーションスキル	240
コレシストキニン	118
コレステロール結石	113
コレステロールの溶存曲線	116
コンファレンスの重要性	236

■さ

最初の 1 秒間の呼出量/肺活量の比率/ 肺の閉塞性障害	135
最善の医療か標準的医療か	219
最善の診断・治療とは	218
サイトメガロウイルス	50, 70
細胞毒性と上皮細胞障害	122
酸化ストレスと結石	103, 123

■し

死因の特定	142
ジェネラリストとスペシャリスト	259
糸球体腎炎	79
軸索損傷	147
自己免疫疾患	67
脂質過酸化物	123
四肢末梢の厥冷	3
四肢末梢の循環障害	9
指針	214
シスタチンC	171
失神と転倒	133, 135
死亡診断書の問題点	146
視野を広げて物を見る習慣	246
蓚酸カルシウム結晶成長	101
蓚酸カルシウム結石	99, 100
蓚酸結晶	103

268 索引

集積された知恵に基づく
　総合的判断　246
重度肥満の治療における急激な
　体重減少と胆泥　118
終末期腎障害　159
儒教的倫理と日本の医療　262
出版バイアス　223
腫瘍随伴症候群　84
昇圧薬の必要性・敗血症　180
紹介状（情報提供者）　262
小腎杯　99
情報交換の経済効果　248
症例報告　233
食物アレルギー　198
処方箋の集積　220
死をタブー視する宗教的・文化的な
　違い　242
腎盂炎　104
腎盂膿瘍と結石　102
神経疾患　234
腎結石　98, 99, 104
心身を休ませる体の管理　38
腎椎体ピラミッド　99
心臓アミロイドーシス ANP　32
心臓アミロイドーシス BNP　32
心臓内科と腎臓内科　236
心臓のアミロイドーシス　24
深部静脈血栓・COPD　138
心不全と CKD　154
心不全・TTR の変異　27
腎不全の再燃　167
診療指針　214

■す

推奨する治療法とは　216
水腎症と結石　102

水疱性類天疱瘡　3
スクリーニングテスト　200
スパイロメトリー　132, 135
スピロノラクトン　164, 167

■せ

生活習慣の是正 Aβ の蓄積が防げる　38
精神的なストレス　193
生物製剤のアレルギー　62
世界医学教育連盟　229
セフェムによる薬剤アレルギーと
　類天疱瘡　42
線条・アミロイド　36
全身性炎症・COPD　133
全身性強直症候群　85
全身的な炎症反応症候群 SIRS　175
喘息・呼吸不全・COPD　133
選択バイアス　223
専門医とは何か　245, 246
専門分化は臓器別から　233
前立腺がん　199, 200

■そ

増悪、再燃、COPD　131
造影剤を用いた CTPA　144
臓器別（縦割り）の診断　255
総合診療医と地域医療　256
総合診療医の役割　257
総合診療の失われた 30 年　255
相互参加型医療　248
相互参加型医療の提案　247
総胆管結石　113
即時型アレルギー　62
蘇生科学の国際ワークショップ　202
ソマトスタチン模倣ペプチド　118

■た

対患者情報連携	229
対コメディカル情報連携	229
対人的配慮	262
耐糖能低下・高トリグリセライド	190
多臓器の機能異常・敗血症	178
タバコ煙を主とする有害物質	131
多発性硬化症	88
胆砂	113
炭酸カルシウムの沈着	102
胆汁中のコレステロール飽和度と 胆石発症率	116
単純ヘルペス HV-1、HV-2	55
胆石組成の年代変化	115
胆石の予防	123
胆泥	118, 119
胆囊胆石	113, 117
胆囊の収縮	119

■ち

地域志向アプローチ	256
地域包括医療	257
チーム医療	243
チーム医療推進協議会の調査結果	247
長寿がん	200
調節 T 細胞	90, 94
腸内細菌の上行感染	125

■て

ディベート	204
ディベート力	203
低マグネシウム血症	155, 164
データをまとめることに対する 理解と努力	236
デオキシコール酸と胆石	122

デスモソームたんぱく	8
電位依存性カリウムチャネル	85
転倒と意識障害	142
天疱瘡	55

■と

統計的有義差の問題	226
道徳教育	230
糖尿病	190
糖尿病性腎症	159
糖尿病性腎障害	159
動脈硬化・心不全・COPD	133
動脈硬化性疾患のリスク	184
動脈内血栓溶解療法	207
動脈壁での proteoglycan の合成	16
トリグリセライドと HDL	186
トリグリセライド値	187
努力性肺活量が 70% 未満・COPD	132

■な

ナトリウム利尿ペプチド	31

■に

日本医療研究開発機構	236
日本専門医機構	256
日本独自のガイドライン	232
尿結石	109
尿結石成長予防因子	106
尿中アンモニア	105
尿毒症症状	154
尿路結石の予防と治療	108
人間ドック学会	192
妊娠中の女性と胆泥	119
認知症	30, 35

270 索 引

■は

肺気腫	132
肺気腫型 COPD	134
敗血症	255
敗血症性ショック	176
肺梗塞・COPD	137, 138, 144
肺梗塞・血栓症	133
肺梗塞が息切れ（呼吸苦）	137
肺線維症	79
肺動脈造影	139
肺表面活性物質	151
肺胞の破壊	134
発達しすぎた敬語	237

■ひ

ビタミン C	109
ヒトヘルペスウイルス 6	63
び漫性軸索損傷	146, 147
標準値と適正値	218
標準的な医療	219
標準的な最善の医療	218
表皮基底膜たんぱく	8
開かれた病院	243
ビリルビンカルシウム（色素）結石	
	113
ビリルビン結石の年代変化	115

■ふ

ファンネルプロットの非対称性検討の	
必要性	223
フィブリル形成機序・アミロイド	13
プレゼン力	203
プロゲステロン	119

■へ

ヘパリン治療	138
ペプチドの伴侶探し	28
ヘマトクリット値、COPD	150
ベルツの日記	203, 226
ヘルペスウイルス	94
ヘルペス系ウイルス DRESS/DHIS	
再活性化	53, 54
辺縁系脳炎	84, 85

■ほ

包括的統合アプローチ	256
報告（出版）バイアス	223
傍腫瘍性症候群	84
ポリファーマシー（薬剤の過剰投与）	
	242

■ま

マイコプラズマ	70
マグネシウムの低下	164
末梢閉塞性動脈疾患の治療	
ガイドライン	207
慢性気管支炎・COPD	131, 132
慢性腎障害患者の薬疹	44
慢性腎臓病（CKD）の診療	
ガイドラインと eGFR の歴史	170

■み

ミノマイシン	41

■め

メタ解析の信憑性	223
メタボリックシンドローム	190
免疫グロブリン軽鎖アミロイドーシス	
	24

索 引　*271*

免疫グロブリン性アミロイドーシス　17
免疫再構築症候群　49

■も

毛細血管床の血流調節　9, 17
燃え尽き現象　244

■や

薬剤過敏性好酸球増加症（DRESS）の
　診断基準　47
薬剤過敏性好酸球増加症症候群　45, 63
薬剤性過敏症症候群　45, 63

■よ

予後規程因子　94
予防と早期対策のすべて　234
予防医療の経済的価値　251

■ら

落葉性天疱瘡　7

■り

燐酸と腎結石　102, 103
リン酸カルシウム結石　100
燐酸カルシウムの結晶　101
臨床医学の論文数　227, 231
臨床論文のインフラの必要性　231

■る

類天疱瘡　6, 42, 55, 58, 93, 94
類天疱瘡の治療と炎症反応　42

■れ

レニン・アンギオテンシン系阻害薬
　と腎不全　168
レビュー力　203

連携重視のマネジメント　256

■ろ

老人性アミロイドーシス　24
老人性全身性アミロイドーシス　28
肋膜痛・心不全・COPD 増悪　138
論文を総括するインフラ　232

■A

α-ANP　31
acute exacerbation・COPD　137
acute inflammatory demyelinating
　polyneuropathy（AIDP）　70
acute limb ischemia　206
acute phase protein　11
agrin　68
AL アミロイドーシス　17
amyotrophic lateral sclerosis: AML
　74
ANCA　78, 81
ANCA-nagative の ANCA　78
ANCA と抗 GBM 抗体の出現　79
ANP と BNP　31
anti-GBM 病　79
antibody disease　79
antiglomerular basement membrane
　antibody disease　79
antineutrophil cytoplasmic antibody：
　ANCA　78

■B

β-ANP　31
β_2 ミクログロブリン　17
βアミロイドと SAA の沈着部位　14
beta-glucuronidase　114
biliary sludge　118, 119

BP180	8, 93		DRESS	63

BP180　8, 93
BP200　93
BP230　93
BP230 (plakin)　8

■ C

Campilobacter jejuni　73
carbonate apatite　105
CKD–EPI 数　171
CKD の定義と段階分類　154
class effect・DPP 阻害薬　56
Clonorchis sinensis　121
CMV 以外のヘルペス系ウイルス　53
CMV と炎症性腸疾患 (IBD)　52
CMV と自己免疫反応　52
COLD (chronic obstructive lung disease)　133
COPD　131, 145
COPD の再燃　137, 146
COPD における肺梗塞の診断　147
COPD・大気汚染　136
COPD・肺梗塞　137
Crohn 病・潰瘍性大腸炎・ANCA　81
CTPA　139
cystatin C　157
cytomegalovirus (CMV)　50, 70, 73
C 反応性たんぱく質　13

■ D

D-ダイマー　145, 150
D-ダイマー値　138, 139, 144, 145
desmogrein 1 and 3　8
DIHS　63
DPC (Diagnosis Procedure Combination)　251
DPP 阻害薬と類天疱瘡　55, 56

DRESS　63
drug rash with eosinophilia and systemic symptoms: DRESS　45
drug-induced hypersensitivity syndrome: DIHS　45

■ E

EB ウイルス・EBV　63, 70, 90
endstage renal disease: ESRD　159
epitope spreading　90
Epstein-Barr ウイルス (EBV)　63, 70, 90
erythropoietin　154
estimated GFR: eGFR　156, 170
exacerbation (COPD、CKD)　131, 167

■ F

Familial amyloid cardiomyopathy: FAC　24
fibril・アミロイド　36
Fogarty カテーテル　207
framework　214
Framingham study　192
functionally defective HDL　16

■ G

GD1a　73
GD1b　73
general practitioner (イギリス)　250
gestalt (経験ある医師の判断)　138, 144
GFR の評価　170
glucaro-1:4-lactone と胆石　114
glutamic acid decarboxylase: GAD65　85
glycosaminoglycan: GAG　36, 39
GM1 ガングリオシド　72, 73

GM2 ガングリオシド	72, 73
Goodpasture antigen	79
GP: 総合診療医、家庭医	250

H

HDL・SAA	2
HDL$_3$・SAA	10
HDL コレステロール	184
HDL コレステロール平均値	188
Health and Social Care Act	250
HHV-6、7	53, 54
Honolulu Heart study	190
Hu 抗原	86
hydrophobin	36
hydroxyapatite	104
hyperintensity T2/Flair 画像	30
hypoxanthine	104

I

Immune reconstructive inflammatory syndrome: IRIS	49
immune risk profile (IRP)	53
International Organization for Standardization (ISO)	214
Isaacs 症候群	85
I 型 (即時型) のアレルギー IgE 抗体	62

K

KDOQI	153, 170
Kidney Disease Outcomes Quality Initiative (KDOQI) guideline	153, 170
kidney injury molecule 1	168
kidney stone	99

L

LDL-Ch	185
LDL-Ch/HDL-Ch 比	185
LDL コレステロール (LDL-Ch)	184
LDL 関連受容体たんぱく質 4	68
Learn	229, 241
Leukoaraiosis	30
Light-chain amyloidosis: AL	24
limbic encephalitis	84
litogenic index	115
LRP4	68

M

malondialdehyde	104
Medical guideline	214
melanosome のたんぱく質	36
Morgan 症候群	85
MRFIT: multiple (multivariate) risk factor intervention tria	190, 192
MRI T2/Flair 画像	30
Multiple (Multivarite) Risk Factor Intervention Trial	190, 192
multipule sclerosis	88
myelin の basic protein	88

N

natriuretic peptide receptor A	32
Nephrocalcin	107
Nippon study	192
NT-ProBNP	6, 8, 9, 31, 168
nucleation	108, 122

O

octreotide: サンドスタチン	118
OPN 欠損するマウス	108

Osteopontin（OPN）	107	Sequential Organ Failure Assessment（SOFA）	179

■ P

pathological chaperon	35
Phase diagram・胆石形成	116
PM2.5 の高曝露がストレスホルモンと血圧上昇	136
Pmel17	36
polyradiculoneuritis	70
pre-pro-ANP	31
pre-pro-BNP	31
proBNP	31
Proteus mirabilis・尿結石	105
protofilament・アミロイド	36
PSA	199
PSA density	201
PSA test によるスクリーニング	201
PSA（prostate-specific antigen）	198

■ Q

quick SOFA	180

■ R

radical scavenger	103
renal stone	99

■ S

SAA	2, 9, 10, 13
SAA の生物学的作用	15
SAA 同位体	12
SAP に対する抗体	19
Senile sysytemic amyloidosi: SSA	24
Sepsis-3	177, 178, 180
Sepsis-related Organ Failure Assessment（SOFA）	176

serum amyloid P component（SAP）	19
SIADH	84
SIRS	176
SIRS 基準	181
SIRS 判定基準	178
Sjögren 症候群	81
Stevens Johnson syndrome（SJS）	63
Stiff-person syndrome	85
Struvite stone	105
Systemic Inflammatory Response Syndrome: SIRS	175, 176
systemic senile amyloidosis：SSA	28

■ T

Tamm-Horsfall protein	106
THP・OPN 欠損動物	108
toxic epidermal necrolysis（TEN）	63
Transport of thyroxine and retinol	25

■ U

UDCA	125
Urolithiasis	99

■ V

vaguely right than precisely wrong	259
VC の摂取と結石	109, 125
Ventilation/perfusion SPECT scintigraphy	139
voltage-gated channel: VGKC	85

■ W

WFME（世界医学教育連盟）	229

山 本　章　略歴

　昭和7年生まれ。昭和30年大阪大学医学部卒業。35年大学院医学研究科終了、医学博士。阪大病院第二内科学教室で脂肪肝の研究に取り組み、昭和38年「肥満外来」を開始。昭和39〜42年米国カリフォルニア州 City of Hope Medical Center の George Rouser 博士のもとで脂質分析の開発研究。42年に大阪大学に復帰して「高脂血症外来」を開設。薬物の蓄積に伴う特異なリピドーシスの発見と実態の解明、また遠藤章博士発見の元祖スタチンの臨床開発で実績を上げた。昭和54年国立循環器病センター研究所病因部長、平成元年同研究所副所長となり、「動脈硬化に関連した血漿リポ蛋白異常の遺伝素因と栄養の関連についての研究」と LDL アフェレーシスの開発を推進した。平成7年定年退職、平成8年から箕面市立介護老人保健施設施設長として高齢者の介護と医療に従事。平成21年4月から尼崎介護老人保健施設ブルーベリーに移り、本年3月末退職。日本アフェレーシス学会理事長、日本動脈硬化学会理事、国際アフェレーシス学会理事長、アジア太平洋動脈硬化学会理事長などの役職を歴任、平成11年度日本動脈硬化学会大島賞受賞、2004年度国際アフェレーシス協会 Cohn de Laval Prize を受賞。国立循環器病研究センター・研究所名誉所員。

編著書

「血清脂質―その臨床、基礎、分析法」（中外医学社、1981）

「脂質代謝とその異常」（中外医学社、1985）

「トリグリセライド、HDL と動脈硬化」（フジメディカル出版、2001）

「コレステロールを下げる」（中外医学社、2008）

「脂質代謝の研究から老人医療の現場まで―時代の流れに生きたある医師の回顧」（中外医学社、2008）

「心にゆとりを、言葉にユーモアを―老健で働くある医師からのメッセージ」（中外医学社、2008）

「経験から学ぶ老年医療」（中外医学社、2010）

「ゆとりなき社会への提言―自律・自戒なき自由と、総合的思考を欠落した専門分化は文明を亡ぼす」（中央公論事業出版、2012）

「経験から科学する老年医療」（中外医学社、2013）

「老年医療を通じて知る老化の予防」（中外医学社、2016）

横断的に見る老年医学
―基礎と臨床の間を流離う―   ©

発　行　　2018 年 10 月 20 日　　1 版 1 刷

著　者　　山本　　章

発行者　　株式会社　中外医学社
　　　　　代表取締役　青木　　滋

　　　　　〒 162-0805　東京都新宿区矢来町 62
　　　　　電　　話　　(03) 3268-2701 (代)
　　　　　振替口座　　00190-1-98814 番

印刷・製本/有限会社 祐光　　　　　　　　　　　< SH >
ISBN978-4-498-05918-4　　　　　　　　　Printed in Japan

[JCOPY] <(社)出版者著作権管理機構 委託出版物>

本書の無断複写は著作権法上での例外を除き禁じられています.
複写される場合は,そのつど事前に,(社)出版者著作権管理機構
(電話 03-3513-6969,FAX 03-3513-6979,e-mail: info@jcopy.
or.jp) の許諾を得てください.